区域临床检验与病理规范教程

泌尿系统疾病

总主编　郑铁生　　　主　编　涂建成　王行环

副主编　魏　强　李洪春　徐英春　覃业军

人民卫生出版社
PEOPLE'S MEDICAL PUBLISHING HOUSE

图书在版编目（CIP）数据

泌尿系统疾病 / 涂建成，王行环主编. —北京：
人民卫生出版社，2020
区域临床检验与病理规范教程
ISBN 978-7-117-29890-2

Ⅰ．①泌…　Ⅱ．①涂…②王…　Ⅲ．①泌尿系统疾病
—诊疗—教材　Ⅳ．①R69

中国版本图书馆 CIP 数据核字（2020）第 041446 号

| 人卫智网 | www.ipmph.com | 医学教育、学术、考试、健康，购书智慧智能综合服务平台 |
| 人卫官网 | www.pmph.com | 人卫官方资讯发布平台 |

区域临床检验与病理规范教程
泌尿系统疾病

主　　编：涂建成　　王行环
出版发行：人民卫生出版社（中继线 010-59780011）
地　　址：北京市朝阳区潘家园南里 19 号
邮　　编：100021
E - mail：pmph @ pmph.com
购书热线：010-59787592　010-59787584　010-65264830
印　　刷：北京铭成印刷有限公司
经　　销：新华书店
开　　本：850×1168　1/16　印张：14　插页：4
字　　数：414 千字
版　　次：2020 年 5 月第 1 版　2020 年 5 月第 1 版第 1 次印刷
标准书号：ISBN 978-7-117-29890-2
定　　价：52.00 元
打击盗版举报电话：010-59787491　E-mail：WQ @ pmph.com
质量问题联系电话：010-59787234　E-mail：zhiliang @ pmph.com

编者（以姓氏笔画为序）

王行环	武汉大学中南医院	徐英春	中国医学科学院北京协和医院
王荫槐	中南大学湘雅二医院	郭爱桃	中国人民解放军总医院
水　华	武汉大学中南医院	涂建成	武汉大学中南医院
卢忠心	华中科技大学同济医学院附属武汉市中心医院	黄文涛	上海市第六人民医院
		梅传忠	蚌埠医学院检验医学院
叶子茵	中山大学附属第一医院	崔瑞芳	长治医学院医学检验学系
吕　虹	首都医科大学附属北京天坛医院	梁红萍	山西省人民医院
刘彦虹	哈尔滨医科大学附属第二医院	覃业军	山东省立医院
李　静	空军军医大学基础医学院	葛　瑛	中国医学科学院北京协和医院
李洪春	徐州医科大学医学技术学院	程红霞	山东省立医院
杨中华	武汉大学中南医院	曾　浩	四川大学华西医院
吴开杰	西安交通大学第一附属医院	蒲小勇	广东省人民医院/广东省医学科学院
张　丽	中国医学科学院北京协和医院	甄　燕	广州金域医学检验中心
陈　铌	四川大学华西医院	甄军晖	山东大学基础医学院/山东大学齐鲁医院
陈凌武	中山大学附属第一医院	廖美焱	武汉大学中南医院
罗　萍	武汉大学中南医院	魏　强	四川大学华西医院
胡正军	浙江中医药大学附属第一医院	瞿利军	暨南大学附属第一医院
秦晓松	中国医科大学附属盛京医院		

编写秘书

罗　萍（兼）	武汉大学中南医院
杨中华（兼）	武汉大学中南医院

致谢（以姓氏笔画为序）

于淑颖　中国医学科学院北京协和医院

马　淼　首都医科大学附属北京天坛医院

王颖超　武汉亚洲心脏病医院

井　宣　山西省人民医院

孔　虹　中国医科大学附属盛京医院

朱　满　华中科技大学同济医学院附属武汉市中心医院

刘　洁　武警山东省总队医院

刘雪芳　郑州大学第三附属医院

李　腾　广东省人民医院

李南迪　武汉大学中南医院

吴唐维　华中科技大学同济医学院附属武汉市中心医院

张文静　哈尔滨医科大学附属第二医院

张孟尼　四川大学华西医院

陈新飞　中国医学科学院北京协和医院

胡　绘　华中科技大学同济医学院附属武汉市中心医院

胡洪涛　武汉大学中南医院

曹德宏　四川大学华西医院

彭　谋　中南大学湘雅二医院

《区域临床检验与病理规范教程》系列教材
出版说明

近五年来,国务院和国家卫生健康委员会陆续发布了《关于促进健康服务业发展的若干意见》《关于推进分级诊疗制度建设的指导意见》《关于印发医学检验实验室基本标准和管理规范(试行)的通知》和《关于推进医疗联合体建设和发展的指导意见》等一系列相关文件,在国家层面上给未来的医疗服务模式和要求提供了指导意见。这一重要举措,不仅能促进区域内医学检验检查质量的提升,为医学诊断提供更加科学的依据,也可方便广大群众享受高质量的医疗服务,切实帮助减轻就医负担,有效缓解看病难、看病贵的问题。

显然,目前医改的重点还是强基层,最近五年,每年都有 50 个以上的政策文件涉及基层医疗,而在众多的文件中,对基层影响最大的政策就是分级诊疗制度。家庭医生签约制度和医联体制度是推进分级诊疗的重要"抓手",就在这些政策的叠加下,基层医疗发展进入了新阶段。到 2020 年,家庭医生签约要全覆盖,医保支付方式改革要全覆盖,医联体建设也要覆盖到所有公立医院。

为了实现患者能在区域(县域)内自由流动,首先要解决的就是资源共享问题。基层医院的医学检验能力薄弱,病理检查基本上是"空白",不能满足患者的需求,所以指导意见中已经提出要建立医学检验检查中心,为医联体内各医疗机构提供一体化服务。实现医联体内服务供给一体化、医疗质量质控同质化和检验检查结果互认,已成为每个医联体的硬性任务。检验、病理等资源从科室变为独立医疗机构,已经不是未来,而是正在发生的事情。成立独立医疗机构主要靠两种途径,一种是医联体内将自己检验、病理等资源整合对外开放;一种是社会资本融入,自己开办医学检验中心。这是医疗改革发展的大趋势。

目前,我国在医学检验与病理检查项目中,95% 的项目仍在医院检验科和病理科完成,仅有 5% 左右的项目由第三方独立机构承接。在美国和日本等国家,独立实验室已经占据医学检验检查市场的 1/3 以上。所以,我国检验与病理的发展从科室逐步转移到独立检验检查中心,还有很大的调整空间,也是医联体建设的需求。我国的独立医疗机构在检验与病理服务方面还存在严重不足,也是制约其发展的重要因素:①人力资源不足:在全国大部分基层缺乏具备专业水平的检验与病理的技术和管理人才,这已成为全民健康覆盖中最关键的一环。②教育及培训不足:医学是门不断发展的学科,相关专业的继续教育十分重要。在检验与病理方面,我国在继续教育及能力提升方面均需加强。③基础设施不足:具体如专业的实验室设备、设备方面的技术支持、供应链、信息系统、相关质控措施的整合等。④相关质量及能力的认可不足:检验与病理高度专业化,因此需要依据一定的标准进行管理以确保其检测结果的可靠性。

检验与病理在疾病检出、确诊、预后、治疗及疾病管理等方面的关键作用及核心价值已是不言而喻的事,为有效解决以上问题,我们自 2016 年 10 月开始进行调研与策划,并于 2017 年 2 月在宁波召开了专家论证会。会议认为，组织国内临床、检验、病理著名专家共同编写一套《区域临床检验与病理规范教程》系列培训教材，用于临床医生、检验检查人员的规范培训，全面提升基层诊疗水平，对深化医药卫生体制改革，实施健康中国战略；对建立科学合理的分级诊疗制度，助力社会办医健康发展；对提高基层医疗卫生水平，促进临床、检验、病理等学科融合发展，都具有深远的历史意义和现实指导意义。

为编好这套培训规范教材，我们专门成立了评审专家委员会，遴选确定了总主编和各分册主编，召开了主编人会议。确定本系列教材共分为三个板块：①《区域临床检验与病理规范教程　机构与运行》：主要讨论区域临床检验与病理诊断机构的建设与运行管理，包括相关政策、法规的解读，机构的规划、建设及其运行中的科学管理等。②《区域临床检验与病理规范教程　实验室标准化管理》：主要讨论实验室的建设与标准化管理的各项要求，为机构中实验室的建设与管理提供标准、规范。③第三板块共有 10 本教材，均以疾病系统命名，重点是评价各检验与病理检查项目在临床疾病中的应用价值，指导临床医生理解和筛选应用检验与病理的检查指标，以减少重复性检查，全面降低医疗费用，同时检验与病理专业人员也可以从中了解临床对检查指标的实际需求。

本套教材的编写，除坚持"三基、五性、三特定"外，更注重整套教材系统的科学性和学科的衔接性，更注重学科的融合性和创新性。特点是：①与一般教科书不同，本套教材更强调了临床指导和培训功能；②参加编写的作者来自 170 多家高校、医疗单位，以及相关企业的著名临床医学、检验医学、病理诊断等专家教授 280 余人，具有较高的权威性、代表性和广泛性；③所有成员都具有较高的综合素质，大家协同编写、融合创新，力图做到人员融合、内容融合，检验与病理融合，临床与检验和病理融合；④本套教材既可作为培训教材，又可作为参考书，助力提高基层医疗水平，促进临床、检验、病理等学科融合发展。

编写出版本套高质量的教材，得到了相关专家的精心指导，以及全国有关院校、医疗机构领导和编者的大力支持，在此一并表示衷心感谢。希望本套教材的出版，能受到全国独立医疗机构、基层医务工作者和住院医师规范化培训生的欢迎，对提高医疗水平、助力国家分级诊疗政策和推进社会办医健康发展做出积极贡献。

由于编写如此庞大的"融合"教材尚属首次，编者对"融合"的理解存在差异，难免有疏漏和不足，恳请读者、专家提出宝贵意见，以便下一版修订完善。

《区域临床检验与病理规范教程》系列教材

目录

总主编　郑铁生

序号	教材名称	主审	主编	副主编
1	区域临床检验与病理规范教程 机构与运行		府伟灵　陈　瑜	丁彦青　应斌武 邹炳德　张秀明
2	区域临床检验与病理规范教程 实验室标准化管理		王惠民　卞修武	郑　芳　涂建成 邹继华　盛慧明 王　哲　韩安家
3	区域临床检验与病理规范教程 心血管系统疾病		郑铁生　王书奎	张智弘　贾海波 洪国粦　马　洁
4	区域临床检验与病理规范教程 呼吸系统疾病	步　宏	应斌武　李为民	刘月平　王　凯 沈财成　李海霞
5	区域临床检验与病理规范教程 消化系统疾病	卞修武	丁彦青　张庆玲	胡　兵　关　明 谢小兵　徐文华
6	区域临床检验与病理规范教程 感染与免疫系统疾病		郑　芳　魏　蔚	孙续国　赵　虎 崔　阳　樊祥山
7	区域临床检验与病理规范教程 女性生殖系统与乳腺疾病		张　葵　李　洁	邱　玲　刘爱军 陈道桢　童华诚
8	区域临床检验与病理规范教程 内分泌与代谢系统疾病	张忠辉	府伟灵　梁自文	黄君富　阎晓初 钱士匀　杨　军
9	区域临床检验与病理规范教程 泌尿系统疾病		涂建成　王行环	魏　强　李洪春 徐英春　覃业军
10	区域临床检验与病理规范教程 软组织与骨疾病		韩安家　王　晋	严望军　刘　敏 阎晓初　石怀银
11	区域临床检验与病理规范教程 造血与血液系统疾病		岳保红　武文漫	赵晓武　黄慧芳 刘恩彬　毛　飞
12	区域临床检验与病理规范教程 神经与精神系统疾病		卞修武　朴月善	朱明伟　张在强 李贵星　王行富

《区域临床检验与病理规范教程》系列教材
专家委员会

主任委员

郑铁生　厦门大学公共卫生学院

卞修武　陆军军医大学第一附属医院

府伟灵　陆军军医大学第一附属医院

副主任委员（按姓氏笔画排序）

丁彦青　南方医科大学病理学系

王　晋　中山大学附属肿瘤医院

王行环　武汉大学中南医院

王书奎　南京医科大学附属南京医院

王惠民　南通大学附属医院

朴月善　首都医科大学宣武医院

步　宏　四川大学华西医院

应斌武　四川大学华西医院

邹炳德　美康生物科技股份有限公司

李　洁　南京大学医学院附属鼓楼医院

李为民　四川大学华西医院

郑　芳　天津医科大学医学检验学院

陈　瑜　浙江大学附属第一医院

武文漫　上海交通大学医学院附属瑞金医院

张庆玲　南方医科大学病理学系

张　葵　南京大学医学院附属鼓楼医院

张忠辉　陆军军医大学第一附属医院

岳保红　郑州大学第一附属医院

涂建成　武汉大学中南医院

梁自文　陆军军医大学第一附属医院

韩安家　中山大学附属第一医院

魏　蔚　天津医科大学总医院

委员（按姓氏笔画排序）

马　洁　江苏大学医学院

王　哲　空军军医大学第一附属医院

王行富　福建医科大学附属第一医院

王　凯　浙江大学医学院附属第二医院

毛　飞　江苏大学医学院

石怀银　中国人民解放军总医院

关　明　复旦大学附属华山医院

刘爱军　中国人民解放军总医院

刘恩彬　中国医学科学院血液病医院

刘　敏　中山大学附属第一医院

孙续国　天津医科大学医学检验学院

严望军　复旦大学附属肿瘤医院

沈财成　温州医科大学检验学院

邱　玲　北京协和医科大学附属协和医院

刘月平　河北医科大学第四医院

李贵星　四川大学华西医院

李海霞　北京大学第一医院

李洪春　徐州医科大学

邹继华　美康生物科技股份有限公司

洪国粦　厦门大学附属第一医院

陈道桢　南京医科大学附属无锡妇幼保健院

赵　虎　复旦大学附属华东医院

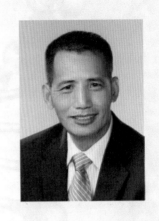

涂建成，医学博士，教授、博士生导师、留美学者。现任武汉大学检验系主任，武汉大学中南医院/第二临床学院实验诊断教研室主任，检验医师规范化培训基地负责人。

先后主持完成9项国家和省部级课题，共发表研究和教学论文170多篇，其中SCI收录论文80余篇，合计被引用5 000多次。获5项湖北省科技奖励（一、二、三等奖）；获9项专利（5项美国，4项中国）；主编、副主编及参编国家统编规划教材和专著25本。

现担任中华检验医学教育学院副院长；全国高等医学院校医学检验专业校际协作理事会副理事长和临床生物化学、分子生物学及实验室管理学组组长；检验校际联盟副理事长；中国中西医结合学会检验医学专业委员会常务委员和肿瘤分子诊断专家委员会主任委员；中华医学会数字医学分会委员和湖北省副主任委员；中国医院协会临床检验管理专业委员会全国委员和湖北省副主任委员；中国研究型医院学会检验医学专业委员会第一届委员；中国医师协会检验医师分会代谢学组副主任委员和湖北省副主任委员；中国生物化学与分子生物学学会脂质与脂蛋白专业委员会委员；《国际检验医学杂志》编委会第五届副总编辑等社会职务。

国家教育部和科技部奖励网评专家，NSFC和科技部重大项目网评专家，国家司法鉴定人和CNAS司法鉴定评审员。

主编简介

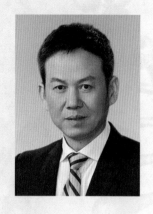

王行环，男，医学博士，教授，国家重点研发计划首席科学家。武汉大学中南医院院长，武汉大学中南医院循证与转化医学中心主任，湖北省腔镜泌尿外科临床医学研究中心主任。

担任中国研究型医院学会常务理事，中华医学会泌尿外科学分会第七、八届常务委员，中国抗癌协会泌尿男生殖系肿瘤专业委员会第一届常务委员，中国医师协会泌尿外科医师分会常务委员，湖北省医学会男科学分会主任委员，湖北省抗癌协会泌尿男生殖系肿瘤专业委员会主任委员，湖北省医学会泌尿外科分会副主任委员。任 *World Journal of Meta-Analysis*，*World Journal of Clinical Oncology*，《中华泌尿外科杂志》《中华腔镜外科杂志（电子版）》《中华腔镜泌尿外科杂志（电子版）》《中华男科学杂志》等学术期刊编委。

先后承担国家重点研发计划、重点专项、中华医学会、国家自然科学基金等各级项目10余项，以第一／通讯作者发表学术论文200余篇（SCI收录论文50余篇），发明专利10余项。主持制定原国家卫生和计划生育委员会前列腺癌诊断标准，作为副主编主持制定《中国良性前列腺增生诊断治疗指南》（2006年、2007年、2009年、2011年），获国家科学技术发明一等奖（2019年）、原卫生部科技进步二等奖（1996年）及湖北省科学技术进步一等奖（2013年）各1项。主编及参编《中国良性前列腺增生诊断治疗指南》《中国泌尿外科学史》《吴阶平泌尿外科学》《黄家驷外科学》《泌尿外科手术学》《男科学》《临床男科学》。

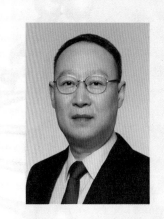

魏强，主任医师、博士生导师。四川大学华西医院泌尿外科主任、华西医院泌尿外科研究所副所长、四川省人民政府学术和技术带头人，四川省卫生计生领军人才。中华医学会泌尿外科学分会微创学组副组长及微创机器人学组委员，中国医师协会泌尿外科医师分会委员及泌尿肿瘤学组副组长，中国临床肿瘤学会（CSCO）前列腺癌专家委员会副主任委员。四川省医学会泌尿外科专业委员会主任委员。从事医教研三十余年，主持国家和省部级课题十余项，发表 SCI 收录论文一百余篇。主编、副主编国家级规划教材 5 部；培养研究生三十余位，获 CUA"金膀胱镜奖"及科技部"吴阶平泌尿外科医学奖"。

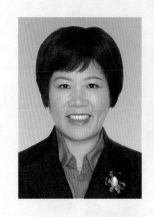

李洪春，徐州医科大学临床生物化学与分子生物学教研室主任，徐州医科大学附属医院检验医师住院医师规范化培训基地教学主任，检验科教学秘书。白求恩精神研究会检验医学分会第一届理事会理事，中国医学装备协会检验医学分会生化与检测系统评估学组委员，江苏省医学会检验学分会临床生化免疫学组成员。从事教学工作 28 年，教学风格深受师生们喜爱，是徐州医科大学首届"我心目中的好老师"，徐州医科大学第一届研究生学术之星评选活动中被评为"优秀指导教师"，优秀临床带教老师。曾获得江苏省多媒体课件大赛一等奖，第七届和第十三届全国多媒体课件大赛三等奖等多项教学奖项。

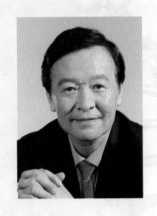

徐英春，研究员，教授，博士生导师。北京协和医学院检验科主任、北京协和医学院临床检验诊断学系主任。现任欧洲临床微生物和感染病学会药敏委员会（EUCAST）华人抗菌药物敏感性试验委员会（ChiCAST）分委会主席，全球华人临床微生物暨感染学会理事长，世界华人检验与病理医师协会副理事长，欧洲临床微生物和感染病学会合作实验室主任，国家卫生健康委员会抗菌药物临床应用与细菌耐药评价专家委员会委员兼办公室主任等。曾获国家科学技术进步奖二等奖，北京市科学技术奖二等奖，中华医学科技奖医学科学技术奖二、三等奖。近10年主持课题10余项，发表SCI收录论文50余篇，中文论著200余篇，主编及副主编专著20余部。

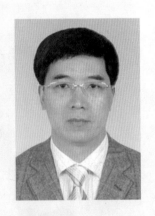

覃业军，医学博士，主任医师，硕士生导师，现任科室主任，兼职山东省医师协会临床病理科医师分会主任委员，山东省医学会病理学分会副主任委员，中国医师协会病理科医师分会委员，中国医疗器械行业协会病理专业委员会副主任委员，中国老年医学学会病理分会常委，中国研究型医院学会超微病理学专业委员会委员。从事病理诊断及教学工作30余年，主持完成省部级和厅级课题3项，参与国家级课题多项，发表SCI收录的论文20余篇，主编专著2部。

前　言

本书是《区域临床检验与病理规范教程》系列教材之一，侧重于泌尿系统疾病的临床检验与病理检查的规范化管理。

将泌尿系统的临床与检验和病理检查有机结合，帮助指导区域内医疗机构和检测服务机构的医务人员有效按照规范指南要求，完成疾病诊疗需要的检测和检验，并在过程中通过管理保证质量和关注效益，是值得探讨的问题。为此，经过郑铁生总主编、本书的主编和副主编及编委多次研讨后达成共识，认为"标准化"管理指导下的泌尿系统疾病是整个教程的重要组成部分，检验与病理在泌尿系统疾病诊疗中发挥着极为重要的作用，有些甚至是诊断治疗的唯一依据，利用优质教材培训区域医疗相关人员，能极大地帮助提升医疗水平。

经临床、检验、病理和影像的编委专家共同讨论，本书共分为总论、泌尿系统疾病的诊疗、原发性肾小球疾病、继发性肾病、间质性肾炎和肾小管疾病、泌尿系感染、泌尿系肿瘤、泌尿系损伤、急性肾损伤和慢性肾衰竭等九部分，合计38章。其中第1～3章为总论，分别介绍泌尿系统疾病的分类和流行病学及实验室检验病理的定位；第4～5章为泌尿系统疾病的诊疗，介绍常用的相关检验、病理及其他技术和国内外泌尿系统的规范指南及诊疗思路；第6～9章为原发性肾小球疾病；第10～14章为继发性肾病；第15～16章介绍了间质性肾炎和肾小管疾病；第17～20章为泌尿系统感染；第21～26章为泌尿系统肿瘤，其中也包括肾上腺皮质肿瘤；第27～30章为泌尿系统损伤，主要为传统的外科损伤内容；第31～32章为急性肾损伤和慢性肾衰竭；第33～38章分别为良性前列腺增生、睾丸扭转、男性不育、尿石症、肾囊性疾病、尿路畸形。

本书面对的读者对象包括区域的临床医生、护士、检验中心（检验科）和病理中心（病理科）的医护人员及参加规范化培训、实习进修人员，因此在内容上融合典型的病因和发病机制、症状体征、诊疗依据及参照主流疾病指南和规范及教程确定的诊断流程，尝试通过临床规范指南将临床与检验及病理检测有机融合，帮助医生选择最合适的实验室（检验和病理）检验项目，从而能够有效帮助进行诊疗。为保证知识的完整性，本书还邀请影像学专家介绍了泌尿系统诊疗相关的影像诊断技术。此规范教程旨在帮助区域的医务工作者能够融合相关技术和知识，规范操作，提升诊疗水平，保证医疗质量。

在教材的撰写过程中，各位副主编和编委共同努力，临床、检验、病理和影像的专家编委分工合作，主写、互审、主审都严格认真，体现对读者认真负责的态度，对返修的书稿都能认真及时完成修改，感谢全体编委为本书的正式出版付出的艰辛劳动；几位副主编对各自负责的内容严格审核，最终交到主编的书稿鲜有瑕疵，感谢责任主编们的担当和把关；罗萍和杨中华两位编写秘书以极其认真、细致、耐心的态度，完美做好了桥梁和服务工作，是本书编委会的贴心管家，为本书的出版做出贡献。

同时还要感谢在编写过程中给予编委帮助的编写助手们。感谢武汉大学中南医院和山东省立医院（覃业军副主编）分别组织召开编写会和定稿会。在此一并致以衷心的感谢。

　　《区域临床检验与病理规范教程——泌尿系统疾病》教材的编写是在医药卫生体制改革新形势下的一种探索。尽管编委们做出了很大努力，难免有不妥之处。恳请广大读者和专家提出宝贵意见，以助本书逐步完善和日臻成熟。

涂建成　王行环

2019 年 11 月 1 日

目　录

第一章　概述 1

第二章　泌尿系统疾病常用检验和病理技术及临床价值 3

第一节　常用检验技术及临床价值 3
第二节　常用病理技术及临床价值 6

第三章　泌尿系统疾病其他诊疗技术 7

第一节　常用的影像学检查方式 7
第二节　正常影像解剖和常见变异 9
第三节　基本病变的影像表现 14

第四章　常见泌尿系疾病和综合征的规范、指南和临床路径要点 21

第一节　泌尿系疾病和综合征的中国与欧美规范指南 21
第二节　泌尿系疾病和综合征的中国与欧美的临床路径 23

第五章　泌尿系统疾病常用诊断思路 24

第一节　病史 24
第二节　体格检查 24
第三节　实验室检查 25
第四节　影像学检查 26

第六章　肾小球肾炎 27

第一节　概论 27
第二节　急性肾小球肾炎 29
第三节　急进性肾小球肾炎 31
第四节　慢性肾小球肾炎 33
第五节　无症状性血尿和 / 或蛋白尿 34

第七章　肾病综合征 36

第八章　IgA 肾病 41

第九章　遗传性肾小球疾病 ⋯⋯⋯⋯⋯⋯⋯⋯⋯⋯⋯⋯⋯⋯⋯⋯⋯⋯⋯⋯⋯⋯ 47

第一节　Alport 综合征 ⋯⋯⋯⋯⋯⋯⋯⋯⋯⋯⋯⋯⋯⋯⋯⋯⋯⋯⋯⋯⋯⋯⋯⋯⋯ 47
第二节　薄基膜肾病 ⋯⋯⋯⋯⋯⋯⋯⋯⋯⋯⋯⋯⋯⋯⋯⋯⋯⋯⋯⋯⋯⋯⋯⋯⋯⋯ 50
第三节　Fabry 病 ⋯⋯⋯⋯⋯⋯⋯⋯⋯⋯⋯⋯⋯⋯⋯⋯⋯⋯⋯⋯⋯⋯⋯⋯⋯⋯⋯ 51
第四节　指甲 - 髌骨综合征 ⋯⋯⋯⋯⋯⋯⋯⋯⋯⋯⋯⋯⋯⋯⋯⋯⋯⋯⋯⋯⋯⋯⋯ 52
第五节　卵磷脂 - 胆固醇酰基转移酶缺乏症 ⋯⋯⋯⋯⋯⋯⋯⋯⋯⋯⋯⋯⋯⋯⋯ 53
第六节　脂蛋白肾小球病 ⋯⋯⋯⋯⋯⋯⋯⋯⋯⋯⋯⋯⋯⋯⋯⋯⋯⋯⋯⋯⋯⋯⋯ 54

第十章　糖尿病肾病 ⋯⋯⋯⋯⋯⋯⋯⋯⋯⋯⋯⋯⋯⋯⋯⋯⋯⋯⋯⋯⋯⋯⋯⋯ 56

第十一章　高血压性肾损害 ⋯⋯⋯⋯⋯⋯⋯⋯⋯⋯⋯⋯⋯⋯⋯⋯⋯⋯⋯⋯⋯ 60

第十二章　狼疮肾炎 ⋯⋯⋯⋯⋯⋯⋯⋯⋯⋯⋯⋯⋯⋯⋯⋯⋯⋯⋯⋯⋯⋯⋯⋯ 64

第十三章　高尿酸血症肾病 ⋯⋯⋯⋯⋯⋯⋯⋯⋯⋯⋯⋯⋯⋯⋯⋯⋯⋯⋯⋯⋯ 69

第十四章　淋巴瘤肾损害 ⋯⋯⋯⋯⋯⋯⋯⋯⋯⋯⋯⋯⋯⋯⋯⋯⋯⋯⋯⋯⋯⋯ 75

第十五章　间质性肾炎 ⋯⋯⋯⋯⋯⋯⋯⋯⋯⋯⋯⋯⋯⋯⋯⋯⋯⋯⋯⋯⋯⋯⋯ 79

第十六章　肾小管性酸中毒 ⋯⋯⋯⋯⋯⋯⋯⋯⋯⋯⋯⋯⋯⋯⋯⋯⋯⋯⋯⋯⋯ 83

第十七章　尿路感染 ⋯⋯⋯⋯⋯⋯⋯⋯⋯⋯⋯⋯⋯⋯⋯⋯⋯⋯⋯⋯⋯⋯⋯⋯ 86

第十八章　肾皮质及肾周组织化脓性感染 ⋯⋯⋯⋯⋯⋯⋯⋯⋯⋯⋯⋯⋯⋯⋯ 90

第十九章　前列腺炎 ⋯⋯⋯⋯⋯⋯⋯⋯⋯⋯⋯⋯⋯⋯⋯⋯⋯⋯⋯⋯⋯⋯⋯⋯ 92

第二十章　附睾炎 ⋯⋯⋯⋯⋯⋯⋯⋯⋯⋯⋯⋯⋯⋯⋯⋯⋯⋯⋯⋯⋯⋯⋯⋯⋯ 96

第二十一章　肾脏肿瘤 ⋯⋯⋯⋯⋯⋯⋯⋯⋯⋯⋯⋯⋯⋯⋯⋯⋯⋯⋯⋯⋯⋯⋯ 99

第二十二章　前列腺癌 ⋯⋯⋯⋯⋯⋯⋯⋯⋯⋯⋯⋯⋯⋯⋯⋯⋯⋯⋯⋯⋯⋯⋯ 105

第二十三章　尿路上皮肿瘤 ⋯⋯⋯⋯⋯⋯⋯⋯⋯⋯⋯⋯⋯⋯⋯⋯⋯⋯⋯⋯⋯ 114

第一节　上尿路肿瘤 ⋯⋯⋯⋯⋯⋯⋯⋯⋯⋯⋯⋯⋯⋯⋯⋯⋯⋯⋯⋯⋯⋯⋯⋯⋯ 114
第二节　膀胱肿瘤 ⋯⋯⋯⋯⋯⋯⋯⋯⋯⋯⋯⋯⋯⋯⋯⋯⋯⋯⋯⋯⋯⋯⋯⋯⋯⋯ 117
第三节　尿路上皮肿瘤的检验与病理 ⋯⋯⋯⋯⋯⋯⋯⋯⋯⋯⋯⋯⋯⋯⋯⋯⋯⋯ 119

第二十四章 睾丸肿瘤 ……………………………………………………… 123

第二十五章 阴茎癌 ………………………………………………………… 128

第二十六章 肾上腺皮质癌 ………………………………………………… 131

第二十七章 肾损伤 ………………………………………………………… 135

第二十八章 输尿管损伤 …………………………………………………… 139

第二十九章 膀胱损伤 ……………………………………………………… 143

第三十章 尿道损伤 ………………………………………………………… 147

第三十一章 急性肾损伤 …………………………………………………… 151

第三十二章 慢性肾衰竭 …………………………………………………… 156

第三十三章 良性前列腺增生 ……………………………………………… 161

第三十四章 睾丸扭转 ……………………………………………………… 166

第三十五章 男性不育 ……………………………………………………… 169

第三十六章 尿石症 ………………………………………………………… 178

第三十七章 肾囊性疾病 …………………………………………………… 186

第三十八章 尿路畸形 ……………………………………………………… 190

参考文献 …………………………………………………………………… 195

中英文名词对照索引 ……………………………………………………… 199

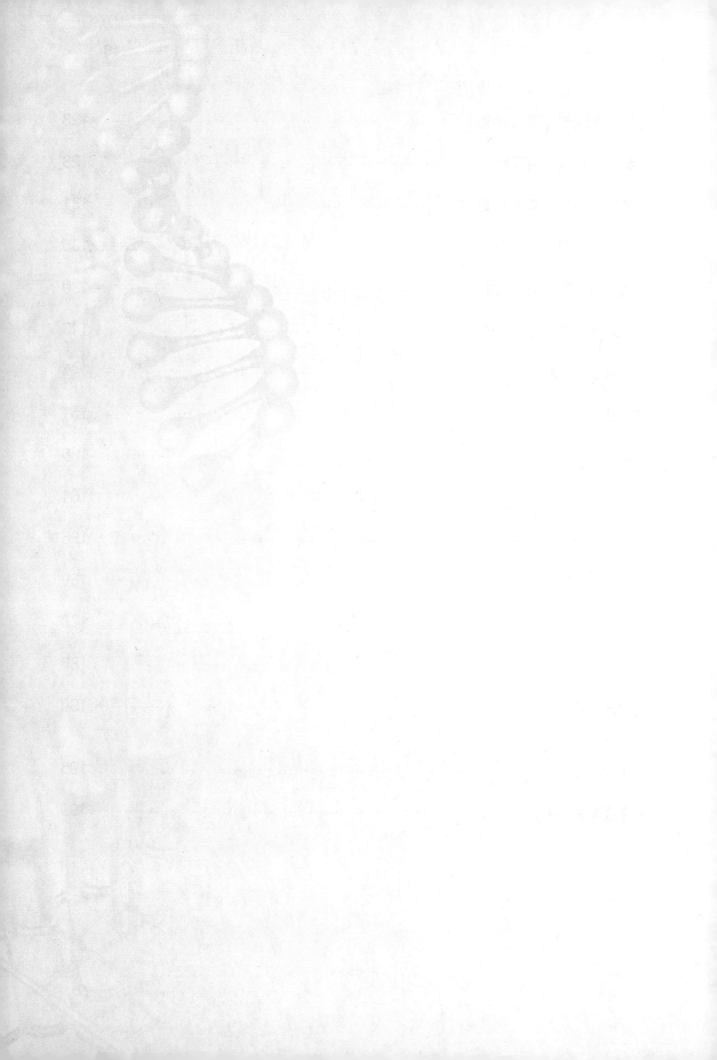

第一章

概　述

一、疾病特点和临床分类

泌尿系统疾病包括泌尿系统、男性生殖系统以及肾上腺外科疾病。熟悉和掌握泌尿系统常见疾病的检验和病理项目及诊断流程与标准，对于最终诊断和制订治疗方案具有重要意义。近年来，随着新技术的不断发展，泌尿系统疾病诊断技术水平有了长足进步，患者为之受益。然而，因国内不同区域医疗发展不平衡，存在泌尿系统疾病诊疗混乱，诊疗思路不够清晰等问题，规范泌尿系统疾病的检验和病理，将泌尿系统的诊疗规范流程与检验和病理的技术及方法结合，才能以最小的代价去诊断和治疗泌尿系统疾病。

泌尿系统疾病常因症状和体征异常就医而发现，如腰腹部和会阴部疼痛、排尿行为异常、尿液性状异常、尿量异常等。常规与特殊的检验和病理技术、影像学检查在泌尿系统疾病诊断、治疗和预后评估方面发挥了重要作用。同时，泌尿系统、生殖系统器官多具对称性，病变器官位于左侧还是右侧，定位诊断不容有误。还有一些泌尿系统疾病起病隐匿，无明显临床症状和体征，不易察觉，多数在体检后发现，有些患者发现时已引起严重后果，导致器官功能衰竭和进入疾病晚期。

结合泌尿系统疾病的发生机制和器官分布，泌尿系统疾病可分为以下几类：

1. 原发性肾脏疾病　包括肾小球疾病、肾小管疾病和间质性肾脏病等。

2. 继发性肾脏疾病　包括糖尿病、高血压、系统性红斑狼疮、高尿酸血症、淋巴瘤等疾病继发的肾脏疾病。

3. 泌尿系统感染　包括肾盂肾炎、肾及肾周组织化脓性炎症、前列腺炎、附睾炎等。

4. 泌尿系统肿瘤　包括肾脏肿瘤、尿路上皮肿瘤、前列腺肿瘤、睾丸肿瘤、阴茎肿瘤、肾上腺皮质癌等。

5. 泌尿系统损伤　包括肾脏、输尿管、膀胱、尿道等损伤。

6. 其他　主要包括良性前列腺增生、睾丸扭转、男性不育、尿石症、肾囊性疾病、尿路畸形等。

二、泌尿系统疾病的流行病学特点

近年来，随着人民群众生活水平的提高，对健康更加重视，常规体检和疾病筛查使得就医的人数增加；同时，检验和病理水平的提高使得疾病的诊断更加精准，在某些泌尿系统疾病，发病率有所上升，如前列腺癌，在我国前列腺癌紧跟在膀胱癌之后，处于泌尿系统肿瘤发病率的第 2 位。由于我国的前列腺癌患者发现罹患疾病时多数已处于晚期，其中部分患者出现了转移，因而总体预后不好。而在美国，虽然前列腺癌是泌尿系统疾病中威胁男性健康的第一大肿瘤，由于男性前列腺特异性抗原（prostate specific antigen，PSA）筛查已常态化，发现的年龄提前，肿瘤分期较早，经过治疗后预后较好。

我国泌尿系统结石的发病率有增高趋势，一方面是因为随着生活方式及饮食习惯的改变等，泌尿系统结石的实际发生率增加；另一方面便是超声、CT 等影像检查的普及和特殊影像检查费用的降低，使得更多的无症状结石被发现。结石的分布存在"南多北少""男多女少"的特点。另外，某些药物的使用，如过量钙剂、氨苯蝶啶、磺胺类药物、皮质激素等，长期服用可形成尿路结石。近年特殊实验室检查方式的发展，如被誉为"结石的病理诊断"的结石成分分析技术的开展，为开展结石预防和制订针对性策略提供了依据。

随着国家对基层医疗的投入增加，县级医院大多数配备了先进的螺旋 CT 和 MRI 成像系统，对肾脏、输尿管、膀胱占位性病变的诊断更加准确，肿瘤的诊断时间窗有所提前，分期更早，预后相对较好。同时，医疗投入的增加也带来了生化设备的升级换代，内科疾病继发的肾脏疾病以及原发性肾脏疾病的诊断以及鉴别诊断能力在地区医院有了很大提升。

三、泌尿系统疾病的实验室和病理在诊疗中的定位

疾病的诊疗离不开症状、体征、实验室生化检验、影像学检查和病理诊断，只有明确了诊断，才能在疾病的治疗过程中切中要害，取得事半功倍的效果。实验室常规和特殊检验、影像学检查和病理诊断在泌尿系统疾病诊疗过程中具有举足轻重，不可或缺的地位。

1. 举足轻重　泌尿系统疾病依据疾病诱因、症状、体征进行初步判断，并根据实验室检验项目和影像学检查进一步确诊。比如在泌尿系统损伤的疾病类型中，如肾损伤、输尿管损伤、膀胱损伤和尿道损伤，患者以血尿、腰痛等为常见临床症状，结合相关外伤病史，通过泌尿系统造影和泌尿系统 CT 平扫加增强能进一步提供详细的影像学资料，辅助诊断。根据影像学结果，血常规中血红蛋白含量、血细胞比容等评估失血情况，结合生命体征，为下一步治疗方案的制订提供判断依据。以泌尿系统感染为例，泌尿系统感染严重时可引起败血症，初始治疗首选经验性使用抗生素，当抗感染效果不理想，尿培养和血培养的菌种鉴定和药敏试验在治疗过程中就显得尤为重要。通过药敏试验的结果，可以指导医师选择病原体敏感的抗生素品种，减少使用病原体耐药抗生素的可能，降低患者经济负担，有利于病情的改善和转归。对于罹患慢性肾脏病（chronic kidney disease，CKD）的患者，疾病的诊断和分期以肌酐清除率和肾小球滤过率为依据，因此定期复查肌酐清除率和肾小球滤过率检测对于此类患者至关重要。

2. 不可或缺　泌尿系统疾病的检验病理在某些疾病鉴别方面有着不可或缺的作用。如当前，前列腺特异性抗原（PSA）在临床上作为前列腺癌的生物标志物进行初筛和前列腺癌危险分层。当血清中总 PSA > 10ng/ml 时，强烈建议患者进行前列腺穿刺活检，排除肿瘤的可能性。当总 PSA 在 4～10ng/ml，且游离 PSA 与总 PSA 比值 <0.16 时，也建议患者进行前列腺穿刺活检。当总 PSA 在 4～10ng/ml，且游离 PSA 与总 PSA 比值 >0.16 或总 PSA <4ng/ml，则建议患者定期复查，而不做有创性的操作。另外，PSA 是前列腺癌患者手术效果和术后生化复发的重要评估指标。由此可见，PSA 在前列腺癌诊断、治疗和预后判断等方面具有不可或缺的重要作用。

在肾移植患者配型阶段，检验病理在供体选择上的作用是直接决定移植的成败。ABO 血型配型、淋巴细胞毒试验、人类白细胞抗原和群体反应性抗体的检测，能对供体和受体进行更好的配对，提高肾移植后肾脏的存活率。在当前肾源紧缺的情况下，可以最大程度利用好每一个肾脏，更多地挽救肾衰竭患者的生命。总之，泌尿系统检验在疾病的诊断、治疗和预后判断方面有重要的作用，与影像结果和病理结果相互补充，为临床医师提供更多的治疗证据，为患者提供更好的医疗服务。

（王荫槐）

第二章

泌尿系统疾病常用检验和病理技术及临床价值

泌尿系统各器官，包括肾脏、输尿管、膀胱、尿道等都可发生疾病，并波及整个系统。泌尿系统的疾病既可由身体其他系统病变引起，又可影响其他系统甚至全身。其主要表现在泌尿系统本身，如排尿改变、尿的改变、肿块、疼痛等，但亦可表现在其他方面，如高血压、水肿、贫血等。泌尿系统疾病的性质，多数和其他系统疾病类似，包括先天性畸形、感染、免疫机制、遗传、损伤、肿瘤等；但又有其特有的疾病，如肾小球肾炎、尿石症、肾衰竭等。应用正确的检验及病理技术对泌尿系统疾病的诊断及鉴别诊断有很大的意义，本章节从常用的检验和病理技术入手，系统地介绍了目前临床上常用的检验和病理项目及其在临床中的应用价值。对于不同类型的泌尿系统疾病，检查方法的临床价值各异，应根据临床的症状以及需求进行针对性的选择，通过本章节的介绍可以给临床选择提供依据。

第一节　常用检验技术及临床价值

泌尿系统检验检查有多种方法，包括血常规、尿常规、血生化检验、尿生化检验、血免疫学检验、肿瘤标志物检验、血清/尿蛋白电泳、免疫固定电泳、微生物检验、止凝血检验、精液分析、前列腺液分析、染色体检查和基因分析等。对于不同类型的泌尿系统疾病，这些检查方法的临床价值各异，因此应根据临床需求进行针对性选择。

一、血常规

1. 检验技术　主要检测项目包括各种血细胞如白细胞计数、红细胞计数、血红蛋白检测等。

2. 临床价值

（1）白细胞增多：常见于感染性病变所致泌尿系统疾病，包括肾小球肾炎、肾盂肾炎、肾及肾周组织化脓性炎症、前列腺炎、附睾炎、高血压性肾损害、间质性肾炎、IgA 肾病、肾小管性酸中毒、睾丸扭转等；白细胞减少：常见于淋巴瘤肾损害等肾脏疾病。

（2）红细胞增多：常见于肾脏肿瘤；红细胞减少：常见于肾小球肾炎、遗传性肾小球疾病、高血压性肾损害、狼疮肾炎、淋巴瘤肾损害、间质性肾炎、肾及肾周组织化脓性炎症等。

（3）血红蛋白增多：常见于肾脏肿瘤；血红蛋白减少：常见于肾小球肾炎、高血压性肾损害、IgA肾病、淋巴瘤肾损害、间质性肾炎、肾及肾周组织化脓性炎症等。

二、尿常规

1. 检验技术　主要检测项目包括各种尿白细胞计数、尿红细胞计数、尿蛋白、亚硝酸盐、白细胞酯酶检测等。

2. 临床价值

（1）尿白细胞增多：常见于感染性病变所致泌尿系统疾病，包括肾小球肾炎、狼疮肾炎、肾盂肾炎、肾及肾周组织化脓性炎症、前列腺炎、附睾炎、间质性肾炎、IgA 肾病等。

（2）尿红细胞增多：常见于肾小球肾炎、IgA 肾病、遗传性肾小球疾病、高血压性肾损害、狼疮肾炎、淋巴瘤肾损害、间质性肾炎、附睾炎等。

（3）尿蛋白增多：常见于肾病综合征、肾小球肾炎、IgA 肾病、遗传性肾小球疾病、高血压性肾损害、狼疮肾炎、淋巴瘤肾损害、间质性肾炎、肾盂肾炎等。

（4）亚硝酸盐阳性：常见于肾小球肾炎、狼疮肾炎、肾盂肾炎、肾及肾周组织化脓性炎症、前列腺炎、附睾炎、间质性肾炎等；

（5）白细胞酯酶阳性：常见于肾小球肾炎、狼疮肾炎、肾盂肾炎、肾及肾周组织化脓性炎症、前列腺炎、附睾炎、间质性肾炎等。

三、血生化检验

1. 检验技术　主要检测项目包括白蛋白、球蛋白、肌酐、尿酸、尿素氮、血钙、血磷、胱抑素 C（cystatin C，CysC）、α_1- 微球蛋白、β_2- 微球蛋白、中性粒细胞明胶酶相关脂质运载蛋白（neutrophil gelatinase-associated lipocalin，NGAL）、降钙素原、C 反应蛋白等。

2. 临床价值

（1）白蛋白降低：常见于肾病综合征、肾病综合征型 IgA 肾病、淋巴瘤肾损害等。

（2）球蛋白增多：常见于淋巴瘤肾损害等。

（3）肌酐增多：常见于肾小球肾炎、肾病综合征、IgA 肾病、遗传性肾小球疾病、糖尿病肾病、高血压性肾损害、狼疮肾炎、高尿酸血症肾病、淋巴瘤肾损害、间质性肾炎、良性前列腺增生等。

（4）尿酸增多：常见于 IgA 肾病、高尿酸血症肾病、淋巴瘤肾损害、尿酸结石等。

（5）尿素氮增多：常见于肾小球肾炎、IgA 肾病、遗传性肾小球疾病、淋巴瘤肾损害、间质性肾炎等。

（6）血钙增多：常见于淋巴瘤肾损害、尿石症等；血钙降低：常见于 I 型肾小管性酸中毒。

（7）血磷降低：常见于 I 型肾小管性酸中毒等；血磷增高：常见于尿石症等。

（8）胱抑素 C 增高：常见于肾病综合征、肾小球肾炎、IgA 肾病、糖尿病肾病、高血压性肾损害、高尿酸血症肾病等。

（9）降钙素原增高：常见于肾病综合征、IgA 肾病、肾小球肾炎、间质性肾炎、肾盂肾炎、肾及肾周组织化脓性炎症、前列腺炎等。

（10）C 反应蛋白增高：常见于肾小球肾炎、间质性肾炎、肾盂肾炎、肾及肾周组织化脓性炎症、前列腺炎等。

四、尿生化检验

1. 检验技术　主要检测项目包括各种尿微量白蛋白、24 小时尿蛋白定量、β_2- 微球蛋白、α_1- 微球蛋白、NAG 等。

2. 临床价值

（1）尿微量白蛋白增高：常见于肾病综合征、肾小球肾炎、IgA 肾病、遗传性肾小球疾病、糖尿病肾病、高血压性肾损害、狼疮肾炎、淋巴瘤肾损害、间质性肾炎、肾盂肾炎等。

（2）24 小时尿蛋白定量增高：常见于肾病综合征、IgA 肾病、肾小球肾炎、糖尿病肾病、高血压性肾损害等。

（3）尿 β_2- 微球蛋白与 α_1- 微球蛋白增高：常见于肾病综合征、肾小球肾炎、IgA 肾病、糖尿病肾病、高血压性肾损害、狼疮肾炎、淋巴瘤肾损害、间质性肾炎、肾盂肾炎等。

（4）NAG 升高：常见于各种原因如糖尿病肾病和高血压肾病早期、肾小管毒性损伤、泌尿系感染及移植排斥等造成的近段肾小管损伤。

五、血免疫学检验

1. 检验技术　主要检测项目包括补体 C3、C4，抗 C1q 抗体，抗核抗体，抗心磷脂抗体，抗肾小球基膜抗体,抗中性粒细胞胞质抗体,抗髓过氧化物酶抗体,抗蛋白酶 3 抗体等。

2.临床价值

(1)补体 C3 降低:常见于Ⅱ型急进性肾小球肾炎、急性肾炎型 IgA 肾病、狼疮肾炎等。

(2)补体 C4 降低:常见于免疫复合物引起的肾炎、狼疮肾炎等。

(3)抗 C1q 抗体增高:常见于狼疮肾炎。

(4)抗核抗体,抗心磷脂抗体,抗肾小球基膜抗体,抗中性粒细胞胞质抗体,抗髓过氧化物酶抗体,抗蛋白酶 3 抗体等阳性:常见于淋巴瘤肾损害、急进性肾小球肾炎等。

六、肿瘤标志物检验

1.检验技术　主要检测项目包括血清皮质醇、尿皮质醇、雌二醇、睾酮、尿儿茶酚胺、醛固酮、人绒毛膜促性腺激素(hCG)等激素类标志物和甲胎蛋白(AFP)、前列腺特异性抗原(PSA)等蛋白类标志物。

2.临床价值

(1)人绒毛膜促性腺激素(hCG)和甲胎蛋白(AFP)增高:常见于睾丸肿瘤。

(2)前列腺特异性抗原(PSA)增高:常见于前列腺增生或前列腺癌。

(3)血清皮质醇、24 小时尿游离皮质醇定量、雌二醇、睾酮、醛固酮和 24 小时尿儿茶酚胺异常:常见于肾上腺皮质癌。

七、血清/尿蛋白电泳、免疫固定电泳

1.检验技术

(1)血清蛋白电泳:即用电泳方法测定血清中各类蛋白占总蛋白的百分比。血清含有各种蛋白质,由于其等电点、分子量和分子形状各不相同,其电泳速度就不同,故可根据泳动速度顺序把血清蛋白粗略分为白蛋白、α_1-、α_2-、β- 及 γ- 球蛋白。

(2)尿蛋白电泳:是将尿蛋白按其分子量大小、顺序分为不同组分。尿蛋白按分子量分为低分子蛋白、中分子蛋白、高分子蛋白及混合性蛋白 4 种,此项检查可用于了解肾功能的情况。

(3)免疫固定电泳:是将蛋白质混合物在固相载体上进行区带电泳,再与特异性抗体反应,检出与抗体结合的相应抗原,从而对血清或尿中异常蛋白进行进一步分型。

2.临床价值

(1)血清蛋白电泳异常:α_1- 或 α_2- 球蛋白增加常见于泌尿系统炎症或感染的急性期;α_2- 球蛋白明显增加,β- 球蛋白轻度增高,白蛋白降低,γ- 球蛋白可能下降,常见于肾病综合征;α_2- 球蛋白增高,有时合并 γ- 球蛋白轻度增高,常见于急性肾炎;γ- 球蛋白中度增高在慢性肾炎时常可见到;大多在 γ- 球蛋白区(个别在 β- 蛋白区)出现一个尖峰,称为 M 蛋白,提示骨髓瘤肾损害。

(2)尿蛋白电泳:可了解尿蛋白中的低分子、中分子、高分子或混合性蛋白尿,通过此测定,可估计尿蛋白的选择性和用于鉴别肾脏病变在肾小球还是在肾小管。中分子以上的蛋白尿,多见于肾小球病变;中分子以下的蛋白尿,常见于肾小管病变;而混合性蛋白尿则多见于肾小球与肾小管同时有病变。

(3)免疫固定电泳:当血清或尿蛋白电泳异常,需免疫固定电泳进一步对血清和尿蛋白进行分型,包括 IgA 型、IgG 型、IgM 型、κ 型、λ 型以及混合型。

八、微生物检验

1.检验技术　主要检测项目包括涂片细菌检查和细菌培养及药敏试验。

(1)涂片细菌检查:包括未离心新鲜中段尿沉渣涂片、尿道分泌物涂片、前列腺液涂片等。

(2)细菌培养检查:一般可采用清洁中段尿、导管尿及膀胱穿刺尿做细菌培养,也可以做血、痰、分泌物等培养和药敏试验确定感染细菌类型及敏感药物筛查。

2. 临床价值

（1）涂片细菌检查阳性：提示尿路感染。

（2）细菌培养阳性：常见于肾小球肾炎、肾病综合征、链球菌感染后肾炎、肾小管性酸中毒、前列腺炎、附睾炎等。

九、其他检验

1. 检验技术　主要检测项目包括止凝血检验、前列腺液分析、精液分析、染色体检查和基因分析等。

2. 临床价值　凝血功能异常见于肾病综合征、IgA 肾病、肾脏肿瘤等。精液检查可以了解睾丸的生精功能、精子的数量及质量等多种参数以及附属性腺的分泌能力，是男性生育能力评估的重要依据。染色体分析和基因检测异常常见于 IgA 肾病和遗传性肾小球疾病。

第二节　常用病理技术及临床价值

泌尿系统病理检查有多种方法，包括组织化学染色、免疫荧光和电子显微镜技术等。这些检查方法对于不同类型泌尿系统疾病的临床价值各异。

一、组织化学染色

1. 病理技术　组织化学染色包括苏木精 - 伊红染色法（hematoxylin-eosin staining，HE）、糖原染色、Masson 染色等，其中 HE 染色法是应用最广泛的组织病理学常规染色技术。苏木精染液为碱性，主要使细胞核内的染色质与胞质内的核酸着紫蓝色；伊红为酸性染料，主要使细胞质和细胞外基质中的成分着红色。

2. 临床价值　是泌尿系统组织病理切片的常规检查方法。

二、免疫荧光

1. 病理技术　免疫荧光技术是将免疫学方法（抗原抗体特异结合）与荧光标记技术结合起来，研究特异蛋白抗原在细胞内分布的方法。由于荧光素所发的荧光可在荧光显微镜下检出，从而可对抗原进行细胞定位。

2. 临床价值　常用于肾小球肾炎、肾病综合征、IgA 肾病、淋巴瘤肾损害、遗传性肾小球疾病、狼疮肾炎及泌尿系统肿瘤等组织中特异性抗原或抗体的性质、定位，以及定量测定。

三、电子显微镜技术

1. 病理技术　电子显微镜技术是一种利用高分辨率和放大倍率的电子显微镜（scanning electron microscope，SEM）对材料进行如形貌观察、能量色散 X 线分析等特征分析的技术。病理学中常用的包括透射电镜和扫描电镜。

2. 临床价值　电子显微镜是一种高精密度的电子光学仪器，具有高分辨率，是观察和研究物质微观结构的重要工具。常用于肾小球肾炎、肾病综合征、IgA 肾病、淋巴瘤肾损害、遗传性肾小球疾病、狼疮肾炎等疾病。

（卢忠心　甄　燕）

第三章

泌尿系统疾病其他诊疗技术

影像学检查是临床诊断泌尿系统疾病重要的手段和选择治疗方法的主要依据。对于绝大多数泌尿系统疾病，包括肿瘤、结石、囊肿和先天性异常等，影像学检查能准确发现病变、确定病变数目、大小、范围及性质；少数疾病如急性肾小球肾炎、部分肾功能异常等，影像学检查可无任何异常发现。不同影像学检查方法因病变的类型价值各异，应注意影像学检查的适应证，要根据临床拟诊情况和症状、体征、实验室检查，有目的地选择影像学检查方法。

第一节　常用的影像学检查方式

泌尿系统影像检查有多种方法，包括腹部平片、尿路造影、数字减影血管造影、CT、MRI、超声检查以及核素显像。对于泌尿系统不同疾病，这些检查方法的诊断价值和限度各异，因此应根据临床拟诊情况，有针对性地进行选择。

一、腹部平片

常规摄取仰卧前后位和水平侧位片，作为泌尿系统结石的首选检查方法，但易受肠道内气体的干扰，泌尿系统的其他病变则极少使用。

二、尿路造影

包括排泄性尿路造影、逆行尿路造影。

1. 排泄性尿路造影（excretory urography，EU）　亦称静脉肾盂造影（intravenous pyelography，IVP）。静脉注入的含碘对比剂几乎全部由肾小球滤出并排入肾盏、肾盂，然后至输尿管、膀胱，因此 IVP 不仅能显示尿路形态，还能大致了解双肾的排泄功能。

（1）方法：清洁肠道等检查前准备完成后，先摄取卧位腹部平片，然后在下腹部使用压迫带。于静脉内注射对比剂后 1～2 分钟、15 分钟、30 分钟各摄取双肾区片，以获取肾实质和肾盏、肾盂显影的图像。去除压迫带后，摄取全腹片，获取输尿管和膀胱显影的图像。

（2）特点：IVP 为临床上较常应用的检查方法，用于发现造成尿路形态改变的病变（如肾结核造成的肾盏、肾盂破坏，尿路上皮肿瘤产生的充盈缺损和发育异常所致的肾盂、输尿管重复畸形等），但发现、诊断局限于肾实质内的病变存在限度。对 X 线阴性结石的检出有一定帮助，但尿路内的对比剂可掩盖小的 X 线阳性结石。适用于肾功能无严重受损及无碘过敏者。

2. 逆行尿路造影（retrograde urethrography，RGU）

（1）方法：经尿管向膀胱内注入对比剂，或借助膀胱镜行输尿管插管并注入对比剂，前者称为逆行膀胱造影，而后者称为逆行肾盂造影。

（2）特点：用于检查尿路梗阻性病变，能明确梗阻部位，有时还可判断病因。适用于肾功能不良、静脉性尿路造影显影不佳者。

三、数字减影血管造影

数字减影血管造影（digital subtruction angiogriphy，DSA）主要通过腹主动脉和肾脏动脉造影。

1. 造影方式　通常采取经皮股动脉穿刺插管技术。腹主动脉造影时，需将导管顶端置于肾动脉开口稍上方，快速注入对比剂并连续摄片；选择性肾动脉造影是将导管直接插入肾动脉的造影检查方法。

2. 应用价值　主要用于检查肾血管病变，是诊断肾动脉病变（如肾动脉狭窄、肾动脉瘤等）的"金标准"。

四、CT

CT 是泌尿系统影像学检查中最主要、最常使用的方法。

1. 扫描技术与方法

（1）肠道准备：检查前禁食、水，口服稀释 1% 对比剂。

（2）根据检查需要确定扫描范围：肾脏扫描范围自肾上极至肾下极，输尿管扫描范围自输尿管与肾盂联合部至输尿管的膀胱入口，膀胱扫描范围自膀胱顶至膀胱底部。

（3）增强扫描时间和期相：开始团注对比剂后 30 秒、2 分钟和 5 分钟行双肾区扫描，分别获得皮质期、实质期和排泄期增强图像。注药后 30 秒和 30 分钟，行输尿管和膀胱区扫描，可分别获得早期增强和延迟期增强图像。排泄期扫描对观察肾盂输尿管的形态很有帮助。

2. 平扫　是泌尿系统影像学检查最常使用的方法，能够显示泌尿系统病变的形态、密度、位置，多平面重建图像还能清楚显示病变与邻近结构的关系。对尿路结石检出最敏感，但对于少数 X 线阴性结石不能检出。单纯平扫对病变范围、数目和性质判断有一定的限度。

3. 多期增强扫描　常需要进行此项检查，但肾功能受损者应慎用。

（1）能够进一步确定病变的范围和数目。

（2）能够发现、诊断大多数病变（先天发育异常、肿瘤、炎症、外伤、移植肾的评估等），并有助于对病变进行鉴别诊断。

4. 特殊检查方法

（1）肾动脉血管成像（CT angiography，CTA）：开始团注对比剂后 30 秒行肾区薄层（1～3mm）扫描，应用最大密度投影、表面遮盖重建及容积重建等技术行肾血管三维重建。用于检查肾血管病变（筛选肾动脉狭窄等）。

（2）CT 尿路造影（computed tomography urography，CTU）：开始团注对比剂后 30 分钟行全尿路扫描，应用 MIP 技术行尿路系统三维重建。用于整体观察肾盂、输尿管和膀胱，显示突向腔内的病变。

五、MRI

MRI 是泌尿系统 CT 和超声检查的重要补充方法，常有助于病变的定性诊断。

1. 扫描技术与方法　采用呼吸门控和呼吸补偿以减少呼吸运动产生的伪影。扫描范围、增强扫描时间和期相与 CT 扫描相似。层厚 6～10mm，间隔 1～2mm。

2. 平扫　能够确定病变的组织学特性（脂肪、出血、钙化等），有利于病变的诊断和鉴别诊断。

3. 增强扫描目的和价值　与 CT 增强扫描相似。

4. 特殊检查方法

（1）肾血管 MRA：用或不用对比剂，用于筛选肾血管疾病。

（2）磁共振尿路造影（magnetic resonance urography，MRU）：临床应用较广泛，主要用于检查尿路梗阻性病变。

六、超声检查

1. 检查技术

（1）通常用线阵式或凸阵式超声探头，频率 3.5MHz；消瘦者或新生儿用 5.0MHz。经直肠或阴道检查膀胱，需选用腔内探头。

（2）检查体位：通常采用俯卧、侧卧和仰卧位。经背部、侧腰部、腹壁扫查肾脏；自肾门向下扫查输尿管；经下腹壁、直肠或阴道扫查膀胱。

2. 特点　通常作为泌尿系统影像学检查的首选方法，能够发现和诊断大多数泌尿系统病变，对结石的检出率很高。但诊断较小病变（小结石或小肿瘤等）、不伴有梗阻的输尿管病变困难，不易显示泌尿系统畸形的全貌。总体而言，诊断效果不及 CT 检查。

七、核素显像

主要为肾动态显像，包括肾血流灌注显像和肾功能显像。

1. 检查技术　快速推注显像剂并进行采集。其中开始 1 分钟内所获得的系列图像为肾血流灌注图像，1 分钟至 20～40 分钟所获得的系列图像为肾功能图像。

2. 特点　肾血流灌注显像主要用于评估肾血管病变导致的肾缺血，肾功能显像则是临床判断肾功能受损的可靠标准。

第二节　正常影像解剖和常见变异

一、正常 X 线表现

1. 肾脏周围有脂肪组织，前后位腹部平片能够显示双肾影（图 3-1）。双肾呈豆状，外缘光整，内缘中部稍内凹，为肾门所在。正位呈"八"字状位于脊柱两侧，右肾略低。肾长轴由内上斜向外下，其延长线与脊柱交角为肾脊角，正常为 15°～25°。侧位，双肾影与脊柱重叠。成人肾脏长径 12～13cm，宽径 5～6cm。密度均匀，略高于肾周脂肪密度。

2. 输尿管和膀胱通常不能显示。

二、正常尿路造影表现

排泄性尿路造影与逆行尿路造影的正常影像表现相似。排泄性尿路造影的肾、输尿管和膀胱表现随摄片时间而异。注入对比剂后 1～2 分钟摄片，对比剂集中在肾小球和肾小管内，肾实质显影，称为肾实质期。15 分钟和 30 分钟摄片，肾盏和肾盂显影最浓。解除压迫后摄片，输尿管和膀胱显影（图 3-2）。

1. 肾脏　肾实质显影密度均匀，双侧一致。肾大盏与肾小盏的形态、数目有很大差异，每侧肾各有 2～4 个肾大盏和 6～14 个肾小盏。肾小盏呈边缘光整的"蛋杯"状，体部与肾大

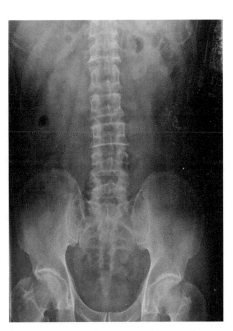

图 3-1　正常腹部平片（双肾影）

前后位片，双肾影呈豆状，位于脊柱两侧，为软组织密度。

盏相连，穹窿部顶端的杯口样凹陷为肾锥乳头突入所致。肾大盏呈边缘光整的长管状，顶端连接一个或数个肾小盏，峡部为长管状部分，基底部与肾盂相连（图 3-2A）。肾盂多呈边缘光整的喇叭状，少数呈分支状或壶腹状，上缘隆突，下缘微凹。位置可有较大变异，完全位于肾门之外者称为肾外肾盂。

2. **输尿管**　表现为长约 25cm，宽 3~7mm，光滑的细条状致密影，常有折曲。腹段与肾盂相连，向下走行在腹膜后间隙脊柱两侧，在骶髂关节内侧越过骨性骨盆上缘而续为盆段。盆段略向外行，再向内行入膀胱而为壁内段。壁内段由外上向内下穿越膀胱壁，进入膀胱三角区（图3-2）。3 个生理性狭窄区：与肾盂相连处、通过骨盆缘处（与髂总动脉交叉处）和膀胱入口处。

3. **膀胱大小和形态**　取决于充盈程度。充盈较满的膀胱呈椭圆形，边缘光滑，横置在耻骨联合上方（图3-2）。

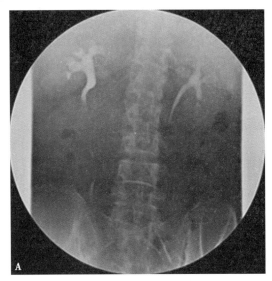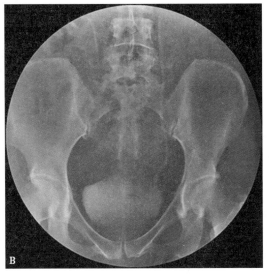

图3-2　正常静脉排泄性尿路造影（IVP）

A. 双侧肾盏、肾盂和输尿管显影；B. 膀胱显影，呈类圆形，位于耻骨联合上方。

三、正常肾动脉造影表现

1. **肾动脉期**肾动脉主干和分支显影，自主干至分支逐渐变细，走行自然，边缘光滑（图3-3）。

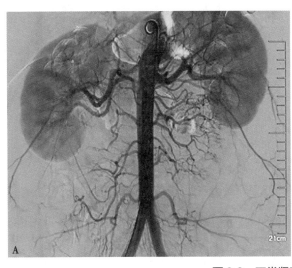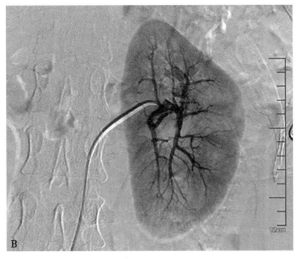

图3-3　正常肾动脉造影（动脉期）

腹主动脉造影（A）和选择性肾动脉造影（B），肾动脉主干及分支显影。

2. **肾实质期**肾弥漫性显影，可清楚显示肾脏轮廓、大小和形态。

3. **肾静脉期**肾静脉显影，但不是很清晰。

四、正常 CT 表现

1. 平扫　肾实质在轴位图像上呈边缘光整的圆形或椭圆形软组织密度，不能分辨肾皮质与肾髓质（图 3-4A）。肾门位于肾中部层面，为肾内缘内凹，指向前内。肾动脉和静脉呈软组织密度窄带，自肾门向腹主动脉和下腔静脉走行。肾实质围绕的肾窦呈脂肪性低密度，其内肾盂呈水样低密度。输尿管自肾盂向下追踪，可见腹段输尿管呈点状软组织密度影，位于腰大肌前方。盆段输尿管常难以显示。充盈的膀胱腔呈圆形、椭圆形或类方形的均匀水样低密度。膀胱壁呈厚度均一的薄壁软组织密度影，内、外缘均光整（图 3-4B）。

2. 增强扫描　肾脏强化表现因扫描时间而异（图 3-4C～E）。①皮质期：肾血管和肾皮质明显强化，而髓质强化不明显，仍呈较低密度。相邻髓质锥体间明显强化的皮质部分称为"肾柱"。②实质期：皮、髓质强化程度类似。排泄期又称分泌期，肾实质强化程度减低，肾盏和肾盂明显强化。③输尿管：排泄期输尿管内充有含对比剂的尿液，呈点状高密度影。膀胱早期显示膀胱壁强化，延迟期膀胱腔内可见高密度对比剂浓聚，内壁光整。

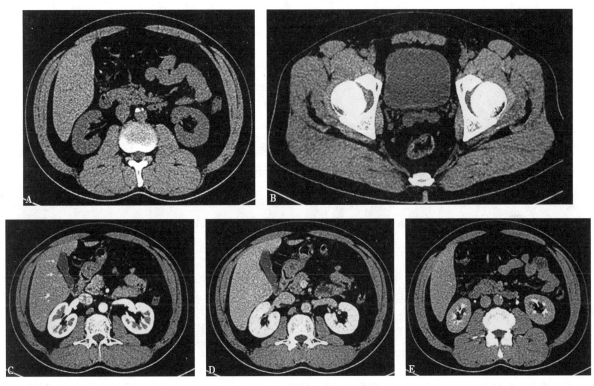

图 3-4　正常肾脏、膀胱 CT 表现

A. 平扫 CT，双肾边缘光滑，密度均匀；B. 膀胱腔呈均匀一薄壁软组织密度，内、外缘光整；C. 增强皮质期，周边部皮质和肾柱明显强化，髓质呈较低密度；D. 增强实质期，皮质、髓质强化程度类似；E. 增强排泄期，肾盏和肾盂密度增高。

3. 肾血管 CTA 影像表现　类似于 DSA 肾血管造影。

4. CTU 影像表现　类似于静脉肾盂造影。

五、正常 MRI 表现

1. 平扫　肾脏皮质在 T_1WI 上的信号强度略高于髓质，脂肪抑制像上更为明显；髓质在 T_2WI 上信号强度等于或略高于皮质（图 3-5A～C）。肾窦脂肪在 T_1WI 和 T_2WI 上分别呈高信号和中高信号，

肾盂呈 T_1WI 低信号和 T_2WI 高信号，肾血管呈无信号或低信号。输尿管在轴位 T_1WI 和 T_2WI 上，腹段输尿管在周围高信号或中高信号脂肪组织对比下，呈点状低信号。膀胱腔内尿液富含游离水，呈均匀 T_1WI 低信号和 T_2WI 高信号。膀胱壁的信号强度类似肌肉，T_1WI 和 T_2WI 上分别高于和低于腔内尿液信号（图 3-5E，F）。

2. 增强扫描肾脏　影像表现类似CT增强检查（图 3-5D）。输尿管应用脂肪抑制技术可获得较佳对比。延迟期输尿管强化呈较高信号。膀胱腔内尿液因对比剂进入而信号强度增高，但当对比剂超过一定浓度后反而呈低信号。

3. 肾血管 MRA　正常表现类似于 DSA 肾血管造影。

4. MRU　正常表现类似于 X 线尿路造影检查（图 3-5G）。

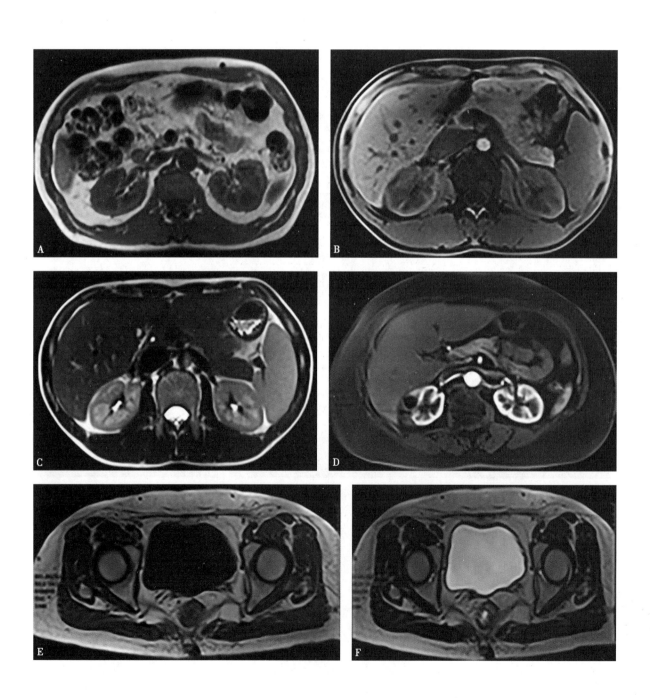

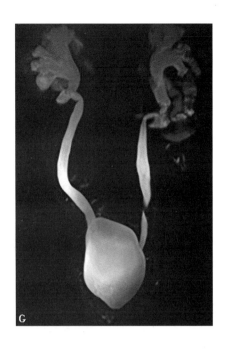

图 3-5 正常肾脏、膀胱 MRI 表现

A. T_1WI 平扫，肾脏皮质信号强度略高于髓质；B. T_1WI 脂肪抑制像，皮髓质信号差别更加明显；C. T_2WI 平扫，髓质信号高于皮质信号；D. 增强扫描皮质期，肾皮质明显强化；E. T_1WI 平扫，膀胱腔呈均匀低信号；F. T_2WI 平扫，膀胱腔呈均匀高信号，膀胱壁信号强化类似肌肉；G. MR 水成像，肾盂、输尿管及膀胱，双侧肾盏、肾盂和输尿管呈高信号。

六、正常超声表现

1. **肾脏** 正常肾脏随扫查方向，可呈圆形、卵圆形或豆状（图 3-6A）。肾被膜呈光滑的线状高回声。肾周皮质和肾柱呈略低回声，肾锥体则呈锥形、卵圆形或圆形的更低回声。肾窦脂肪呈不规则高回声。彩色多普勒超声可观察肾血流情况。

2. **膀胱** 正常充盈的膀胱腔呈均匀液性无回声区，膀胱壁的厚度 1～3mm（图 3-6B）。经直肠腔内超声检查提高了膀胱壁的分辨率，黏膜呈明亮回声线，肌层呈中等回声带，浆膜层呈高回声线。

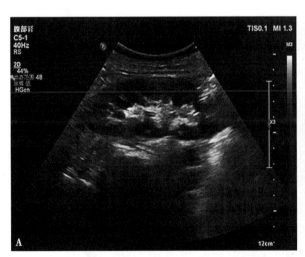
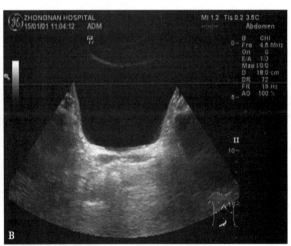

图 3-6 正常肾脏、膀胱超声

A. 沿肾脏长轴扫查，右肾呈豆状，肾被膜呈线状高回声，肾实质呈较低回声，其中髓质锥体回声更低，肾窦脂肪则为较高回声；B. 膀胱腔呈均匀液性无回声区，侧壁和后方回声增强。

七、正常核素显像

1. **肾血流灌注显像** 双肾显影并迅速增强，且放射性分布均匀，所生成的双肾血流灌注曲线的形态和峰值大致对称。

2. 肾功能显像   双肾放射性活性增高且迅速达到高峰,其后逐渐消退。经处理可获取双肾摄取和清除显像剂的时间。放射性曲线即肾图曲线。由此还可根据不同的显像剂,分别计算出肾小球滤过率(glomerular filtration rate,GFR)和肾有效血浆流量(effective renal plasma flow,ERPF)。

第三节   基本病变的影像表现

一、X线检查的异常表现

1. 异常钙化   多为尿路结石,包括肾结石、输尿管结石和膀胱结石;还可见于肾结核、肾癌、肾囊肿和肾动脉瘤等。钙化的位置、形态常有助于病变的诊断,典型的肾盂结石呈桑椹、鹿角状,肾癌钙化呈散在的点状,肾结核钙化呈点状或全肾钙化,肾囊肿和肾动脉瘤钙化呈弧线状。

2. 肾影位置、大小和轮廓改变   可大致观察这些改变。

二、X线尿路造影的异常表现

排泄性和逆行尿路造影的异常表现相似,但对某些征象显示有差异。

1. 肾实质显影异常   仅在排泄性尿路造影显示。不显影常见于肾积水,显影浅淡常见于肾功能减退,显影增强常见于输尿管梗阻。

2. 肾盏、肾盂的牵拉和变形   常见于肾内肿块,包括肾囊肿、肾肿瘤、肾血肿和肾脓肿等,但难以鉴别。

3. 肾盏、肾盂破坏   表现为肾盏、肾盂边缘不整,见于肾结核、肾盂癌和侵犯肾盏肾盂的肾癌(图3-7A,B)。

4. 肾盏、肾盂、输尿管和膀胱内充盈缺损   常见于这些部位的结石、肿瘤、血块和气泡(图3-7C)。

5. 肾积水、输尿管积水和巨膀胱   表现为肾盏、肾盂、输尿管和膀胱明显扩张,常见于肿瘤、结石、血块或炎性狭窄引起的尿路梗阻所致(图3-7D)。

6. 膀胱输尿管反流   仅在逆行膀胱造影时显示,表现为对比剂由膀胱反流至输尿管内,可为先天性异常、尿道梗阻、感染等多种病因所致。

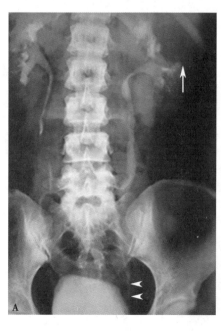
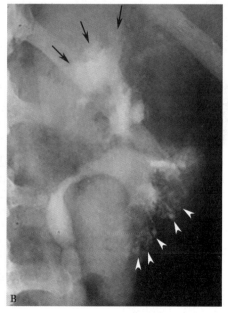

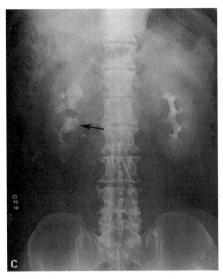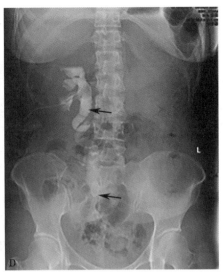

图 3-7　尿路造影异常征象

A. 左肾结核,左肾内不规则充盈缺损,左侧输尿管狭窄致左侧肾盂及输尿管扩张积水;
B. 左肾局部放大显示多发不均质钙化,肾盏呈虫蚀样改变;C. 肾盏肾盂充盈缺损(肾盂肿瘤),右侧肾盂和肾盏不规则破坏,边缘毛糙,显示低密度充盈缺损;D. 右侧输尿管下段梗阻伴右肾输尿管扩张,右肾结石,右肾盂肾盏及输尿管充盈扩张,肾盂内见及一花生米状充盈缺损影,右输尿管下段小骨盆入口区梗阻呈盲端。

三、肾动脉造影的异常表现

1. 动脉狭窄　常见于动脉粥样硬化斑块、纤维肌发育不良和大动脉炎等。不同病因造成的肾动脉狭窄部位和形态有所差异。

2. 动脉瘤　指血管呈囊状或梭状扩张。常见于动脉粥样硬化、纤维肌发育不良和感染。

3. 动脉血栓、栓塞　血栓表现为充盈缺损,栓塞表现为肾动脉或分支及其供血区肾实质不显影。

4. 动脉扭曲变形　常见于多血管肿瘤。

5. 继发于肾脏肿瘤对血管的直接侵蚀而出现的异常改变　如动静脉瘤和对比剂池样充盈等,与肝内血管异常的表现相似。

四、CT 检查与 MRI 检查的异常表现

1. 肾脏

(1)肾脏位置、大小、数目和形态异常(表 3-1):CT(图 3-8A,B)与 MRI 均可显示。

(2)肾实质异常:主要为肾实质肿块。不同肾实质肿块的 CT 密度、形态和增强表现各异(表 3-2和图 3-8C,D)。肾实质肿块因组织成分不同,MRI 信号强度与增强表现不相同(表 3-3,图 3-9)。

表 3-1　常见的肾脏位置、大小、数目和形态异常

	先天性发育异常	其他病因
位置异常	异位肾,如盆腔肾、膈下肾等	肾外肿块压迫
大小异常	肾发育不全	肾血管病变,如肾动脉狭窄;炎症,如慢性肾盂肾炎
数目异常	一侧肾缺如	肾切除术后
形态异常	马蹄肾、分叶肾和驼峰肾等	肾脏肿块

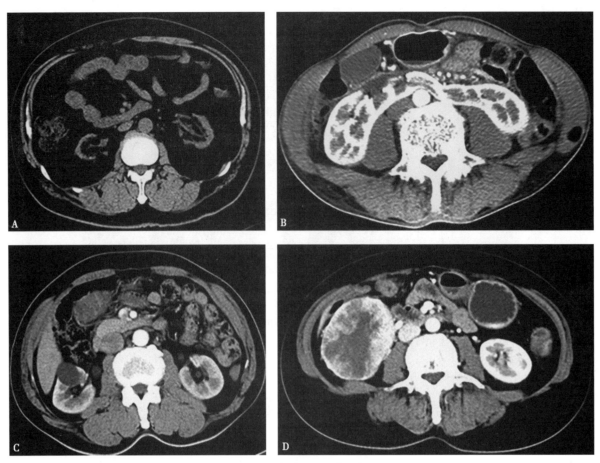

图 3-8　肾脏 CT 异常征象

A. 双侧肾脏体积缩小（慢性肾炎），肾实质变薄；B. 肾脏形态异常（马蹄肾），肾门指向前外，双肾下极肾实质相连；C. 水样密度肿块（单纯性肾囊肿），右肾内可见类圆形水样密度肿块，边缘光滑，无强化；D. 混杂密度不均匀强化肿块（肾癌），右肾肿块，皮质期呈明显不均匀强化。

表 3-2　常见肾实质肿块的 CT 密度、形态和增强表现类型

	水样密度肿块	低密度、等密度或混杂密度肿块	高密度肿块
形态	边缘光滑	规则或不规则	规则或不规则
强化	无强化	不同形式和程度强化	无强化
病因	各种类型肾囊肿	各种类型良、恶性肿瘤，炎性肿块	外伤后急性肾内血肿，出血性肾囊肿

表 3-3　常见肾实质肿块的 MRI 信号强度、形态和增强表现类型

MRI 信号强度	形态	强化	病因
T_1WI 和 T_2WI 分别呈低信号和高信号，类似游离水	类圆形	无强化	单纯性肾囊肿
T_1WI 和 T_2WI 均呈高信号的肿块	规则或不规则	无强化	出血性肾囊肿，外伤后肾血肿
T_1WI 和 T_2WI 呈混杂信号的肿块，内有可被抑制的高信号（脂肪组织）	类圆形	不均匀强化	肾血管平滑肌脂肪瘤
T_1WI 和 T_2WI 混杂信号的肿块，内可有不被抑制高信号（非脂肪组织）	规则或不规则	不均匀强化	肾癌

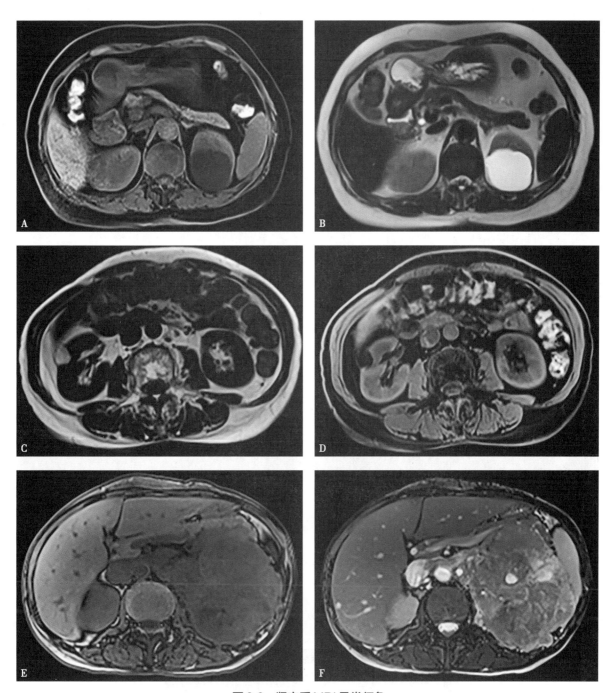

图 3-9　肾实质 MRI 异常征象

A，B. 单纯性肾囊肿，A. 左肾水样类圆形 T_1WI 低信号灶；B. T_2WI 呈均匀高信号；C，D. 肾血管肌脂肪瘤，C. T_1WI 右肾含有脂肪信号高信号灶；D. T_1WI 脂肪抑制像右肾结节信号被抑制呈低信号；E，F 肾癌，T_1WI(E) 和 T_2WI(F) 左肾混杂信号肿块。

（3）肾盏和肾盂异常：CT 呈高密度钙化影，MRI 的 T_1WI 和 T_2WI 上均呈极低信号灶，见于肾结石。肾盏肾盂扩张、积水，CT 呈水样低密度（图 3-10A，B），MRI 的 T_1WI 和 T_2WI 分别呈低信号和高信号，信号强度类似游离水，一般为下方尿路梗阻所致。肾盏肾盂内肿块：肾盏肾盂肿瘤或血块在 CT 上均呈软组织密度，前者有强化。肾盏肾盂肿瘤在 T_1WI 和 T_2WI 上分别呈高于和低于尿液信号，有强化。

（4）肾周异常：MRI 与 CT 的异常表现相似，肾周脂肪密度增高或信号异常见于炎症、外伤和肿瘤。肾筋膜厚见于炎症、外伤和肿瘤。肾周积液见于炎症和外伤。

2．输尿管　主要异常表现为输尿管梗阻性和非梗阻性扩张、积水。

（1）梗阻性扩张、积水：常见，梗阻上方输尿管增粗，CT 呈水样低密度，MRI 的 T_1WI 和 T_2WI 分别呈低信号和高信号，信号强度类似游离水。在梗阻层面常可发现梗阻病因，输尿管内钙化影多为输尿管结石（图 3-10C）。输尿管管壁增厚、软组织肿块常为输尿管肿瘤。输尿管周围软组织肿块为邻近炎症或肿瘤。

（2）非梗阻性扩张、积水：较少见，输尿管全程增粗，CT 呈水样低密度，MRI 的 T_1WI 和 T_2WI 分别呈低信号和高信号，信号强度类似游离水。

3．膀胱

（1）膀胱壁增厚：弥漫性增厚见于炎症或尿道梗阻；局限性增厚多见于膀胱肿瘤。

（2）膀胱肿块：膀胱肿瘤和血块在 CT 上呈软组织密度肿块，肿瘤有强化（图 3-11A、B）。膀胱肿瘤的 MRI 信号强度类似膀胱壁，有强化。膀胱结石在 CT 上呈钙化性高密度（图 3-11C），MRI 的 T_1WI 和 T_2WI 均呈极低信号。

4．肾血管的 CTA 与 MRA 检查　主要异常表现为肾动脉狭窄。

5．CTU 和 MRU 检查　异常表现类似 X 线尿路造影所见。

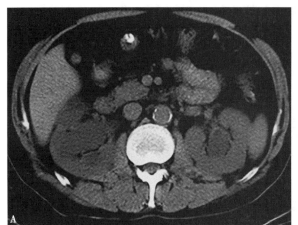
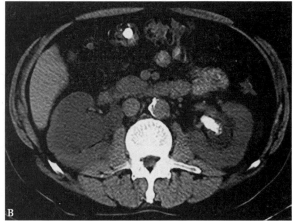
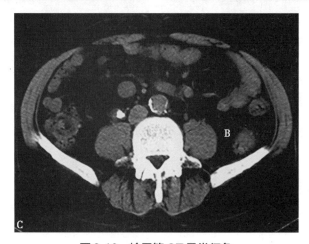

图 3-10　输尿管 CT 异常征象
A. 双侧肾盂扩张积水；B. 左侧肾盂结石；C. 右侧输尿管中段结石。

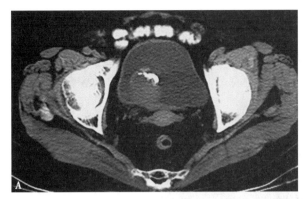
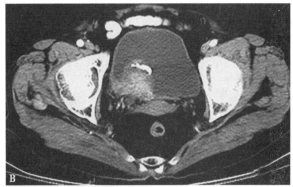
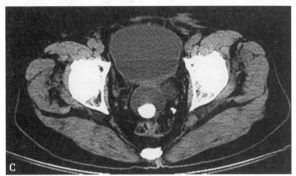

图 3-11　膀胱 CT 异常征象

A. CT 平扫，膀胱右侧壁软组织肿块（膀胱癌）；B. CT 增强，膀胱腔内肿块不均匀强化；C. 膀胱内高密度结石。

五、超声检查的异常表现

1. 肾脏

（1）肾脏位置、大小、数目和形态异常：同 CT、MRI 检查所见。

（2）肾实质回声异常：肿块的内部回声可以反映其囊实性。圆形无回声区常见于肾囊肿，有回声者常提示为实性肿瘤（图 3-12A）。

（3）肾窦回声异常：肾窦区低回声肿块常见于肾盂癌，多为肾移行细胞癌（图 3-12B）。肾窦区为无回声液体：常见于肾盂积水（图 3-12C），也见于肾盂旁囊肿。肾窦内高回声灶，多伴有声影见于肾结石（图 3-12D）。

2. 输尿管　主要异常表现是输尿管扩张、积水，常合并有肾盂扩张、积水。

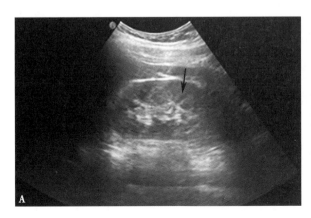
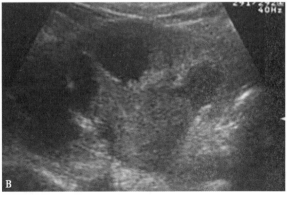

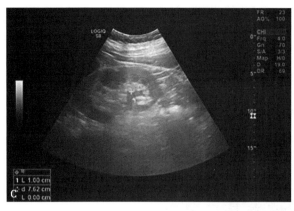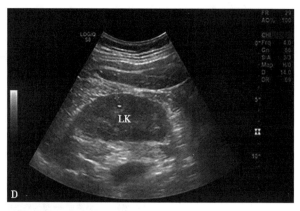

图 3-12　肾脏超声异常征象

A. 右肾上极不均质低回声肿块（肾癌）；B. 肾窦回声异常（肾盂肿瘤）：肾窦内低回声肿块伴肾盏扩张；C. 肾窦回声异常（肾盂积水）：肾窦分离，其内可见无回声液体；D. 肾内回声异常（肾结石）：左肾内高回声光斑，后伴彗星尾征。

3. 膀胱　膀胱壁弥漫性增厚常见于膀胱炎。膀胱壁回声减低且腔内有较多点状低回声者，为急性膀胱炎；膀胱壁回声不均，表面不光滑及膀胱容量减小则为慢性膀胱炎。膀胱腔内高回声灶，后方伴声影见于膀胱结石。膀胱壁局灶性低回声肿块伴彩色多普勒显示血流信号丰富见于膀胱肿瘤。

六、核素显像的异常表现

1. 肾血流灌注显像　肾显影迟缓、放射性分布减低，表示血流灌注缓慢或减低；灶性放射性分布增高或减低，代表局部血流灌注增加或缺失。

2. 肾功能显像　异常肾图曲线主要包括功能受损型、无功能型、排出不良型和小肾图。肾小球滤过率（GFR）和肾有效血浆流量（ERPF）可表现不同程度减低。

（廖美焱）

第四章

常见泌尿系疾病和综合征的规范、指南和临床路径要点

临床实践指南是针对特定的临床情况,系统制定出帮助临床医生和患者做出恰当处理的指导性意见。临床路径(clinical pathway)是指针对某一疾病建立一套标准化治疗模式与治疗程序,是一个有关临床治疗的综合模式,以循证医学证据和指南为指导来促进治疗组织和疾病管理的方法。相对于指南来说,其内容更简洁、易读、适用于多学科多部门具体操作,是针对特定疾病的诊疗流程、注重治疗过程中各专科间的协同性、注重治疗的结果、注重时间性。疾病的诊疗指南及临床路径的作用在于规范医疗行为,减少变异,降低成本,提高质量。

第一节 泌尿系疾病和综合征的中国与欧美规范指南

临床实践指南是临床实践最重要的参考依据,较公认的定义为由美国医学研究所在 1990 年给出的:针对特定的临床情况,系统制定出帮助临床医生和患者做出恰当处理的指导性意见。2011 年,美国医学研究所再次对指南的定义进行了更新:临床实践指南是针对患者的特定临床问题,基于系统评价形成的证据,并对各种备选干预方式进行全面的利弊平衡分析后提出的最优的指导意见。从定义可以看出,指南是基于循证医学证据的,专家共识只是循证医学证据来源的一种,因此,专家共识不等于指南,指南包含了专家共识。

美国肾脏病基金会(National Kidney Foundation, NKF)于 1997 年发布了透析预后质量倡议(dialysis outcomes quality initiative, DOQI),包括血液透析充分性、腹膜透析充分性、血管通路和慢性肾衰竭贫血的治疗 4 部分指南。由于其高质量的证据及适用性强的建议,DOQI 指南得到了国际上广泛认可,对指导全球透析患者的治疗和改善预后起到重要作用。2002 年 7 月,全球肾脏病领域的专家成立了全球改善肾脏病预后组织(Kidney Disease: Improving Global Outcomes, KDIGO),其使命声明:通过世界各地促进协调,合作和一体化的措施,制定和实施临床实践指南,来改善肾脏疾病患者的治疗和预后。该组织目前已发布 12 项指南和 4 项专家共识。

2002 年,肾脏病预后质量倡议组织(Kidney Disease Outcomes Quality Initiative, KDOQI)制定了 CKD 定义和分期标准。2005 年,KDIGO 修改 CKD 定义和分期标准后在世界范围内进行推广,并于 2012 年制定了《CKD 评估与管理临床实践指南》。2012 年,KDIGO 制定《慢性肾脏病患者血压管理临床实践指南》建议:当尿白蛋白 <30mg/d 时,血压控制目标应 <140/90mmHg;对于尿白蛋白 >30mg/d 的患者,血压控制目标应 <130/80mmHg。2018 年,在考虑国内外最新循证医学证据的基础上,结合我国高血压人群的流行病学特点和饮食特征,制定了《中国高血压防治指南(2018 年修订版)》。

贫血是 CKD 常见并发症之一,也是导致 CKD 进展和心血管并发症发病率与死亡率增加的重要危险因素,纠正贫血对改善 CKD 患者生活治量,提高生存率具有重要意义。2007 年 KDOQI 指南对肾性贫血的规范化治疗制定了指南;中华医学会肾脏病学分会肾性贫血诊断与治疗共识专家组于 2018 年制定了《肾性贫血诊断与治疗中国专家共识(2018 修订版)》,旨在为我国 CKD 患者肾性贫血的规范化诊断和治疗提供指导性建议。

丙型肝炎病毒(HCV)感染显著增加肾病患者的发病率和死亡率。鉴于丙型肝炎抗病毒治疗的

飞速进展，需要及时更新慢性肾脏病患者（包括透析和肾移植后患者）丙型肝炎的管理指南。2018年，KDIGO 制定 CKD 患者丙型肝炎临床指南，阐述了 CKD 患者中 HCV 感染的预防、检测、治疗和监测。2005 年，KDIGO 针对肾性骨病这一组临床综合征的病理生理改变特点，倡议将其命名为 CKD-MBD，并提出了具体概念和定义，规范 CKD-MBD 的诊断和治疗。中国于 2013 年制定了第一部系统性指导 CKD-MBD 诊断和治疗的《慢性肾脏病矿物质和骨异常诊治指导》，2019 年制定《中国慢性肾脏病矿物质和骨异常诊治指南》。2006 年，KDOQI 制定了血液透析充分性指南，2015 年进行更新指南。2012 年，KDIGO 制定肾脏替代治疗（renal replacement therapy，RRT）指南，对 RRT 治疗时机、抗凝方式、血管通路建立、模式选择和治疗剂量等进行全面总结。

肾脏病指南的三大特点包括：发布单位多，交叉学科多，指南更新速度不一。肾脏病已成为涉及多学科的共患疾病，相应专家联合肾脏病专家也发布了一系列的指南，如加拿大放射科医师协会发表的《钆基造影剂在肾脏疾病中的应用指南》，美国心脏协会发表的《慢性肾病合并急性冠脉综合征药物治疗科学声明》，以及《2 型糖尿病合并慢性肾脏病口服降糖药用药原则中国专家共识》等。目前有 20 余项指南进行了一次甚至多次更新。指南对每一个推荐的强度和证据质量进行分级，阐述推荐的依据，以便临床医师在临床实践中参考。指南指导临床工作者对 CKD 患者管理提供了指导性建议。指南的应用实践将有助于进一步提高我国 CKD 管理水平，改善 CKD 患者的生活质量和预后。

20 世纪 80 年代，国际泌尿外科学界的多数学者建议制定以循证医学为基础的泌尿外科常见疾病的临床实践指南。鉴于世界各国各地区医疗卫生保险政策、法规及医疗水平的差异，临床实践指南应由各国各地区的相关学术机构来组织制定。美国健康卫生委员会与泌尿外科学会在 1994 年联合制定出良性前列腺增生的临床实践指南，主要针对良性前列腺增生的诊断与治疗进行了规范。此后，泌尿外科其他常见疾病或检查手段的临床实践指南也相应制定出来。欧洲和日本等国家的泌尿外科学会也分别于 1997 年后不断提出泌尿外科常见疾病的临床实践指南。

当前，美国泌尿外科学会联合其他学术组织制定并修订了 24 部泌尿外科学疾病的临床实践指南，2018 年更新了 4 部，包括睾酮素缺乏症、勃起功能障碍、良性前列腺增生及去势抵抗性前列腺癌的临床实践指南（http：//www.auanet.org/guidelines?q =&filters =&ContentType = Clinical_Guidelines|)。欧洲泌尿外科学会制定的指南最为丰富，包括 5 部分：肿瘤指南、非肿瘤指南、中止话题、一般话题、护理指南。肿瘤指南包括前列腺癌、非肌层浸润性膀胱癌、上尿路尿路上皮癌、肌层浸润性及转移性膀胱癌、原发性尿道癌、肾细胞癌、睾丸癌和阴茎癌；非肿瘤指南包括非神经源性男性下尿路症状治疗、尿失禁、慢性盆腔疼痛、男性性功能障碍、男性不育、男性性腺功能减退症、尿路感染、神经性泌尿系统疾病、尿石症、小儿泌尿系统疾病、泌尿系统损伤、肾移植、血栓预防。中止话题主要包括激光技术、疼痛管理、机器人及单孔手术、阴茎异常勃起、阴茎弯曲和腹腔镜。欧洲泌尿外科学会制定的临床实践指南从 2011 年开始在其官方网站公布（http：//uroweb.org/guidelines/），每年更新一次，是世界范围内最全面、最系统、实时性最好的指南。

中华医学会泌尿外科学分会于 2005 年开始中国泌尿外科常见疾病临床诊断治疗指南的制定工作，于 2006 年发表第 1 版，经历了 2007 年版、2009 年版和 2011 年版，至今已更新为 2014 年版，包含泌尿系统肿瘤、结石、前列腺增生及排尿功能障碍及其他泌尿系统疾病和护理（泌尿男生殖系统先天性疾病、泌尿系统感染疾病、前列腺炎、泌尿男生殖系统结核、泌尿系统损伤、中国活体供肾肾脏移植、肾上腺外科疾病、泌尿系统其他疾病及留置导尿管护理）。这是当前国内泌尿外科学领域最为全面的临床实践指南。但由于临床实践的证据在不断更新，部分内容已落伍，具有一定的时滞性，需要及时更新。近年来，国内其他学术组织也制定了一些泌尿外科疾病的临床实践指南、操作规范及专家共识，如《中国良性前列腺增生症经尿道等离子双极电切术治疗指南（2018 标准版）》《良性前列腺增生中西医结合诊疗指南（试行版）》《慢性前列腺炎中西医结合诊疗专家共识（2015 年）》《膀胱内灌注治疗操作规范（2015 年版）》《非肌层浸润性膀胱癌二次电切中国专家共识》《前列腺癌睾酮管理中国专家共识（2017 版）》《转移性前列腺癌化疗中国专家共识（2017 版）》等。

我国泌尿外科学领域的指南日趋丰富，涵盖面越来越广，指南推广开来后，对我国泌尿外科卫生领域疾病的诊疗将起到重要的作用。当然，和欧美泌尿外科疾病指南相比，我国专家共识较多，推荐意见缺乏透明性，真正意义上的循证指南较少。因此，我国泌尿外科领域指南制定的方法层面尚待提高，真正做到研发循证指南，而不仅仅是专家共识。

第二节　泌尿系疾病和综合征的中国与欧美的临床路径

临床路径是指由医疗、护理和相关专业的人员在疾病诊断明确以后，针对某个诊断或某种手术制订的具有科学性（或合理性）和时间顺序性的患者照顾计划。其核心是将某种疾病（手术）关键性的检查、治疗、护理等活动标准化，确保患者在正确的时间，正确的地点，得到正确的诊疗服务，以期达到最佳治疗效果。临床路径是改善临床进程的工具，并在世界各地医院和医疗中心得到了广泛的应用，能在保证医院服务质量的前提下，减少患者治疗过程中出现的不必要的变异，缩短住院时间，并提高临床医护的工作效率和减少医疗费用。美国是最先应用临床路径的国家。20世纪80年代，美国医疗机构评审联合委员会国际部提出医院应利用"临床诊疗指南"，特别是"标准诊疗流程"，通过减少诊疗流程中的变异指导临床决策。随着世界各国各地区医疗体制改革的不断深入，各国纷纷推出了适合各自国情的相关支付制度，临床路径也逐渐在日本、新加坡、英国、德国和澳大利亚等发达国家的医疗机构中被采纳。

我国临床路径管理试点工作已经于2009年12月展开。2009年发布了泌尿外科领域尿道下裂、肾癌、膀胱肿瘤、良性前列腺增生、肾结石、输尿管结石的临床路径；2010年发布了肾癌、肾盂癌、输尿管癌、前列腺癌、肾上腺无功能腺瘤、睾丸鞘膜积液、精索鞘膜积液、精索静脉曲张、隐睾（睾丸可触及）、肾盂输尿管连接部梗阻性肾积水、肾母细胞瘤（Ⅰ～Ⅱ期）的临床路径；2011年发布了良性前列腺增生（县医院适用）、肾结石（县医院适用）的临床路径；2012年发布了肾癌（县医院适用）、睾丸鞘膜积液（县医院适用）、精索静脉曲张（县医院适用）的临床路径；2016年发布了神经源性膀胱、后尿道瓣膜、肾盂输尿管连接部梗阻性肾积水、肾母细胞瘤（Ⅰ～Ⅱ期）、尿路感染、肾动脉狭窄、无精子症手术、体外冲击波碎石日间手术、阴茎部尿道下裂、输尿管内支架、输尿管支架管（D-J管）留置、肾盂积水伴输尿管狭窄（特指肾盂积水）、尿失禁（经阴道闭孔尿道中段悬吊延长术）手术、膀胱肿瘤日间手术、膀胱癌、膀胱造瘘日间手术、膀胱结石、尿潴留日间手术、输精管结扎术、精索静脉曲张、机器人辅助下腹腔镜肾根治性切除术、机器人辅助下腹腔镜肾部分切除术、附睾肿物日间手术、附睾结节日间手术、睾丸鞘膜积液（成人）、包皮过长手术、包茎或包皮过长日间手术、包茎、取除输尿管支架、睾丸肿瘤、肾结核、肾盂肿瘤、肾肿瘤、前列腺穿刺活检、肾盂输尿管连接部狭窄、腺性膀胱炎日间手术、精索静脉曲张（县医院适用）、精索鞘膜积液、良性前列腺增生（县医院适用）、肾结石（县医院适用）、输尿管癌（县医院适用）、输尿管结石、小儿隐匿性阴茎、小儿鞘膜积液、单侧隐睾（腹股沟型）（县医院适用）的临床路径；2017年新发布急性睾丸炎、肾素瘤、阴茎癌的临床路径，均为通用版。通过已发布的泌尿外科疾病的临床路径笔者发现，不仅临床指南需要更新，临床路径也需要不断更新。

与国外临床路径相比，我国政府相关部门重视度高，临床路径的实施作用已有所显现，与新推出的单病种付费政策相辅相成。但我国与临床路径相关的研究仍是护理领域居多，临床研究方面的内容较少。临床路径的实施是符合我国国情的诊疗服务模式，随着我国医药卫生体制改革的深入推进，临床路径的作用将会越来越明显。

（王行环）

第五章

泌尿系统疾病常用诊断思路

泌尿系统疾病的诊断需要全面地询问病史，包括一般健康情况和泌尿系统特殊的主诉，同时需要全面的体格检查，然后再进行相关的实验室检查。患者到医院就诊时，往往不太明白自己得的是什么病。依据对患者的仔细询问得到了明确的症状，即患者的痛苦何在，再通过周密的体格检查发现体表和内在的异常体征，可以对患者潜在的问题有所判断。这是一位好医生应该具备的基本素质，也体现出了医生临床能力的强弱。但是，我们不能忽视一个事实，随着科学技术的日益进步，出现了许多有效的检查方法，可帮助我们证实临床的推测和发现，因此，在临床上对基本技能和辅助检查两者不可偏废。我们既不赞成过于相信医生自己的主观判断，也不赞成对现代技术的过分依赖，两者并不排斥，而是互补的。两者相结合得益的是我们的患者，怎么对患者有利，医生就要怎么做。

第一节 病 史

医生需要仔细询问病史。

患者的主诉常与疼痛有关。不同部位的疼痛有不同的特征，认识这些特征对疾病的诊断非常重要。例如，肾脏疼痛部位常见于腰胁部和／或肋脊角区，一般是因肾脏包膜张力增加所致，见于急性肾盂肾炎和肾输尿管梗阻。输尿管疼痛一般是由结石或血块移动引起，为腰胁部绞痛。如果疾病在低位输尿管，则疼痛部位位于较低的外侧下腹部。儿童常常无法描述疼痛的具体部位，表现为腹痛、恶心、呕吐，多是由急性肾输尿管梗阻所致。膀胱、前列腺的疼痛一般表现为膀胱刺激症状，即尿频、尿急、尿痛。阴茎、阴囊的疼痛常常为持续性局部疼痛，而急性睾丸疼痛或扭转时可伴恶心、呕吐。

另一个常见的主诉是排尿异常。排尿是一个复杂的行为，通常急性的排尿异常容易被患者注意，医师也能够及时诊断。但是也要注意，这些异常经过一定的时间后可能会产生一些继发性改变。炎症性、肿瘤性、神经源性或梗阻性疾病的排尿症状常常很相似，如尿频、尿急、尿痛、夜尿、遗尿、排尿踌躇等。多尿、气尿和血尿要求进一步检查以明确病因。当患者有血尿时，要了解是否同时伴有疼痛和膀胱刺激症状，血尿是否为初始血尿、全程血尿或是终末血尿。

一般患者很少能发现自己是否有腹部肿块，而婴幼儿在肾积水或肾脏、肾上腺肿物时可发现腹部肿块，且常常伴有症状。肾脏肿瘤患者的一侧上腹部有时可以触及肿块或仅有饱满的感觉。对存在腹部肿块的患者，应仔细询问其是否有间歇性血尿，是否存在体重下降，男性患者还要检查是否存在精索静脉曲张。慢性尿潴留的患者可在耻骨上区中线部位触及肿块。

非特异性的主诉要考虑可能和性功能障碍有关。重点询问患者的发病程度、发病特点以及患者的性伴侣情况。通常，男性患者会主诉勃起功能障碍、早泄、性欲减退和逆向射精。医师应该仔细询问患者是否患有糖尿病、血管性疾病以及是否服用抗高血压药物，因为这些情况均会影响性功能。

第二节 体 格 检 查

医生在诊断泌尿系统疾病时经常局限于泌尿生殖系统的检查。但是，局部病变的患者往往需要全身麻醉和外科治疗，因此有必要对患者进行全面的体格检查。

采用触诊法检查肾脏是否增大，有无腹部肿块。对膀胱进行触诊和叩诊，了解有无膀胱充盈膨胀。对外生殖器进行视诊和触诊可以发现一些相关的病变。检查时，男性可采用水平仰卧位，女性可采用截石位。注意检查炎症及其周围的皮肤和阴毛，有无继发于长期尿失禁的皮炎。描述阴毛的分布特征，在未行包皮环切术的男性要把包皮上翻，观察有无包茎或包皮过长，有无炎症或肿瘤。要全面检查阴茎头，描述尿道口的位置，这在诊断小儿尿道下裂和阴茎痛性勃起时非常重要。

阴囊有多层组织，包括皮肤、肉膜、提睾肌等。很少有病变会侵及阴囊。隐睾患者的同侧阴囊往往发育不全。如果阴囊肿大，首先要鉴别腹股沟疝和阴囊内的正常组织结构。所有的阴囊内肿块都必须行透光试验，以鉴别积液和实质性肿块。若儿童阴囊内未触及睾丸，必须仔细检查腹股沟管、腹股沟外环和阴茎根部以寻找缺如的睾丸。小年龄儿童的提睾反射活跃，睾丸回缩有时很难与隐睾鉴别。可以让患儿下蹲，回缩的睾丸就会降入阴囊，易于触及。

女性生殖器官和泌尿道关系密切，应该进行全面的妇科检查。检查大阴唇了解有无前庭大腺囊肿。患者做屏气动作，检查有无肛门或直肠脱出。若患者诉存在压力性尿失禁，可让患者饮水以充盈膀胱，嘱其咳嗽或增加腹压，观察有无尿失禁的情况。

直肠指检（digital rectal examination，DRE）是必不可少的。检查时患者可在床上采用侧卧位或膝胸位，但多数情况下可让患者在检查室伏在桌子上即可进行直肠指检。注意肛门视诊，了解肛门括约肌的紧张度，特别当患者被怀疑为神经源性膀胱时尤为重要。在触诊前列腺之前，先了解有无直肠壁肿瘤。检查前列腺时应描述其大小、质地，中央沟和双侧的边界。质地变硬或触及结节提示早期前列腺癌，若整个前列腺坚硬如石，则强烈提示晚期前列腺癌。前列腺炎时质地较软，触及前列腺结石时可有摩擦音，可行 X 线检查证实。良性结节和周围前列腺组织的分界清楚，而癌性结节呈浸润性生长，与周围前列腺组织无明显的分界。

第三节　实验室检查

有许多实验室检查可供诊断所用，它们随着方法学的发展而不断改进。医师越来越懂得有选择地使用这些检查，选择那些对诊断有帮助的检查方法。入院时，患者一般需行一些常规检查如血常规、血生化和尿常规，这些筛查可以提供患者的基本代谢和生化状态。许多泌尿科的老年患者常常患有多种疾病，有些可能尚未表现出来。入院常规检查可以帮助发现一些潜在的问题。

尿常规检查是不可忽视的初步筛查，如尿量、尿蛋白定性、尿沉渣分析等，不少肾脏疾病早期病变就可出现尿异常，如蛋白尿、血尿或尿沉渣中的有形成分，常是肾脏或尿路病变的第一指征，亦常是提供病理过程本质的重要线索（脱落细胞学检查）。内生肌酐清除率（endogenous creatinine clearance rate，Ccr）是反映肾小球滤过功能的常规首选指标，临床实验室常利用患者的年龄、性别及血清肌酐值得到估算结果，供临床参考使用，联合分析尿微量白蛋白可以对肾小球滤过功能的早期损伤进行评估。如尿微量白蛋白是糖尿病肾损伤的重要参考指标，尿蛋白定量则是肾病综合征的诊断标准之一。此外，胱抑素 C 是评估肾小球滤过功能的新标志物，与肾小球滤过率呈良好的线性关系。血尿素和血肌酐测定虽仍是临床常用于反映肾小球滤过功能的标志物，但敏感性较低，仅对肾衰竭、晚期肾脏病变有较大临床意义。

肾小管间质性病变的确诊需依赖肾组织的病理学检查，但一些非创伤性的肾小管标志物也常作为肾小管 - 间质疾病诊断和检测的有效手段。联合分析血液和尿液中的 α_1- 微球蛋白（α_1-MG）、β_2- 微球蛋白（β_2-MG）、视黄醇结合蛋白（RBP）常用于评价肾小管的重吸收能力，它们的增高反映肾小管重吸收功能障碍；血 / 尿 N- 乙酰氨基 -β-D- 葡萄糖苷酶（NAG）的升高是近端小管损伤的敏感标志物；而髓袢和远端小管损伤，则常以 TH 糖蛋白（THP）作为标志物。此外，根据患者病情不同，有时可以进行肿瘤标志物的检测（PSA、AFP）和一些特殊的尿液及血清的生化检测。若怀疑尿路感染时，可行尿培养和药敏试验。

值得注意的是，在应用肾功能指标评估肾脏功能时，应考虑到肾脏强大的储备能力，也要结合肾脏外因素（如休克、心力衰竭等），还应考虑到全身性疾病累及肾脏的损伤或病变，在选择诊断及分析检测结果时，应着眼于患者的整体情况，依据临床表现做出综合分析。

第四节   影像学检查

影像学的发展显著提高了临床医生的诊断水平。X 线平片和 IVU 检查是常用而重要的检查方法，可以提供泌尿道的解剖形态学信息，同时可以提供它们的功能状态信息。IVU 检查不成功时可采用逆行尿道造影作补充检查。膀胱造影可以检查出膀胱输尿管反流，反复尿路感染的儿童患者常需要做此项检查。尿道造影在怀疑尿道狭窄时有非常重要的价值。超声检查常用来描述肾脏的大小，了解有无肾积水，可用于造影剂过敏和肾功能损害患者；经常随访的患者使用超声检查可避免反复使用射线带来的损害。超声可用于膀胱残余尿测定、阴囊检查、测量前列腺大小并引导前列腺穿刺活检等。CT 和 MRI 检查可以对泌尿系统疾病提供更精确的信息，价值更高。一些检查可以用于评价勃起功能障碍：多普勒测定阴茎血流状态，海绵体测量术可以用来评价海绵体功能，骨盆血管造影和阴茎海绵体造影可以评价动脉血供和静脉回流状态。其他的一些技术如正电子发射断层成像（positron emission tomography，PET）可以提供有用的功能学信息。

放射性核素检查在评价尿路的功能中有价值，特别是肾脏的浓缩和排泄功能，结果可靠且重复性强。骨扫描可以了解有无骨转移。睾丸核素成像在鉴别儿童患者急性睾丸扭转和急性附睾炎时有价值。

膀胱镜和输尿管镜不仅可以提供一个直接的尿路影像，而且也可作为一种治疗手段。膀胱镜对有排尿功能障碍的患者有重要的诊断价值，常常作为治疗依据。

小   结

进行泌尿系统疾病的诊断必须依靠完善的病史、体格检查、适当的实验室检查和影像学检查，从而可以得出正确的诊断，制订合理的治疗方案。

（瞿利军）

第六章

肾小球肾炎

第一节 概　论

肾小球肾炎（glomerulonephritis）是一组有相似临床表现，如血尿、蛋白尿、水肿、高血压和不同程度的肾功能损害，但病因、发病机制、病理改变、病程和预后不尽相同，病变主要累及双肾肾小球的疾病，是我国慢性肾衰竭的主要病因。根据病因可分为原发性、继发性和遗传性三大类。原发性肾小球肾炎常原因不明；继发性肾小球肾炎是指继发于全身性疾病的肾小球损害，如狼疮肾炎、糖尿病肾病等；遗传性肾小球肾炎是指遗传基因突变所致的肾小球疾病，如 Alport 综合征等。本章主要讨论原发性肾小球肾炎。

一、原发性肾小球肾炎的分类

（一）临床分型

根据临床表现，可将原发性肾小球肾炎分为急性肾小球肾炎（acute glomerulonephritis，AGN）、急进性肾小球肾炎（rapidly progressive glomerulonephritis，RPGN）、慢性肾小球肾炎（chronic glomerulonephritis，CGN）、无症状性血尿和／或蛋白尿（asymptomatic hematuria and／or proteinuria）。

（二）病理分型

1. 病理分型特点　肾脏疾病的病理诊断是临床诊断必要而有益的补充，有时也是确诊的唯一方法。对于肾小球疾病的诊断，一般情况下都必须有病理诊断和分型或分类，病理分型或分类对评估病情、制订治疗方案、判断预后起到关键作用。某一种临床综合征可以表现为多种病理分类，某一种病理分类也有可能来自多种原发性或继发性肾脏疾病。

2. 基本病变　主要包括增生和硬化。肾小球增生指细胞增生，累及的细胞包括系膜细胞、毛细血管内皮细胞和肾小囊壁层上皮细胞；肾小球硬化指细胞外基质增加，使肾小球系膜区增宽。

3. 病理分类的基本原则　依据基本病变性质和病变累及范围分类。后者首先按照病变累及的肾小球比例分为局灶和弥漫，局灶指病变肾小球数占总肾小球数的比例＜50%，弥漫指病变累及 50%以上肾小球；然后按照病变累及的毛细血管袢比例分为节段和球性，节段指病变血管袢占某个肾小球血管袢总数的比例＜50%，球性指病变累及某个肾小球 50%以上的血管袢。

4. 病理分类

（1）肾小球轻微病变（minor glomerular abnormalities）：包括肾小球微小病变（minimal change glomerulopathy）、轻度系膜增生性肾小球肾炎，Ⅰ期膜性肾病等。

（2）局灶节段性肾小球病变（focal segmental glomerular lesions）：包括局灶节段性肾小球硬化（focal segmental glomerulosclerosis，FSGS）和局灶性肾小球肾炎（focal glomerulonephritis）。

（3）弥漫性肾小球肾炎（diffusive glomerulonephritis）：

1）膜性肾病（membranous nephropathy）。

2）增生性肾小球肾炎（proliferative glomerulonephritis）：①系膜增生性肾小球肾炎（mesangial proliferative glomerulonephritis）；②毛细血管内增生性肾小球肾炎（endocapillary proliferative glomerulonephritis）；③系膜毛细血管性肾小球肾炎（mesangiocapillary glomerulonephritis），包括膜增生性肾小球肾炎（membrano-proliferative glomerulonephritis）Ⅰ型和Ⅲ型；④致密物沉积性肾小球肾炎（dense deposit glomerulonephritis），又称为膜增生性肾小球肾炎Ⅱ型；⑤新月体性肾小球肾炎（crescentic glomerulonephritis）。

3）硬化性肾小球肾炎（sclerosing glomerulonephritis）。

（4）未分类的肾小球肾炎（unclassified glomerulonephritis）。

二、原发性肾小球疾病的发病机制

原发性肾小球疾病的发病机制尚未完全明确。目前认为免疫反应介导的炎症损伤在其发病机制中发挥重要作用，而非免疫非炎症因素亦参与肾小球疾病的慢性化进程；遗传因素在肾小球疾病的易感性、疾病的严重程度和治疗反应方面也发挥重要作用。

体液免疫在肾小球肾炎发病机制中的作用已被公认，细胞免疫在某些类型肾炎中的作用也得到了证实和肯定。体液免疫是指循环免疫复合物（circulating immune complexes，CIC）在肾小球内沉积激活的一系列炎症反应导致肾脏损伤（典型的肾小球疾病有急性肾小球肾炎、系膜毛细血管性肾炎等）或在肾小球内原位形成的免疫复合物激活的一系列炎症反应导致肾脏损伤（典型的肾小球疾病有抗肾小球基膜型肾小球肾炎、Heymann 肾炎等）。

免疫反应引起的肾脏损伤均需炎症反应的参与。在炎症反应中起主导作用的是炎症细胞和炎症介质，炎症细胞激活后可合成和释放大量的炎症介质如白细胞介素 -1（IL-1）、肿瘤坏死因子 α（TNF-α）等而致肾损害；炎症介质又可进一步趋化和激活炎症细胞释放更多的炎症介质，炎症因子之间也相互调节，因而炎症反应持续存在并不断放大，肾脏的损害加重。

在肾小球疾病的慢性进行性发展过程中，非免疫因素如高血压，尤其是肾内毛细血管高血压、大量蛋白尿、高脂血症等发挥着非常重要的作用。

三、原发性肾小球疾病的临床表现

（一）蛋白尿

肾小球性蛋白尿常以白蛋白为主，严重者也有部分大分子的血浆蛋白，当尿液中出现免疫球蛋白、补体 C3 等，则提示肾小球滤过膜有严重的结构损伤。

（二）血尿

离心后尿沉渣镜检每高倍视野红细胞超过 3 个为显微镜下血尿（简称为镜下血尿），1L 尿中含 1ml 血液即呈现肉眼血尿。肾小球疾病状态下，由于肾小球基膜（glomerular basement membrane，GBM）断裂，红细胞进入原尿中形成血尿。血尿是肾小球疾病特别是肾小球肾炎患者常见的临床表现，多为无痛性、全程性血尿，可呈肉眼血尿或镜下血尿，持续或间歇性发作。如血尿伴有大量蛋白尿和 / 或管型（尤其是红细胞管型），多提示为肾小球源性血尿。目前常用相差显微镜来鉴别血尿的来源，如果尿中主要为畸形红细胞则提示肾小球源性血尿，其产生机制主要为肾小球基膜断裂，红细胞通过该裂缝时受血管内压力挤压受损，受损的红细胞其后通过肾小管各段时又受不同渗透压和 pH 的作用，呈现变形红细胞血尿，红细胞体积缩小，甚至破裂；如果尿中红细胞量正常形态，则多为非肾小球源性；但是当肾小球病变严重时（如新月体形成），也可出现大小均一、形态正常的红细胞尿。此外，尿红细胞容积分布曲线也可鉴别血尿的来源。肾小球性血尿患者，尿中红细胞多呈非对称曲线，且其红细胞平均容积呈小细胞性分布；非肾小球源性血尿多呈对称性曲线；混合性血尿则呈双峰曲线。

（三）水肿

肾脏是排泄水、钠的主要器官。肾性水肿的基本病理生理改变主要为水、钠潴留。肾小球疾病时水肿主要分为两大类。①肾炎性水肿：主要由于肾小球滤过率降低，而肾小管重吸收功能正常，造成"管球失衡"和肾小球滤过分数下降，水、钠排出减少，血容量增多、血压升高。而高血压、毛细血管通透性增高等因素可使水肿持续和加重。②肾病性水肿：大量血浆蛋白从尿中丢失，血浆蛋白水平降低，血浆胶体渗透压下降，促使液体从血管内进入组织间隙导致水肿。此外，部分患者因有效循环血容量减少，可刺激肾素-血管紧张素-醛固酮系统激活、抗利尿激素分泌增多，肾小管重吸收水、钠增多，进一步加重水肿。肾炎性水肿组织间隙的蛋白含量高，水肿多从眼睑、颜面部开始；而肾病性水肿组织间隙蛋白含量低，水肿多从下肢部位开始。

（四）高血压

高血压是肾小球疾病的常见并发症，高血压的持续存在会加速肾功能的恶化。有研究表明：慢性肾小球肾炎患者高血压的发生率为61%，终末期肾病患者则高达90%。其主要机制包括以下方面。①水、钠潴留：各种原因（如肾小球滤过率降低、利钠激素减少等）致水、钠排泄减少，血容量增多，血压升高，水、钠潴留引起的容量依赖性高血压是肾性高血压的主要原因；②肾素-血管紧张素分泌增多：肾小球病变时，肾缺血刺激球旁细胞分泌肾素-血管紧张素增多，全身小动脉收缩，外周血管阻力增高，引起肾素依赖性高血压；③肾内降压物质分泌减少：肾实质损害时，肾内前列腺素系统、激肽释放酶-激肽系统等降压物质分泌减少，血压升高。此外，一些其他因素如心房利钠肽、交感神经系统和其他内分泌激素等均会直接或间接地参与肾性高血压的发生。肾小球肾炎所致的高血压多数为容量依赖型，少数为肾素依赖型，但两型高血压常混合存在，有时很难截然分开。

（五）肾功能损害

肾小球肾炎如未能得到良好控制而持续进行性发展者均会导致肾功能损害，最终发展至终末期肾病（肾衰竭）。部分急性肾小球肾炎可出现一过性的氮质血症或急性肾衰竭，急进性肾小球肾炎常导致急性肾损伤。

第二节 急性肾小球肾炎

一、疾病概论

急性肾小球肾炎（acute glomerulonephritis，AGN）简称急性肾炎，是一组以急性肾炎综合征（血尿、蛋白尿、水肿和高血压）为主要临床表现的肾脏疾病，其特点为急性起病，病情轻重不一，同时或于数天内相继出现血尿、蛋白尿、水肿和高血压等，并可伴有一过性肾功能不全。多种病原微生物如细菌、病毒及寄生虫等均可致病，但大多数为链球菌感染后急性肾小球肾炎。本节主要介绍链球菌感染后急性肾小球肾炎。

急性肾小球肾炎的易感人群为酗酒、药物成瘾、先天性心脏病患者及儿童等，但以儿童多见，尤其是2～6岁儿童；男性发病多于女性。AGN常有前驱感染，如起病前1～3周有扁桃体或上呼吸道感染，或起病前1～4周有皮肤感染、猩红热等链球菌感染。临床上最典型的为急性链球菌感染后急性肾小球肾炎（post-streptococcal acute glomerulonephritis，PSGN），多为β-溶血性链球菌"致肾炎菌株"（常为A组链球菌中的12型和49型等）感染后所致，感染的严重程度与急性肾炎的发生和病变轻重程度并不完全一致。本病主要是感染所诱发的免疫反应引起，目前认为链球菌的致病抗原系胞质成分（内链素，endostreptosin）或分泌蛋白（外毒素B及其酶前体），诱发免疫反应后可通过循环免疫复合物沉积于肾小球致病，或种植于肾小球的抗原与循环中的特异抗体相结合形成原位免疫复合物而致病。补体的异常活化也参与了致病机制，导致肾小球内皮及系膜细胞增生，并吸引中性粒细胞及单核细胞浸润，导致肾脏病变。急性肾小球肾炎的治疗以休息及对症治疗为主，一般不宜应用激素及细胞毒药物。本病大多预后良好，常可在数个月内临床自愈，但是部分患者也可遗留慢性肾脏病。

二、诊断标准与诊断流程

AGN的诊断要通过询问病史、体格检查、实验室及影像学检查，必要时还需要进行肾穿刺活检病理检查,然后综合分析各项结果,做出最后的诊断。

（一）诊断标准

链球菌感染后1~3周（平均10天左右）出现血尿、蛋白尿、水肿和高血压等典型临床表现,伴血清补体C3的动态变化,8周内病情逐渐减轻至完全缓解者,即可做出临床诊断。若起病后2~3个月病情无明显好转,仍有高血压或持续性低补体血症,或肾小球滤过率进行性下降,应行肾活检以明确诊断。

（二）鉴别诊断

1. 系膜增生性肾小球肾炎（IgA肾病和非IgA系膜增生性肾小球肾炎）　起病呈急性肾炎综合征表现,潜伏期较短,多于前驱感染后数小时到数日内出现血尿等急性肾炎综合征症状,但患者血清补体C3无降低,病情反复。IgA肾病患者的血尿发作常与上呼吸道感染有关。

2. 其他病原微生物感染后所致的急性肾炎　其他细菌、病毒及寄生虫等感染所引起的肾小球肾炎常于感染的极期或感染后3~5天出现急性肾炎综合征表现。病毒感染所引起的肾炎临床症状较轻,血清补体多正常,水肿和高血压少见,肾功能正常,呈自限性发展过程。

3. 膜增生性肾小球肾炎　又称系膜毛细血管性肾小球肾炎。临床表现类似急性肾炎综合征,但蛋白尿明显,血清补体水平持续低下,8周内不恢复,病变持续发展,无自愈倾向。鉴别诊断困难者需作肾活检。

4. 急进性肾小球肾炎　临床表现及发病过程与急性肾炎相似,但临床症状常较重,早期出现少尿或无尿,肾功能持续进行性下降。确诊有困难时,应尽快作肾活检明确诊断。

5. 全身性疾病肾脏损害　系统性红斑狼疮、系统性血管炎、原发性冷球蛋白血症等均可引起肾损害,亦可合并低补体血症,临床表现类似急性肾炎综合征,可根据其他系统受累的典型临床表现和实验室检查来鉴别。

三、AGN的检验与病理

（一）临床检验在急性肾小球肾炎诊疗中的作用和选择

1. 尿液检查　几乎所有患者均有肾小球源性血尿（尿中红细胞多为畸形红细胞）,约30%患者可有肉眼血尿,常为起病首发症状和患者就诊原因。可伴有轻、中度蛋白尿,半数患者蛋白尿<500mg/d,少数患者（<20%）可呈肾病综合征范围的大量蛋白尿。尿沉渣可见白细胞、肾小管上皮细胞,并可有红细胞管型、颗粒管型等。血尿和蛋白尿会持续数个月,常于1年内恢复。若蛋白尿持续异常超过1年以上,提示患者为慢性增生性肾炎。

2. 血常规检查　可有轻度贫血,常与水钠潴留、血液稀释有关。白细胞计数可正常或升高,红细胞沉降率在急性期常加快。

3. 肾功能检查　在PSGN的急性期,肾小球滤过率（GFR）可下降,表现为一过性氮质血症。肾小管功能常不受影响,浓缩功能多正常。

4. 有关链球菌感染的细菌学及血清学检查

（1）咽拭子和细菌培养:急性PSGN自咽部或皮肤感染灶培养细菌,其结果可提示A组链球菌的感染。但试验的敏感性和特异性同试验方法有关,一般阳性率仅20%~30%。

（2）抗链球菌溶血素"O"抗体（ASO）:在咽部感染的患者中,90% ASO滴度可>200U,滴度的逐渐上升比单纯的滴度高水平更有诊断价值。在上呼吸道感染的患者中2/3会有ASO滴度上升,升高幅度超过2倍以上,高度提示近期曾有过链球菌感染。

5. 免疫学检查　动态观察补体C3的变化对诊断PSGN非常重要。疾病早期,补体C3和总补体（CH50）下降,8周内逐渐恢复到正常水平,是PSGN的重要特征。血浆中可溶性补体终末产物C5b-9在急性期上升,随疾病恢复逐渐恢复正常。若患者有持续的低补体血症常提示其他疾病的存在,如系膜毛细血管性肾炎、狼疮肾炎或先天性低补体血症等。

（二）临床病理在 AGN 中的作用和选择

AGN 的主要病理改变为弥漫性毛细血管内增生性肾小球肾炎，其特点是弥漫性毛细血管内皮细胞和系膜细胞增生，伴中性粒细胞及单核细胞浸润。

肉眼观：双肾肿胀，表面光滑，颜色较红，有时可见散在的出血点，故又称为"大红肾"或"蚤咬肾"。

光镜下：双侧肾脏多数肾小球受累，肾小球体积增大，细胞数显著增多。肾小球系膜细胞明显增生，毛细血管内皮细胞增生和肿胀，伴有较多的中性粒细胞及单核细胞浸润；使毛细血管衬狭窄或闭塞。Masson 染色可见上皮下免疫复合物沉积。病变严重时，毛细血管壁发生纤维素样坏死及微血栓形成，可伴有明显出血。肾小管病变不明显，但肾间质中可有水肿和炎症细胞浸润。严重者，肾小管上皮细胞变性，管腔内出现红细胞管型、蛋白管型及颗粒管型。

免疫病理荧光检查：可见沿毛细血管壁和系膜区有弥漫性粗颗粒免疫复合物沉积，其主要成分是 IgG 和 C3，IgA 和 IgM 少见。

电镜检查：可见上皮细胞下有"驼峰状"大块电子致密物沉积。

PSGN 病理改变呈自限性，可完全恢复。若起病 1 个月后仍有较强 IgG 沉积，则可致病程迁延不愈。

（三）影像超声检查

双肾大小正常或稍增大。

第三节　急进性肾小球肾炎

一、疾病概论

急进性肾小球肾炎（rapidly progressive glomerulonephritis，RPGN）是急性快速进展性肾小球肾炎的简称，也可简称为急进性肾炎。RPGN 以急性肾炎综合征、肾功能损害急骤进展、多在早期出现少尿或无尿性急性肾损伤为主要临床表现，病理类型为新月体性肾小球肾炎的一组疾病。可将其分为 3 类：①原发性 RPGN；②继发于全身性疾病的 RPGN，如系统性红斑狼疮等；③原发性肾小球疾病基础上形成的新月体性肾小球肾炎，如膜增生性肾小球肾炎。本节主要讨论原发性 RPGN。

根据免疫病理的检查结果，RPGN 又可分为 3 型，Ⅰ型为抗肾小球基膜型 RPGN，抗肾小球基膜抗体沿肾小球基膜呈"线样"沉积；Ⅱ型为免疫复合物型 RPGN，可见免疫复合物沿基底膜呈"颗粒状"沉积；Ⅲ型为寡免疫复合物型 RPGN，寡免疫复合物型 RPGN 通常是系统性血管炎的肾脏表现，大部分患者血液循环中抗中性粒细胞胞质抗体（antineutrophil cytoplasmic antibodies，ANCA）阳性。也有学者根据患者血清 ANCA 的检测结果将 RPGN 分为 5 型，Ⅳ型 RPGN 为 ANCA 阳性的原Ⅰ型 RPGN（约占Ⅰ型 RPGN 的 30%）；Ⅴ型 RPGN 为 ANCA 阴性的原Ⅲ型 RPGN（占Ⅲ型 RPGN 的 20%～50%）。

多数 RPGN 患者有上呼吸道感染的前驱病史，其中少数为典型的链球菌感染，其他多为病毒感染，但感染与 RPGN 发病的关系尚未明确；目前认为吸烟、吸毒、接触碳氢化合物等是 RPGN 的诱发因素。此外，遗传易感性在 RPGN 的发病中亦起一定作用。

RPGN 的特点是起病较急，病情进展快；临床主要表现为急进性肾炎综合征，如血尿、蛋白尿、水肿和高血压等，并随着病情的进展可出现进行性少尿或无尿，肾功能在短时间内迅速恶化发展至尿毒症。少数患者起病相当隐匿，以不明原因的发热、关节痛、肌痛和咯血等为前驱症状，就诊时肾功能已达尿毒症期，多见于Ⅲ型 RPGN。Ⅱ型 RPGN 患者常有肾病综合征的表现。Ⅰ型 RPGN 以青、中年多见，Ⅱ型和Ⅲ型常见于中、老年人，男性居多。我国以Ⅱ型 RPGN 多见。本病进展迅速，预后极差，病死率高，因此强调在早期病因诊断和免疫病理分型诊断的基础上，尽早开始强化治疗，包括针对肾小球免疫介导炎性损伤的强化免疫抑制治疗及其他对症治疗。若诊断不及时，早期未接受强化治疗，患者多于数周至半年内进展成不可逆的慢性肾衰竭。

二、诊断标准与诊断流程

（一）诊断标准

凡急性肾炎综合征伴肾功能急剧恶化，无论是否已经达到少尿性急性肾衰竭，应怀疑本病并及时进行肾活检。大多数患者表现为急性起病，病情急骤进展（几天到几周），出现肉眼血尿伴蛋白尿、进行性少尿、无尿性肾功能急剧恶化。肾活检证实为新月体性肾小球肾炎，在排除其他系统性疾病以及其他继发性 RPGN 的可能，则可诊断为原发性 RPGN。

（二）鉴别诊断

1. 原发性肾小球疾病的急骤进展　部分原发性肾小球疾病由于各种诱因，病情急速进展，肾功能急剧恶化，临床上表现为快速进展性肾炎综合征，但病理上并无新月体的形成，常需肾活检明确诊断。

2. 继发性急进性肾炎　典型多系统受累的临床表现及特殊的实验室检查可资鉴别，如系统性红斑狼疮肾炎、过敏性紫癜肾炎、肺出血 - 肾炎综合征（Goodpasture 综合征）等引起的快速进展性肾炎。

3. 血栓性微血管病　如溶血 - 尿毒症综合征、血栓性血小板减少性紫癜等。这类疾病的共同特点是既有急性肾衰竭又有血管内溶血的表现，肾活检呈特殊的血管病变。

4. 急性肾小管坏死　常有引起本病的明确病因，如肾缺血（休克或脱水等）或使用肾毒性药物（氨基糖苷类抗生素、两性霉素 B 等）的病史。临床表现以肾小管功能损害为主，如尿渗透压及尿比重降低、尿钠增高，蛋白尿及血尿相对较轻。

5. 急性过敏性间质性肾炎　明确的药物服用史及典型的全身过敏反应如发热、皮疹、关节痛等可资鉴别，常伴血、尿嗜酸性粒细胞的增高。鉴别诊断困难者需行肾活检明确。

6. 梗阻性肾病　突发的少尿或无尿，临床上无明显的蛋白尿、血尿表现，影像学检查（如 B 超、CT）或逆行尿路造影检查可帮助确立诊断。

三、RPGN 的检验与病理

（一）临床检验在急进性肾小球肾炎诊疗中的作用和选择

1. 尿液检查　可有肉眼血尿、蛋白尿，尿沉渣可见红细胞管型；Ⅱ型 RPGN 患者常有肾病综合征的表现。尿量减少，表现为少尿或无尿。

2. 血常规检查　可有中、重度贫血。

3. 肾功能检查　血肌酐及尿素进行性上升，内生肌酐清除率（Ccr）进行性下降。

4. 有关链球菌感染的细菌学及血清学检查

（1）咽拭子和细菌培养：部分患者自咽部或皮肤感染灶培养细菌，其结果可提示 A 组链球菌的感染。

（2）抗链球菌溶血素"O"抗体（ASO）：ASO 滴度升高 2 倍以上，高度提示近期曾有过链球菌感染。

5. 免疫学检查　Ⅰ型 RPGN 抗 GBM 抗体阳性，Ⅱ型血液循环免疫复合物或冷球蛋白阳性，可伴血补体 C3 的降低；Ⅲ型 ANCA 阳性。

（二）临床病理在 RPGN 中的作用和选择

RPGN 典型病理改变是肾球囊壁层上皮增生，新月体形成，因此也称为新月体性肾炎。

肉眼观：双肾弥漫性增大，颜色苍白。表面常有散在出血点，切面皮质增厚。

光镜下：50% 以上的肾小球囊腔内有新月体（crescent）或环状体形成。病变早期通常为细胞性新月体，约 1 周后转变为细胞纤维性新月体，再 1 周后形成纤维性新月体，最终可致肾小球硬化。新月体或环状体使肾球囊狭窄或闭塞，并压迫肾小球毛细血管丛，使其萎缩、纤维化及玻璃样变。肾小管上皮细胞弥漫严重变性，肾间质弥漫水肿，炎症细胞浸润。稍晚肾小管萎缩消失，周围出现间质纤维化。

免疫病理的特征性改变为：Ⅰ型 RPGN 表现为免疫球蛋白（主要是 IgG 和 C3）沿基底膜呈线样分

布；Ⅱ型 RPGN 表现为 IgG 和 C3 在系膜区或沿毛细血管壁呈颗粒状沉积；Ⅲ型 RPGN 表现为肾小球内无或仅有微量的免疫复合物。

电镜下：Ⅱ型 RPGN 系膜区和内皮下可见电子致密物沉积，电子致密物沉积的特点和方式与相应的基础疾病相关；Ⅰ型和Ⅲ型 RPGN 无电子致密物沉积。

（三）影像超声检查

B 超及其他影像学检查可见双侧肾脏增大。

第四节　慢性肾小球肾炎

一、疾病概论

慢性肾小球肾炎（chronic glomerulonephritis，CGN）简称慢性肾炎，是一组不同病理类型，临床表现差异较大，症状轻重不一，但均有血尿、蛋白尿、水肿和高血压等基本临床表现的原发性肾小球疾病的总称。其基本特点为大多隐匿起病、病程长，病情迁延，病变缓慢持续进展，最终发展为慢性肾衰竭。本病可发生于任何年龄，但以中老年人为主，男性多见。

绝大多数 CGN 由不同病因、不同病理类型的原发性肾小球疾病发展而来，仅少数由急性链球菌感染后肾小球肾炎所致。其发病机制主要与原发病的免疫炎症损伤有关。此外，高血压、大量蛋白尿、高脂血症等非免疫因素亦参与其慢性化进程。

部分患者临床症状不明显，仅发现无症状蛋白尿和／或血尿；有些患者早期可有体倦乏力、腰膝酸痛、食欲减退等非特异症状，水肿时有时无，病情时轻时重，肾功能渐进性减退。轻度蛋白尿、血尿及管型尿历时数年至数十年，最终发展至终末期肾衰竭。多数患者有轻重不等的高血压，部分患者以高血压为突出表现，甚至出现高血压脑病、高血压心脏病、眼底出血及视盘水肿等。部分慢性肾炎患者因感染、劳累、使用肾毒性药物等，而使病情急剧恶化，及时祛除诱因可使肾功能有所恢复。晚期则主要表现为终末期肾衰竭的相应症状。治疗的目的是改善临床症状，应根据肾活检病理类型进行针对性治疗，同时加强防止和延缓慢性肾衰竭进展的综合防治措施，减少心脑血管等各种并发症的发生。由于慢性肾炎病情迁延，呈持续进行性进展，最终发展至终末期肾衰竭；但病变进展的速度存在个体差异，主要取决于肾脏病理类型、延缓肾功能进展的措施以及避免各种危险因素。

二、诊断标准与诊断流程

（一）诊断标准

凡尿液检查异常（蛋白尿、血尿）、伴或不伴水肿及高血压病史达 3 个月以上，无论有无肾功能损害均应考虑此病。在排除继发性肾小球疾病如系统性红斑狼疮、糖尿病肾病和高血压性肾损害等及遗传性肾小球肾炎后，临床上可诊断为原发性慢性肾小球肾炎。

（二）鉴别诊断

1. 慢性肾盂肾炎　多有反复发作的尿路感染病史，尿细菌学检查常阳性，B 超检查或静脉肾盂造影示双侧肾脏不对称缩小则更有诊断价值。

2. 狼疮肾炎　好发于年轻女性，存在多系统器官损害、免疫学异常等特征，肾活检可见免疫复合物广泛沉积于肾小球的各部位，免疫病理呈"满堂亮"。

3. 糖尿病肾病　较长时间的糖尿病病史伴肾损害的表现有助于诊断。

4. 高血压性肾损害　既往有较长时间的高血压病史，肾小管功能（如尿浓缩功能减退、比重降低和夜尿增多）异常早于肾小球功能损害，尿检异常较轻（尿蛋白 < 2.0g/24h，以中、小分子蛋白为主）。同时，多伴有高血压其他靶器官损害（如心、脑）和眼底改变等。

5. Alport 综合征　多于青少年起病，有阳性家族史（多为性连锁显性遗传），其主要特征是肾损害、耳部病变（神经性耳聋）及眼部疾病（球形晶状体等）同时存在。

6. 无症状血尿和 / 或蛋白尿 临床上无明显不适表现，一般无水肿、高血压和肾功能损害。

三、CGN 的检验与病理

（一）临床检验在 CGN 诊疗中的作用和选择

1. 尿液检查 可有程度不等的血尿和 / 或蛋白尿，尿蛋白常在 1～3g/L，尿沉渣可见红细胞管型；部分患者出现大量蛋白尿（尿蛋白定量 > 3.5g/24h）。

2. 血常规检查 早期可正常或仅有轻度贫血，晚期可有中、重度贫血。

3. 肾功能检查 多数患者可有较长时间的肾功能稳定期，疾病晚期则出现尿浓缩功能减退，血肌酐升高和内生肌酐清除率（Ccr）下降。

（二）临床病理在 CGN 中的作用和选择

CGN 的肾脏活体组织检查可表现为原发病的各种病理类型，其对于指导治疗和估计预后具有重要价值。

CGN 的病理类型多样，常见的有系膜增生性肾小球肾炎（包括 IgA 肾病和非 IgA 系膜增生性肾小球肾炎）、局灶节段性肾小球硬化、膜性肾病和系膜毛细血管性肾炎等。随着病情的进展，各种病理类型肾炎均可转化为不同程度的肾小球硬化、肾小管萎缩和间质纤维化，最终肾脏体积缩小，进展为硬化性肾小球肾炎。

（三）影像超声检查

B 超检查早期肾脏大小正常，晚期可出现双肾对称性缩小、皮质变薄。

第五节 无症状性血尿和 / 或蛋白尿

一、疾病概论

无症状性血尿和 / 或蛋白尿（asymptomatic hematuria and / or proteinuria），又称为隐匿性肾小球肾炎，是指临床上仅表现为轻至中度血尿和 / 或蛋白尿，而不伴水肿、高血压和肾功能损害等临床表现的一组原发性肾小球疾病。本病可有多种类型的原发性肾小球疾病，如肾小球轻微病变、轻度系膜增生性肾炎、局灶增生性肾炎和 IgA 肾病等。肾脏的免疫炎症是其最主要的发病机制。本病起病隐匿，无临床症状和体征，常因发作性肉眼血尿或体检提示镜下血尿和 / 或蛋白尿阳性而发现。部分患者可于高热或剧烈运动后出现一过性血尿，短时间内消失。反复发作的单纯性血尿，尤其是和上呼吸道感染密切相关者应注意 IgA 肾病的可能。无症状性蛋白尿多发于青年男性，呈持续性蛋白尿，通常尿蛋白定量多在 1g/24h 以下，以白蛋白为主，尿沉渣检查及肾功能均正常。

本病的治疗无特殊方法。无症状性血尿和 / 或蛋白尿的患者应进行定期的临床观察和追踪，监测尿沉渣、尿蛋白、肾功能和血压的变化。在未明确病因之前无特异的治疗方法，应避免加重肾损害的因素。由于患者蛋白尿较轻，不必使用激素和细胞毒药物，也不必使用过多的中草药，以免用药不慎反致肾功能损害。

本病可长期迁延或间歇性发作，少数患者可自愈。大多数患者肾功能长期稳定，少数患者可有蛋白尿加重，出现肾功能损害，转变成慢性肾小球肾炎。此病在临床上无特殊症状，易被忽略，故应加强临床随访。

二、诊断标准与诊断流程

（一）诊断标准

凡临床上无水肿、高血压和肾功能损害，而仅有肾小球源性血尿和 / 或蛋白尿，且尿蛋白 < 1g/24h，

应考虑无症状血尿和/或蛋白尿。此外，尚需排除生理性蛋白尿和继发性肾小球肾炎（如狼疮肾炎、过敏性紫癜肾炎等）的可能，则可诊断为原发性无症状性血尿和/或蛋白尿。

对单纯性血尿患者（仅有血尿而无蛋白尿），需做相差显微镜尿红细胞形态检查和尿红细胞容积分布曲线测定，以鉴别血尿来源。此外，应除外由于尿路疾病（如尿路结石、肿瘤或炎症）所致的血尿。确属肾小球源性血尿，又无水肿、高血压及肾功能减退时，即应考虑此病。诊断此病前还必须谨慎除外其他肾小球疾病的可能。必要时需依赖肾活检方能确诊。

对无症状蛋白尿患者，需做尿蛋白定量和尿蛋白电泳以区分蛋白尿性质。只有确定为肾小球性蛋白尿，又无水肿、高血压及肾功能减退时，才能考虑本病的诊断。诊断此病前还必须排除功能性蛋白尿（仅发生于剧烈运动、发热或寒冷时）、直立性蛋白尿（见于青少年）等生理性蛋白尿，也需谨慎排除其他原发性或继发性肾小球疾病的早期或恢复期。必要时需依赖肾活检方能确诊。

（二）鉴别诊断

1. 假性蛋白尿 如结石、肿瘤等大量血尿所造成的假性蛋白尿，常可根据病史及影像学检查鉴别。

2. 假性血尿 如月经血、尿道周围炎症、食物或药物的影响等，同时注意排除血红蛋白尿、肌红蛋白尿等。

3. 继发性肾小球肾炎 如系统性红斑狼疮肾炎、过敏性紫癜肾炎等，可根据临床表现及特殊的实验室检查进行鉴别。

4. 生理性蛋白尿 多有明确的诱因，如剧烈运动、寒冷、发热等，为一过性蛋白尿，蛋白尿较轻，诱因祛除后蛋白尿消失。直立性蛋白尿多见于青少年，直立时出现，卧床后消失。

三、无症状性血尿和/或蛋白尿的检验与病理

（一）临床检验在无症状性血尿和/或蛋白尿中的作用和选择

1. 尿液检查 可有镜下血尿和/或蛋白尿（尿蛋白>0.5g/24h，但常<2.0g/24h，以白蛋白为主）。

2. 免疫学检查 抗核抗体、抗双链DNA抗体、免疫球蛋白、补体等均正常。部分IgA肾病患者可有血IgA水平的升高。

（二）临床病理在无症状性血尿和/或蛋白尿中的作用和选择

肾活检对于无症状性血尿和/或蛋白尿的诊断非常重要，但仍有5%～15%的患者肾活检后不能确诊，因此，对于此类患者不必一定行肾活检。但若出现血尿、蛋白尿加重和/或肾功能恶化，应尽快做肾活检明确诊断。

病理改变多较轻，包括轻微病变性肾小球肾炎（肾小球中仅有节段性系膜细胞及基质增生）、轻度系膜增生性肾小球肾炎（包括IgA肾病和非IgA系膜增生性肾小球肾炎）、局灶性节段性肾炎（局灶性肾小球疾病、病变肾小球内节段性内皮及系膜细胞增生）及薄基底膜肾病。

（三）影像超声检查

影像学检查如B超、静脉肾盂造影、CT或MRI等常无异常发现。

小 结

肾小球肾炎是一组有相似临床表现，如血尿、蛋白尿、水肿、高血压和不同程度的肾功能损害等，但病因、发病机制、病理改变、病程和预后不尽相同，病变主要累及双肾肾小球的疾病，是我国慢性肾衰竭的主要病因。本章分别从疾病概述、诊断标准与诊断流程及临床检验与病理检查3个层面，对急性肾小球肾炎、急进性肾小球肾炎、慢性肾小球肾炎、无症状性血尿和/或蛋白尿4组疾病进行阐述，以期对原发性肾小球肾炎的诊断提供临床检验与病理检查依据。

（梅传忠）

第七章

肾病综合征

肾病综合征(nephrotic syndrome, NS)是指由多种病因引起的,以肾小球基膜通透性增加伴肾小球滤过率降低等肾小球病变为主的一组临床表现相似的综合征,典型表现为大量蛋白尿、低蛋白血症、高度水肿、高脂血症。

一、疾病概论

肾病综合征可分为原发性和继发性两大类,由多种不同病理类型的肾小球疾病引起,具体见表7-1。

表7-1　肾病综合征的分类和常见病因

分类	儿童	青少年	中老年
原发性	微小病变型肾病	系膜增生性肾小球肾炎 微小病变型肾病 局灶节段性肾小球硬化 系膜毛细血管性肾小球肾炎	膜性肾病
继发性	过敏性紫癜肾炎 乙型肝炎病毒相关性肾炎 系统性红斑狼疮肾炎	系统性红斑狼疮肾炎 过敏性紫癜肾炎 乙型肝炎病毒相关性肾炎	糖尿病肾病 肾淀粉样变性 骨髓瘤性肾病 淋巴瘤或实体肿瘤性肾病

(一)原发性肾病综合征

引起原发性 NS 的肾小球疾病主要病理类型有:微小病变型肾病、局灶节段性肾小球硬化、膜性肾病、系膜增生性肾小球肾炎及系膜毛细血管性肾小球肾炎。

1. 微小病变型肾病(minimal change nephropathy, MCD)　好发于儿童,占儿童原发性 NS 的 80% 左右,占成人原发性 NS 的 10%~20%。典型的临床表现为 NS,血尿和高血压少见,但 60 岁以上的患者,高血压和肾功能损害较为多见。大多数患者(80%~90%)对糖皮质激素治疗敏感,一般治疗 10~14 天后开始出现利尿效应,蛋白尿可在数周内转阴,血白蛋白逐渐恢复正常,但易复发,复发率高达 60%。

2. 局灶节段性肾小球硬化(focal segmental glomerulosclerosis, FSGS)　以青少年男性多见,占我国原发性肾病综合征的 5%~10%。半数以上患者伴有不同程度的血尿,1/3 患者起病时伴有高血压、肾功能损害。持续肾病综合征患者,5~10 年内 50% 以上进展为终末期肾病(end-stage renal disease, ESRD)。

3. 膜性肾病(membranous nephropathy, MN)　约占我国原发性肾病综合征的 20%,且近年来有上升趋势。患者发病年龄多见于 40 岁以上,男女比例约为 2:1。患者血栓和栓塞等并发症的发生率明显高于其他病理类型,其中以肾静脉血栓最常见(10%~40%)。自然病程差异较大,约 1/3 患者出现自然缓解,约 1/3 患者持续蛋白尿但肾功能稳定,约 1/3 患者 5~10 年进展至 ESRD。

4. 系膜增生性肾小球肾炎（mesangial proliferative glomerulonephritis，MsPGN）　是我国原发性NS中最常见的病理类型，约占30%，显著高于西方国家。好发于青少年，男性多见。多数患者起病前有上呼吸道感染等前驱感染症状，部分患者起病隐匿。临床主要表现为蛋白尿和/或血尿，约30%表现为NS。

5. 系膜毛细血管性肾小球肾炎（mesangiocapillary glomerulonephritis）　占我国原发性NS的10%～20%，好发于青壮年。1/4～1/3患者常在上呼吸道感染后，表现为急性肾炎综合征；50%～60%患者表现为NS，几乎所有的患者伴有血尿，其中少数为发作性肉眼血尿；其余少数患者表现为无症状性血尿和蛋白尿。肾功能损害、高血压及贫血出现早，病情多持续进展。50%～70%患者的血清C3持续降低，对提示本病有重要意义。本病治疗困难，糖皮质激素及细胞毒性药物治疗可能仅对部分儿童病例有效，成人治疗效果差。病变进展较快，发病10年后约半数进展为慢性肾衰竭。

（二）继发性肾病综合征

继发性NS的病因主要包括以下疾病：①过敏性紫癜肾炎；②系统性红斑狼疮肾炎；③乙型肝炎病毒相关性肾炎；④糖尿病肾病；⑤肾淀粉样变性；⑥骨髓瘤性肾病。

二、诊断标准与诊断流程

NS的诊断包括3方面：①符合NS诊断标准；②确认病因：必须首先排除继发性病因和遗传性疾病，才能诊断为原发性NS，最好进行肾活检，做出病理诊断；③判断有无并发症。

（一）诊断标准

NS的诊断标准：①大量蛋白尿（尿蛋白>3.5g/d）；②低白蛋白血症（白蛋白<30g/L）；③水肿；④高脂血症。

前两项是诊断NS的必备条件。临床上只要满足该两项必备条件，NS的诊断即可成立。

（二）确认病因

NS确立后，应积极寻找可能存在的继发性病因，排除继发性NS后，方可诊断为原发性NS。需进行鉴别诊断的继发性NS病因主要包括以下疾病：

1. 过敏性紫癜肾炎　好发于青少年，有典型的皮肤紫癜，可伴有关节痛、腹痛及黑便，多在皮疹出现1～4周后出现血尿和/或蛋白尿，典型皮疹有助于鉴别诊断。

2. 系统性红斑狼疮肾炎　好发于青少年和中年女性，依据多系统受损的临床表现和自身抗体的检出，一般不难明确诊断。

3. 乙型肝炎病毒相关性肾炎　多见于儿童及青少年，以蛋白尿或NS为主要临床表现，常见的病理类型为膜性肾病，其次为系膜毛细血管性肾小球肾炎。国内依据以下3点进行诊断：①血清乙型肝炎病毒抗原阳性；②有肾小球肾炎临床表现，并可除外狼疮肾炎等继发性肾小球肾炎；③肾活检切片中找到乙型肝炎病毒抗原。

4. 糖尿病肾病　好发于中老年，NS常见于病程10年以上的糖尿病患者。早期可发现尿微量白蛋白排出增加，以后逐渐发展成大量蛋白尿，甚至NS的表现。糖尿病病史及特征性眼底改变有助于鉴别诊断。

5. 肾淀粉样变性　好发于中老年，肾淀粉样变性是全身多器官受累的一部分，常需肾活检来确诊。

6. 骨髓瘤性肾病　好发于中老年，男性多见，患者可有多发性骨髓瘤的特征性临床表现，如骨痛、血清单株球蛋白增高、蛋白电泳M带及尿本周蛋白呈阳性，骨髓象显示浆细胞异常增生（占有核细胞的15%以上），并伴有质的改变。多发性骨髓瘤累及肾小球时可呈NS。上述骨髓瘤特征性表现有利于鉴别诊断。

（三）判断有无并发症

肾病综合征的常见并发症有：①感染；②血栓、栓塞并发症；③急性肾损伤；④蛋白质及脂肪代谢紊乱。

（四）诊断流程

NS 的诊断流程见图 7-1。

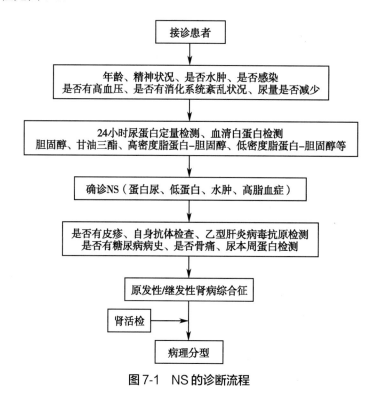

图 7-1 NS 的诊断流程

三、NS 的检验与病理

根据临床指南，临床检验与病理是 NS 的诊断和评价最重要的依据，能够提供从疾病分析确定、诊断与鉴别诊断、分型、疗效分析、预后判断及状态评估全方位的数据支持。

（一）临床检验在 NS 诊疗中的作用和选择

临床检验在 NS 的早期诊断、诊断和鉴别诊断、并发症判定、疗效及预后判断等方面发挥着作用。

1. 临床检验在 NS 诊断中的作用   依据 NS 的诊断标准如下。①大量蛋白尿（尿蛋白 > 3.5g/d）：24 小时尿蛋白定量检测、尿蛋白定性试验、尿微量白蛋白定量检测等；②低白蛋白血症（白蛋白 < 30g/L）：肝功能检测（包含白蛋白）、血清蛋白电泳；③高脂血症：胆固醇、甘油三酯、高密度脂蛋白 - 胆固醇、低密度脂蛋白 - 胆固醇、载脂蛋白 -A、载脂蛋白 -B、脂蛋白（a）等。

血清抗磷脂酶 A_2 受体抗体（anti-PLA$_2$R）是膜性肾病的特异性抗体，在特发性膜性肾病患者中的敏感性与特异性均超过 95%，而健康人群和其他原发性肾小球疾病患者中几乎不存在。anti-PLA$_2$R 是目前公认的可用于临床检验的膜性肾病生物标志物，是诊断特发性膜性肾病、指导治疗和评估复发及预后的成熟的生物标志物。

2. 临床检验在 NS 并发症判断中的作用

（1）感染：由于免疫球蛋白和补体成分的丢失，肾病综合征患者的抵抗力降低，易患感染；另外，B 因子和 D 因子的丢失导致患者对致病微生物的易感性增加。

对有发热患者，需选择血常规、C 反应蛋白、红细胞沉降率、降钙素原等指标判定有无感染及严重程度；细菌感染可以做血、痰、分泌物等培养和药敏试验，确定感染细菌类型及敏感药物筛查。

（2）血栓、栓塞并发症：多种因素，如尿中丢失大量抗凝物质、高脂血症、血液浓缩等可使血液黏滞度升高；利尿药、激素的使用以及血小板功能亢进可进一步加重高凝状态。患者可发生静脉或者动脉的血栓形成或栓塞，其中以肾静脉血栓形成最常见。

临床常用检测指标有：脂代谢检查、血液黏稠度检查、凝血功能检测、D- 二聚体检测、血常规、肝功能检查等。一般认为，当血浆白蛋白低于 20g/L 时，提示存在高凝状态，即应开始预防性抗凝治疗。

（3）急性肾损伤：有效循环血容量不足可致肾血流量（renal blood flow，RBF）下降，引起肾前性氮质血症，尤其是重度水肿的 NS 患者给予强力利尿治疗时更易发生；此外，肾间质高度水肿压迫肾小管、肾小管管腔内蛋白管型堵塞、肾静脉血栓形成、药物等因素亦可致急性肾衰竭。

可供选择的检验项目有：肾功能检测（肌酐、胱抑素 C、内生肌酐清除率）、尿量、尿常规等。

（4）蛋白质及脂肪代谢紊乱：多种原因可致 NS 患者低蛋白血症，蛋白代谢呈负平衡。高脂血症是 NS 患者肾功能损害进展的危险因素之一，高脂血症可加重肾小球的硬化，还会增加冠状动脉粥样硬化、心肌梗死的风险。

常可选择以下项目：肝功能（总蛋白、白蛋白）、脂代谢指标、免疫球蛋白和补体检测、微量元素（铁、铜、锌等）、甲状腺功能类、血液黏稠度检测、心血管并发症的指标（同型半胱氨酸、高敏 C 反应蛋白）。

血钙和维生素 D 水平也会受到明显影响。血浆中维生素 D 水平下降，又同时使用激素或有肾功能损害时，会加速骨病的发生。因此，对于此类患者应及时进行骨密度、血浆激素水平的监测；同时补充维生素 D 及相关药物，防止骨病的发生。

3. 临床检验在 NS 的临床转归的作用

（1）完全缓解（complete remission，CR）：尿蛋白定量 <0.3g/24h 或尿蛋白 / 肌酐（uPCR）<0.3，肾功能正常，人血白蛋白 >35g/L，尿蛋白定性阴性。

（2）部分缓解（partial remission，PR）：尿蛋白定量 >0.3g/24h，但 <3.5g；或 uPCR 在 0.3～3.5；或 24 小时尿蛋白定量比基线水平下降 50% 且肾功能稳定（血肌酐较基线水平上升 <20%）。

（3）未缓解（no remission，NR）：尿蛋白定量 >3.5g/24h，且下降幅度小于基线水平的 50%。

（4）复发（relapse）：经治疗后患者重新出现尿蛋白定量 >3.5g/24h 或 uPCR >3.5。

4. 临床检验在 NS 治疗过程监测中的作用　在 NS 的治疗过程中，临床检验也有重要作用，比如：①利尿消肿，应防止低钾、低钠血症，需要在治疗过程中监测血清电解质；②环孢素（cyclosporin，CsA），需要监测其血药浓度；③预防性抗凝治疗，治疗期间应密切观察患者的出、凝血情况，避免药物过量而致出血。使用肝素钠或者低分子量肝素治疗时，需要维持 APTT 在正常的 2 倍；服用华法林时，维持凝血酶原时间国际标准化比值（INR）于 1.5～2.5；辅以抗血小板药时，监测血小板，甚至可以监测血小板功能；④众多药物治疗过程中对肝、肾有损伤，应监测患者的肝、肾功能。

（二）临床病理在 NS 中的作用和选择

排除继发性病因和遗传性疾病的原发性肾病综合征后，最好进行肾活检，做出病理诊断。

1. 微小病变型肾病　光镜下肾小球无明显病变，近端肾小管上皮细胞可见脂肪变性。免疫荧光阴性。特征性改变和本病的主要诊断依据为电镜下有广泛的肾小球脏层上皮细胞足突融合。

2. 局灶节段性肾小球硬化　光镜下可见病变呈局灶、节段分布，表现为受累节段的硬化（系膜基质增多、毛细血管闭塞、球囊粘连等），相应的肾小管萎缩、肾间质纤维化。免疫荧光显示 IgM 和 C3 在肾小球受累节段呈团块状沉积。电镜下可见肾小球上皮细胞足突广泛融合、基底塌陷，系膜基质增多，电子致密物沉积。根据硬化部位及细胞增殖的特点，局灶节段性肾小球硬化可分为 5 种亚型。①经典型：硬化部位主要位于血管极周围的毛细血管袢；②塌陷型：外周毛细血管袢皱缩、塌陷，呈节段或球性分布，显著的足细胞增生肥大和空泡变性；③顶端型：硬化部位主要位于尿极；④细胞型：局灶型系膜细胞和内皮细胞增生，同时可有足细胞增生、肥大和空泡变性；⑤非特殊型：无法归属上述亚型，硬化可发生于任何部位，常有系膜细胞及基质增生。其中非特殊型最为常见，占半数以上。

3. 膜性肾病　光镜下可见肾小球弥漫性病变，早期仅于肾小球基膜上皮侧见少量散在分布的嗜复红小颗粒（Masson 染色）；进而有钉突形成（嗜银染色），基底膜逐渐增厚。免疫病理显示 IgG 和 C3 细颗粒状沿肾小球毛细血管沉积。电镜下早期可见肾小球基膜（GBM）上皮侧有排列整齐的电子致密物,常伴有广泛足突融合。

4. 系膜增生性肾小球肾炎　光镜下可见肾小球系膜细胞和系膜基质弥漫增生,依其增生程度可分为轻、中、重度。免疫病理可将本组疾病分为 IgA 肾病及非 IgA 系膜增生性肾小球肾炎。前者以 IgA 沉积为主,后者以 IgG 或 IgM 沉积为主,均常伴有 C3 于肾小球系膜区或系膜区及毛细血管壁呈颗粒状沉积。电镜下显示系膜增生,在系膜区可见到电子致密物。

5. 系膜毛细血管性肾小球肾炎　光镜下较常见的病理改变为系膜细胞和系膜基质弥漫重度增生,可插入到肾小球基膜和内皮细胞之间,使毛细血管袢呈"双轨型"。免疫病理检查常见 IgG 和 C3 呈颗粒状系膜区及毛细血管壁沉积。电镜下系膜区和内皮下可见电子致密物沉积。

(三) 影像学检查在 NS 中的作用和选择

临床怀疑 NS 患者应常规做 B 超、影像学检查等:可发现腹腔、胸腔积液,肾脏体积增大,皮质增厚,回声增强;可排除肾脏的先天畸形。影像学检查可以确诊 NS 常见并发症血栓。常见的检查有:血管彩色多普勒检查、CT 血管成像、MR 血管成像、同位素(血管及肺通气灌注显像)、血管造影。胸部 X 线摄影和透视还可以监测慢性肾脏病综合征胸部的心、肺、胸腔病变。

小　结

本章首先介绍了肾病综合征的病因、分类,重点讲解了原发性肾病综合征的五大病理类型。随后介绍肾病综合征的诊断标准及诊断策略,即明确是否为肾病综合征、确认病因、判断有无并发症。最后介绍了临床检验在肾病综合征的诊断、并发症判断、临床转归及治疗过程监测中的作用;依据临床病理将排除继发性病因和遗传性疾病的原发性肾病综合征做出分型。

(胡正军)

第八章

IgA 肾病

原发性 IgA 肾病（IgA nephropathy）是 1968 年由法国学者 Berger 和 Hinglais 首先描述命名的，因此也被称作 Berger 病（Berger disease）。它是一种由免疫、遗传、环境等多因素共同作用形成的最常见原发性肾小球疾病。其免疫病理特征是以 IgA 或 IgA 为主的免疫球蛋白复合物沉积于肾小球系膜区，伴或不伴其他免疫球蛋白在肾小球系膜区沉积的临床综合征，需同时除外狼疮肾炎等继发性 IgA 沉积。该病多见于青少年，起病前常有上呼吸道感染等诱因，临床表现多样，以反复发作性肉眼血尿和持续性无症状镜下血尿最为多见，可伴有不同程度的蛋白尿，部分患者表现为肾病综合征、急性肾炎综合征，甚至急进性肾炎综合征，严重情况下可合并恶性高血压及肾功能不全。IgA 肾病多呈慢性进展，25%～30% 的患者发病 20～25 年后出现终末期肾病（end-stage renal disease，ESRD），是导致 ESRD 的主要疾病之一。

一、疾病概论

（一）临床分类

中华医学会儿科学分会肾脏学组制定的原发性 IgA 肾病诊治循证指南（2016），建议将我国儿童原发性 IgA 肾病按照临床表现分为 7 种类型：①孤立性血尿型（包括复发性肉眼血尿和孤立性镜下血尿型）；②孤立性蛋白尿型（24 小时尿蛋白定量 <50mg/kg）；③血尿和蛋白尿型（24 小时尿蛋白定量 <50mg/kg）；④急性肾炎型；⑤肾病综合征型；⑥急进性肾炎型；⑦慢性肾炎型。

（二）病理分类

目前尚无统一、完善的 IgA 肾病的病理分型方法，下述多种版本的病理分型方法都在临床使用，包括 1982 年 Lee 氏五型分级系统、1997 年 Hass 分级系统、1997 年 WHO 病理分级标准以及 2009 年国际 IgA 肾病协作网和肾脏病理学会工作组提出的 IgA 肾病牛津分类等。

其中，1982 年 Lee 氏分级标准因简单而易于在临床实践中广泛应用。其具体病理组织学分级如下。①Ⅰ级：绝大多数肾小球正常，偶见轻度系膜增宽（节段）伴 / 不伴细胞增殖；②Ⅱ级：半数以下肾小球局灶节段性系膜增殖或硬化，罕见小新月体；③Ⅲ级：轻至中度弥漫性系膜细胞增殖和系膜基质增宽，偶见小新月体和球囊粘连；④Ⅳ级：重度弥漫性系膜细胞增殖和基质硬化，部分或全部肾小球硬化，可见新月体（<45%）；⑤Ⅴ级：病变性质类似Ⅳ级，但更严重，>45% 肾小球伴新月体形成。

1997 年 IgA 肾病的 Hass 分级系统分级如下。①Ⅰ级：系膜细胞无增生或轻微增生；②Ⅱ级：局灶节段性肾小球硬化，不伴细胞增生；③Ⅲ级：局灶增生性肾小球肾炎；④Ⅳ级：弥漫增生性肾小球肾炎；⑤Ⅴ级：≥40% 的肾小球硬化，和 / 或≥40% 的肾小管萎缩。

1997 年 WHO 病理分级标准分级如下。①Ⅰ级：微小病变；②Ⅱ级：轻度病变伴小的节段性增生；③Ⅲ级：局灶节段性肾小球肾炎（<50% 的肾小球受累）；④Ⅳ级：弥漫系膜增生和硬化；⑤Ⅴ级：80% 以上的肾小球弥漫硬化性改变。

2009 年 IgA 肾病牛津分类基于循证医学证据，按照 MEST 标准进行评分（表 8-1）。该分型的系膜细胞增生、内皮细胞增生、节段性肾小球硬化和肾小管萎缩或间质纤维化是预测肾脏结局的独立病理指标。这种分类方法可预测预后，表明 IgA 肾病牛津分类可能在今后临床实践中成为病理分型标准,但尚不明确此分类是否对治疗方案的选择造成影响。

表 8-1　IgA 肾病的牛津分类

组织学参数	定义	评分
系膜细胞增生	肾小球系膜细胞超过4个/系膜区	M0: <50%肾小球系膜细胞增生 M1: >50%肾小球系膜细胞增生
内皮细胞增生	肾小球毛细血管腔内细胞数量增加	E0: 没有内皮细胞增生 E1: 任意肾小球呈现内皮细胞增生
节段性肾小球硬化	部分而不是整个毛细血管丛粘连或硬化(基质致毛细血管腔闭塞)	S0: 没有 S1: 任意肾小球有
肾小管萎缩或间质纤维化	估计呈现肾小管萎缩或间质纤维化的皮质百分比,以较高者为准	T0: 0~25% T1: 26%~50% T2: >50%

注:M,系膜细胞增生;E,内皮细胞增生;S,节段性肾小球硬化;T,肾小管萎缩和/或间质纤维化。

（三）IgA 肾病的不典型类型

KDIGO 指南中对 IgA 肾病的不典型类型做出了明确规定,主要分为以下 3 种类型:

1. 微小病变(MCD)并系膜 IgA 沉积　病理表现为 MCD 并系膜 IgA 沉积的肾病患者。

2. 急性肾损伤(AKI)并肉眼血尿　如果肾功能开始恶化后 5 天仍没有改善,需重复肾穿刺活检。

3. 新月体型 IgA 肾病　是指肾穿刺活检发现超过 50% 的肾小球存在新月体,且肾功能迅速恶化的 IgA 肾病。

二、诊断标准与诊断流程

IgA 肾病诊断目前依据的是全球改善肾脏病预后组织(KDIGO)2012 年指南推荐的标准及 2016 年中华医学会儿科学分会肾脏学组制定的原发性 IgA 肾病诊治循证指南。

（一）诊断标准

IgA 肾病的诊断必须经过肾活检进行免疫病理检查明确诊断。光镜下常见弥漫性系膜增生或局灶节段增生性肾小球肾炎;通过免疫荧光(或免疫组化)检查可见系膜区以 IgA 或 IgA 为主的免疫球蛋白复合物沉积,伴补体 C3 呈颗粒状于肾小球系膜区或系膜及毛细血管祥沉积,并能通过临床除外过敏性紫癜肾炎、乙型肝炎病毒相关性肾炎、狼疮肾炎、强直性脊柱炎肾损害及银屑病肾损害等继发性 IgA 肾病,同时应与肝硬化性肾小球疾病、腹部疾病及 HIV 感染等引起的肾小球 IgA 沉积相鉴别,原发性 IgA 肾病的诊断才能成立。

（二）诊断策略

按照指南定义,IgA 肾病的诊断需要通过肾活检而获得。诊断过程中需要注意下面的几种情况:①所有经肾活检证实的 IgA 肾病均应除外各种继发性因素;②儿童患者、具有典型临床表现者也可先给予治疗,暂不立即进行肾活检;③成人患者要特别注意鉴别诊断,对于临床诊断不确定者应进行肾活检明确诊断。

1. IgA 肾病的临床诊断线索　IgA 肾病的临床表现和实验室检查缺乏特征性的改变,但如果出现以下表现,即可对 IgA 肾病做出初步诊断:①上呼吸道感染或扁桃体炎发作的同时或短期内出现肉眼血尿或无症状血尿,感染控制后肉眼血尿消失或减轻;②通过尿液分析,检查出典型的畸形红细胞,伴或不伴蛋白尿;③血清 IgA 值增高。

2. IgA 肾病的病理诊断线索　肾活检标本的免疫病理学检查可进一步进行病因诊断,其主要病变特点是弥漫性肾小球系膜细胞和基质增生,免疫荧光以 IgA 为主的免疫球蛋白呈颗粒样或团块样在系膜区或伴毛细血管壁分布;常伴有 C3 沉积。

（三）诊断流程

具体诊断分级流程见图 8-1。

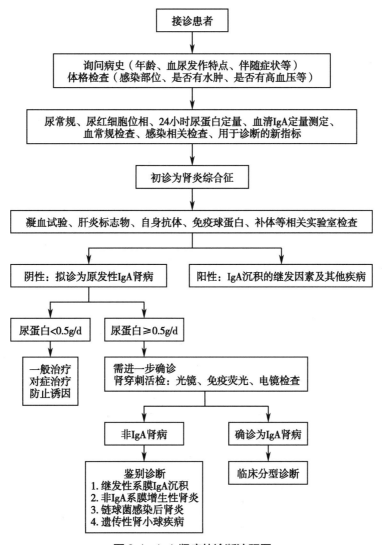

图 8-1　IgA 肾病的诊断流程图

三、IgA 肾病的检验与病理

虽然 IgA 肾病的临床表现和实验室检查缺乏特征性改变，但通过实验室检查可为 IgA 肾病的诊断提供线索，对 IgA 肾病的初步诊断、早期诊断、鉴别诊断、临床分型、疗效观察及预后判断具有一定的意义。免疫病理是诊断 IgA 肾病的主要依据。

（一）临床检验在诊疗中的作用和选择

临床检验在 IgA 肾病的初步诊断、鉴别诊断、早期诊断、疗效及预后等方面发挥着不同作用，具体如下：

IgA 肾病的临床评估需要仔细询问病史和体格检查。患者多见于青少年。多于感染后（呼吸道或消化道感染较为常见）数小时或数天出现血尿，常表现为无痛性肉眼血尿或镜下血尿；也可无诱因突然起病；部分患者起病隐匿，表现为无症状血尿和 / 或蛋白尿。询问患者有无肾脏疾病家族史，以帮助诊断或排除遗传性肾小球疾病。体格检查应包括：感染常为原发性 IgA 肾病发作的诱因，临床需要进行感染部位的体检，如上呼吸道、消化道、皮肤黏膜和关节等部位的检查；根据患者病情轻重情况，检查是否有全身不适、乏力及肌肉疼痛症状，是否伴有水肿，或是否出现血压升高；应注意患者有无紫癜样皮疹等皮肤改变，以鉴别或排除紫癜性肾炎等继发性 IgA 肾病。

1. 初诊　怀疑为 IgA 肾病，通常检测尿液常规及尿红细胞位相、血清 IgA 定量、尿蛋白定量、感染相关指标及用于 IgA 肾病诊断的新指标，结合临床症状和体征，可拟初诊为原发性 IgA 肾病。

（1）尿液常规及尿红细胞位相检查：伴随感染出现的无痛性肉眼血尿或无症状性血尿，部分患者可伴尿蛋白定性阳性。经离心后显微镜镜检尿沉渣可见红细胞数增多，畸形红细胞所占比例增高，特别是芽孢状或棘形红细胞增多，对肾小球性血尿的诊断有较大价值。但肉眼血尿明显时，尿液中正常形态红细胞比例可增加。肉眼血尿发作时可见红细胞管型。感染控制后尿常规的结果可正常。

（2）血清 IgA 定量：30%～50% IgA 肾病患者血清中的 IgA 水平增高，以多聚体 IgA 为主。这种血清 IgA 水平增高不具有特异性，应与其他疾病鉴别。

（3）24 小时尿蛋白定量：可将蛋白尿分为轻度蛋白尿、中度蛋白尿和重度蛋白尿，有助于 IgA 肾病的初步诊断、疗效观察和预后判断。约 60% IgA 肾病患者伴有轻度蛋白尿，约 15% 患者可呈重度蛋白尿。

（4）血常规检查：有明显上呼吸道或消化道感染症状的 IgA 肾病患者可有 WBC 计数的增高和 / 或中性粒细胞百分比的增高。

（5）感染相关指标检测：可判定有无感染及其严重程度。如果患者感染严重，血 C 反应蛋白、降钙素原和白细胞介素 -6 可有不同程度增高。若为细菌感染，可按感染的部位不同取血液、痰、尿液、分泌物等标本做细菌培养和药敏试验，以确定感染细菌类型，并进行敏感药物的筛查。

（6）用于 IgA 肾病诊断的新指标：如血清聚糖特异性 IgG、尿液 α_1- 抗胰蛋白酶、尿液 microRNA 谱等。

2. IgA 肾病的诊断分型　按照原发性 IgA 肾病诊治循证指南（2016），IgA 肾病的临床分型及其不典型类型涉及多种肾脏疾病的临床表现，可依据相应的分型确定相关的实验室检查。因此，根据临床表现拟初诊为某种临床分型的 IgA 肾病选择相应的实验室检查。

（1）拟诊为急性肾炎型 IgA 肾病：该型 IgA 肾病患者可有血补体 C3 持续保持在低水平。

（2）拟诊为肾病综合征型：该型 IgA 肾病患者可有血白蛋白的降低，可伴有血甘油三酯和 / 或总胆固醇水平的增高。

（3）拟诊为孤立性血尿型 IgA 肾病：该类型患者若检测出尿液微量白蛋白水平增高，说明由孤立性血尿型发展到血尿伴有微量蛋白尿，也属于 IgA 肾病患者一种进展性疾病。

（4）拟诊为急进性肾炎型或慢性肾炎型 IgA 肾病：此类患者的肾功能检查可有血尿素、肌酐、尿酸和胱抑素 C 不同程度的增高。在肾功能正常的 IgA 肾病患者中，也有部分血尿酸水平升高的表现。可有肾小球滤过率不同程度的降低。

3. IgA 肾病的鉴别诊断　对于继发性 IgA 肾病及其他疾病，实验室可以根据拟诊断疾病的不同提供鉴别诊断指标。

（1）继发性系膜 IgA 沉积：过敏性紫癜、狼疮肾炎、慢性肝病、强直性脊柱炎等疾病可出现肾小球系膜区 IgA 沉积，通过检测各自相应的实验室检查指标进行鉴别，如选择血小板计数、凝血试验、自身抗体检测、肝炎标志物检测、HLA-B27 等指标。

（2）非 IgA 系膜增生性肾炎：实验室指标无特异性改变。

（3）链球菌感染后肾炎：红细胞沉降率可增高，血 ASO 可呈阳性结果，血补体 C3 明显降低。

（4）遗传性肾小球疾病：遗传学检查有特定基因的表达异常或缺失。

4. 早期诊断指标　IgA 肾病诊断不及时可影响治疗而导致肾衰竭，因此提高 IgA 肾病的早期诊断率对改善患者的远期预后意义重大。IgA 肾病确诊常依靠肾活检，但该方法为有创检查、费用高、有一定禁忌证和较高的风险。肾小球滤过率和尿蛋白定量等用于评估 IgA 肾病病情的传统实验室指标如不敏感，不适于早期诊断。目前一些尿液中生物标志物可为 IgA 肾病的早期诊断提供依据，如中性粒细胞明胶酶相关脂质运载蛋白（neutrophil gelatinase-associated lipocalin，NGAL）、肾损伤分子 1（kidney injury molecule 1，Kim1）、NAG 及尿蛋白质组学等指标能提供早期肾损伤的依据。

5．疗效和预后判断指标　IgA 肾病患者在治疗期间应注意观察 24 小时尿蛋白定量、血压、血肌酐和肾小球滤过率等传统指标。除此之外，一些体液标志物及特定的基因与疾病的进展相关，有助于评估疾病的进展和预后判断。

（1）血清标志物：如血尿酸、O- 半乳糖基化不良 IgA_1、半乳糖缺陷 IgA_1 的循环自身抗体、可溶性 CD89-IgA 复合物等指标。

1）血尿酸水平：与 IgA 肾病肾内动脉病变的程度、肾小管间质和血管的损伤加重及易发生终末期肾病密切相关。

2）O- 半乳糖基化不良 IgA_1 和半乳糖缺陷 IgA_1 的循环自身抗体：可以预测 IgA 肾病进展。IgA 肾病患者在肾小球系膜区沉积的 IgA_1 免疫复合物主要是半乳糖缺陷型 IgA_1，患者血液循环中异常的半乳糖缺陷型 IgA_1 比例明显增加，血清 O- 半乳糖基化不良 IgA_1 特异性 IgG 的水平增高，半乳糖缺陷型 IgA_1 对血清总 IgA 的比例增高与蛋白尿程度及肾小球滤过率下降具有相关性。

3）可溶性 CD89- IgA 复合物：IgA 肾病进展期，可溶性 CD89-IgA 复合物呈低水平。

（2）尿液标志物：如可溶性转铁蛋白受体、白细胞介素 -6/ 表皮生长因子比率、层粘连蛋白 G3 片段、甘露聚糖结合凝集素等指标。IgA 肾病活动期时，尿液可溶性转铁蛋白受体较完全缓解期相比明显降低。IgA 肾病患者尿液 IL-6 水平升高和 EGF 水平降低的程度与病理组织学损伤程度、高血压、血肌酐水平密切相关，因此 IL-6/EGF 比值可作为 IgA 肾病进展的预后指标。利用蛋白质组学研究方法，层粘连蛋白 G3 片段等尿液标志物可用于 IgA 肾病的预后评估，低水平的尿液层粘连蛋白 G3 片段与 IgA 肾病预后不良有关。IgA 肾病患者尿液中的甘露聚糖结合凝集素水平明显增高，与系膜细胞增生、小管萎缩、间质纤维化等组织病理相关。

（3）遗传背景：IgA 肾病的发生与免疫调节异常有关，但部分患者具有家族聚集现象，提示遗传因素对 IgA 肾病的发生发展中有一定作用，如胚泡激肽基因、ACE 基因、Megsin 基因、IL-1 受体拮抗剂基因、IL-4 基因等基因多态性均与 IgA 肾病的发生发展相关。

6．治疗方案确定和选择的指标　24 小时尿蛋白定量检测即蛋白尿的严重程度对 IgA 肾病治疗方案的确定和选择有重要意义。蛋白尿 >1.0g/d 推荐使用长效血管紧张素转化酶抑制剂（angiotensin converting enzyme inhibition，ACEI）或者血管紧张素受体拮抗剂（angiotensin receptor antagonism，ARB）治疗。蛋白尿在 0.5~1.0g/d，建议使用 ACEI 或者 ARB 治疗［儿童在 0.5~1.0g/（min·1.73m²）］。若患者能够耐受，建议 ACEI 和 ARB 逐渐加量以控制蛋白尿 <1.0g/d。蛋白尿 <1.0g/d 的患者，血压的控制目标为 <130/80mmHg；蛋白尿 >1.0g/d 的患者，血压的控制目标为 <125/75mmHg。

（二）临床病理在 IgA 肾病中的作用和选择

由于 IgA 肾病病变的严重程度不同，病理改变可有显著差异。

1．IgA 肾病的病理诊断

（1）光镜所见：肾小球系膜病变是 IgA 肾病基本的组织学改变，表现为系膜增生和系膜基质增多。典型的 IgA 肾病过碘酸希夫反应（periodic acid-Schiff reaction，PAS）染色时可见系膜区、旁系膜区圆拱状的深染物质。Masson 三色染色上述部位可见嗜复红物沉积。IgA 肾病组织学的改变多种多样，从肾小球基本正常，肾小球轻微病变，到弥漫系膜增生性病变、毛细血管内增生性病变、系膜毛细血管病变、新月体的形成以及局灶、节段硬化性病变，还可见到多种病变同时存在，病变类型与疾病的临床表现、病程有一定关系。

（2）免疫病理改变：是确诊 IgA 肾病必需的检查，主要表现为以 IgA 为主的免疫球蛋白在肾小球系膜区呈团块状或颗粒状弥漫沉积，可伴有 IgG 和 IgM 的沉积。绝大多数情况下合并 C3 的沉积，并与 IgA 的分布一致。如出现 C4、C1q 沉积，要注意除外继发性因素。

（3）电镜所见：肾小球系膜区、旁系膜区见电子致密物沉积，有的呈圆拱状，少数病例肾小球内皮下亦见节段性电子致密物，基底膜上皮侧一般无电子致密物沉积。少数患者肾小球毛细血管祥可见节段性基底膜厚薄不一或基底膜节段分层、系膜插入。

2. IgA 肾病预后的组织学因素

（1）IgA 肾病的牛津分型：S 节段性肾小球硬化及 T 肾小管萎缩和 / 或间质纤维化是进展为 ESRD 的独立预示因子。

（2）C4d 沉积：是 IgA 肾病预后不良的组织学标志物。

（3）细胞性新月体形成：是进展为 ESRD 的重要预示因子。

（三）影像超声在 IgA 肾病中的价值

1. 早期诊断　随着影像学检查技术的不断提高，使得 IgA 肾病在早期进行无创检查成为可能，但这些技术目前还处于研究状态，尚没有大量临床数据的支持。

（1）血氧水平依赖磁共振成像（magnetic resonanceimaging-blood oxygen level dependent, BOLD-MRI）：肾髓质缺氧时，可以检测到 MRI 信号降低，通过该技术可检查到肾髓质因缺氧而受损的程度，并对监测 IgA 肾病急性期损伤及评估 IgA 肾病 Lee 氏分级具有重要价值。

（2）声触诊组织定量分析（virtual touch quantization, VTQ）：IgA 肾病患者较健康对照的肾实质 Vs 值呈递增趋势，该技术可早期评估 IgA 肾病患者的肾脏受损程度。

（3）动态超声组织灌注测量技术（dynamic sonographic tissue perfusion measurement, DTPM）：IgA 肾病患者肾间质血管病变程度越重，DTPM 灌注参数越大。该技术可用于评估 IgA 肾病患者早期肾间质血管损伤程度。

2. 预后判断指标　IgA 肾病进展期时伴肾功能不全，通过二维超声彩色多普勒检查可有肾脏大小和肾实质回声的改变。IgA 肾病伴恶性高血压时检查超声心动图可有左心室向心性肥厚及其射血分数的改变。通过 DTPM 技术可了解 IgA 肾病的病变进展程度，用于疗效的评估。

小　结

本章首先介绍 IgA 肾病的临床分型、几种病理分型及特殊表现型，依据 2012 年 KDIGO 的诊疗指南和 2016 年中华医学会儿科学分会肾脏学组制定的原发性 IgA 肾病诊治循证指南，介绍 IgA 肾病病理诊断的标准，并依据指南结合临床，介绍了 IgA 肾病的诊断策略，最后介绍了临床检验、病理及影像技术在 IgA 肾病的初步诊断、鉴别诊断、早期诊断、预后判断和治疗方案选择等诊疗中的应用。本章内容总体依据 2012 年 KDIGO 指南和中华医学会儿科学分会肾脏学组制定的原发性 IgA 肾病诊治循证指南（2016），但是近年实验室指标有新进展，因此在检验诊疗应用和选择中添加了诊断、早期诊断和预后判断的实验室新指标，既没有改变指南，又将目前共识的检验新指标纳入诊疗应用中。

（秦晓松　甄军晖）

第九章

遗传性肾小球疾病

遗传性肾小球疾病是一组具有基因突变背景，主要累及肾小球的疾病。除累及肾脏外，常伴身体其他器官受累。包括 Alport 综合征、薄基膜肾病、Fabry 病、指甲 - 髌骨综合征、卵磷脂 - 胆固醇酰基转移酶缺乏症、脂蛋白肾小球病、先天性肾病综合征、Ⅲ型胶原肾小球病、弥漫性系膜硬化症、戈谢病、尼曼 - 皮克病、Barrgue-Simons 病（部分或全身脂肪发育不良）等遗传性肾小球疾病。

第一节　Alport 综合征

Alport 综合征（Alport syndrome，AS）又称遗传性肾炎，是最常见的遗传性肾小球疾病，其临床表现有血尿、肾功能进行性减退、感音神经性聋和眼部异常。主要是由于编码肾小球基膜的主要胶原成分——Ⅳ型胶原基因突变而产生的疾病。基因突变的发生率为 1/5 000～1/10 000。

一、疾病概论

（一）发病机制及遗传方式

近年来研究发现：AS 发病与基膜重要成分之一的Ⅳ型胶原亚单位 α_{3-6} 链编码基因 *COL4A3-COL4A6* 突变有关，其中 *COL4A3*、*COLA4* 位于 2 号常染色体（2q36），*COL4A5* 和 *COL4A6* 位于 X 染色体（Xq22），故 AS 遗传方式有 3 种：X 连锁显性遗传（X-linked dominant，XL）、常染色体显性（autosomal dominant，AD）和常染色体隐性（autosomal recessive，AR）遗传。80%～85% 的患者表现为 X 连锁显性遗传 Alport 综合征（X-linked dominant Alport syndrome，XLAS），其次为常染色体隐性遗传 Alport 综合征（autosomal recessive Alport syndrome，ARAS），极少数患者表现为常染色体显性遗传 Alport 综合征（autosomal dominant Alport syndrome，ADAS）。

（二）临床表现

1. 肾脏表现　血尿为 AS 的特征性表现，累及 85%～90% 的患者，出生后即可出现。男性多为持续性镜下血尿，女性则多表现为间歇性镜下血尿。反复发作性肉眼血尿常与上呼吸道感染有关。50%～70% 病例可出现蛋白尿，疾病早期为少量蛋白尿，随病程进展，蛋白尿逐渐增多，少数出现大量蛋白尿（>3.5g/24h）。蛋白尿的多少与肾小球基膜（glomerular basement membrane，GBM）的断裂程度有关。AS 患者常出现高血压，男性尤其多见。几乎所有男性 XLAS 患者均发展至终末期肾病（end-stage renal disease，ESRD），ARAS 患者表现为青少年型 ESRD。

2. 听力障碍　感音神经性聋（sensorineural deafness）是 AS 最常见的肾外表现，常累及 2 000～8 000Hz，病变以双侧为主。耳聋并非先天存在，在疾病初期电测听检查可正常。因耳蜗血管纹微血管与肾小球、肾小管的结构有相似之处，在出现肾脏病变的同时，耳蜗血管亦可产生病变，导致听力下降。此外，AS 可伴不同程度的蜗管发育不全。

3. 眼部病变　前圆锥形晶状体病变被认为是最具有诊断意义的眼部病变，常见于 60%～70% 的 XLAS 男性、10% 的 XLAS 女性及约 70% 的 ARAS 患者。同时黄斑周围点状和斑点状视网膜病变、视网膜赤道部视网膜病变也具有诊断意义。以上病变均可使晶状体屈光度改变进而导致近视、斜视、眼球震颤等。

4. 平滑肌瘤　在部分 XLAS 患者中合并存在,可见于食管、气管支气管、生殖系统等。

5. 其他　包括肌发育不良、甲状腺疾病、AMME 综合征(AS 伴精神发育迟缓、面中部发育不良及椭圆形红细胞增多症等)等。

二、诊断标准及诊断流程

(一)诊断标准

根据 2013 年美国肾脏病学会指南,Alport 综合征的诊断标准为:

1. 肾炎家族史,或先证者的一级亲属或女方的男性亲属中有不明原因的血尿。

2. 持续性血尿,无其他遗传性肾脏病的证据,如薄基底膜肾病、多囊肾或 IgA 肾病。

3. 双侧 2 000～8 000Hz 的感音神经性聋,耳聋呈进行性,婴儿早期没有,但多于 30 岁前出现。

4. $COL4An$($n=3$ 、4 或 5)基因突变。

5. 免疫荧光检查显示肾小球和 / 或皮肤基底膜完全或部分不表达 Alport 抗原决定簇。

6. 肾小球基膜的超微结构显示广泛异常,尤其是增厚、变薄和分裂。

7. 眼部病变,包括前圆锥晶状体、后囊下白内障及点状和斑点状视网膜病变等。

8. 先证者或至少两名家系成员逐渐发展至 ESRD。

9. 巨血小板减少症或白细胞包涵体。

10. 食管和 / 或女性生殖道的弥漫性平滑肌瘤。

(二)AS 家系的诊断

在直系家庭成员中应至少符合上述标准中的任意 4 条,当然并非同一个体必须具备所有 4 条标准;但是对于旁系成员的考虑以及仅表现为不明原因血尿、ESRD 或听力障碍的个体应十分慎重。诊断 AS 家系中家庭成员是否受累,若该个体符合相应遗传型,再符合上述标准 2～10 中的一条,可作拟诊,符合 2 条即可确诊。对于无家族史的个体的诊断,至少应符合上述指标的 4 条。AS 患者的诊断思路参见图 9-1。

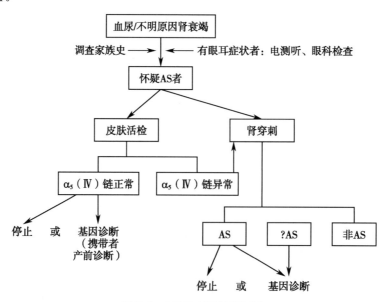

图9-1　AS 患者的诊断思路

三、临床检验与病理检查

(一)临床检验在 AS 中的价值

1. 尿液的一般检查　几乎全部患者均有血尿(肾小球源性血尿),呈反复肉眼或镜下血尿。

2. 血液的一般检查　目前认为 AMME 综合征是伴有血液系统异常的 AS，该综合征表现为精神发育落后、面中部发育不良以及椭圆形红细胞增多症（外周血中椭圆形红细胞超过 25%）。以往报道的血液系统异常，如巨血小板、白细胞包涵体又伴"Alport 样"表现的疾病，现已证实为非Ⅳ型胶原基因的突变，因此不是 AS，称之为 MYH11A 综合征。

3. 生化检查　蛋白尿在小儿或疾病早期不出现或极其微量，但随年龄增长或血尿的持续而出现，甚至发展为肾病水平，一般尿蛋白排出量 <3.5g/24h。当病情进展到 ESRD 时，血尿素氮和肌酐会升高，进而导致尿毒症的发生。

4. 染色体分析　ARAS 患者病变染色体定位为 2q36-q37，XLAS 患者为 Xq22.3。

5. 基因检测　$COL4An$（n=3、4 或 5）基因突变。

（二）临床病理在 AS 中的价值

1. 光学显微镜检查　AS 患者肾脏组织在光镜下无特殊意义的病理变化。一般 5 岁前的 AS 患者，其肾组织标本显示肾单位和血管正常或基本正常，可发现唯一异常的是 5%～30% 表浅肾小球为"婴儿样"肾小球，即肾小球毛细血管丛被体积较大的立方形、染色较深的上皮细胞覆盖，而毛细血管腔较小；或仅见肾间质泡沫细胞。5～10 岁的 AS 患者肾组织标本大多表现为轻微病变，但可见系膜及毛细血管壁损伤，包括节段或弥漫性系膜细胞增生、系膜基质增多，毛细血管壁增厚。晚期可见全小球硬化，以及肾小管基膜增厚、小管扩张、萎缩，间质纤维化等损害，并常见泡沫细胞，间质泡沫细胞不具有诊断意义，但出现时应注意有无 AS 可能，需进一步检查。此外，肾小球还可出现节段性、偶有弥漫性新月体形成，约 1/3 的肾活检标本显示球囊粘连。

2. 免疫荧光检查　多为阴性，少数标本系膜区、毛细血管壁可有 IgA、IgG、IgM、C3、C4 等局灶节段或弥漫沉积；有报道显示极少数患者可有 IgA 在系膜区弥漫沉积，甚至可被误诊为 IgA 肾病。

3. 电子显微镜检查　电子显微镜下可观察到特征性的病理改变，即肾小球基膜出现广泛的增厚、变薄以及致密层分裂的病变。肾小球基膜超微结构最突出的异常是致密层不规则的外观，其范围既可累及所有的毛细血管襻或毛细血管襻内所有的区域，亦可累及部分毛细血管襻或毛细血管襻内的部分区域。AS 肾小球基膜致密层可增厚至 1200nm，并有不规则的内、外轮廓线；由于基膜致密层断裂，电镜下还可以看到基底膜中有一些"电子致密颗粒"。肾小球基膜弥漫性变薄（可薄至 100nm 以下）常见于年幼患儿、女性患者或疾病早期，偶尔见于成年男性患者。此外，肾小球上皮细胞可发生与临床蛋白尿水平不一致的足突融合。

4. 间接免疫荧光检测　皮肤及肾组织Ⅳ型胶原不同 α_{3-5} 链在 XLAS、ARAS 患者肾组织和皮肤组织中的沉积，见表 9-1。

表 9-1　α_{3-5}（Ⅳ）链在 XLAS、ARAS 患者肾组织和皮肤组织中的沉积

		GBM	BC	dTBM	EBM
XLAS 男性	α_3（Ⅳ）链	阴性	/	阴性	/
	α_4（Ⅳ）链	阴性	/	阴性	/
	α_5（Ⅳ）链	阴性	阴性	阴性	阴性
XLAS 女性	α_3（Ⅳ）链	阳性，不连续	/	阳性，不连续	/
	α_4（Ⅳ）链	阳性，不连续	/	阳性，不连续	/
	α_5（Ⅳ）链	阳性，不连续	阳性，不连续	阳性，不连续	阳性，不连续
ARAS	α_3（Ⅳ）链	阴性	/	阴性	/
	α_4（Ⅳ）链	阴性	/	阴性	/
	α_5（Ⅳ）链	阴性	阳性	阳性	阳性

正常情况下，抗 $\alpha_{3,4}$（Ⅳ）链抗体在 GBM、远端肾小管基膜（dTBM），抗 α_5 链在 GBM、包氏囊（BC）、dTBM、表皮基底膜（EBM）上沉积，免疫荧光呈连续线样。而 α_{3-5}（Ⅳ）链在 XLAS、ARAS 患者肾组织和皮肤组织中的沉积见表 9-1，约 75% 的 XLAS 男性和 50% 的 XLAS 女性及部分 ARAS 患者可发现表中改变。

第二节　薄基膜肾病

薄基膜肾病（thin basement membrane nephropathy，TBMN）因肾小球基膜超微结构呈弥漫性变薄而得名，在普通人群中发病率高达 1%，占肾活检的 3%～10%。本病以镜下血尿、伴/不伴少量蛋白尿、正常肾功能和血压、肾小球基膜（GBM）变薄和较为良好的预后为主要特征，以往又称"良性家族性血尿"。

一、疾病概论

TBMN 是一种遗传性肾脏疾病，病变累及 GBM，临床表现为持续镜下血尿。与 AS 不同的是，其遗传方式为 ADAS，不伴随肾外表现，临床病程良好。

研究证实 TBMN 的病因是 *COL4A3/COL4A4* 基因突变。大约 40% 的 TBMN 家系存在 *COL4A3/COL4A4* 基因突变。由于这些基因同样也影响 ARAS，因此可以认为部分 TBMN 患者为 AS 的携带者。而无 *COL4A3/COL4A4* 基因突变的 TBMN 家系则可用自发突变解释。

一般来说，本病在任何年龄段均可发病，男女比例约为 1:（2～3）。几乎所有患者有血尿，多数呈持续镜下血尿，尿红细胞位相显微镜检查显示为肾小球性的异形红细胞为主，部分患者在上呼吸道感染或剧烈运动后出现肉眼血尿。蛋白尿少见，但可随疾病进展而出现。小于 30% 的成人患者合并高血压，但儿童合并高血压患者少见。TBMN 患者肾功能可长期维持在正常范围。

二、诊断标准

关于 TBMN 患者 GBM 的厚度报道不一。国内章友康等提出如下诊断标准：①临床、家族史、实验室检查（包括可疑患者的电测听和眼科检查）和病理学检查（包括Ⅳ胶原 α 链的免疫荧光或免疫组化的检测），排除继发性肾小球病、泌尿外科疾病和 Alport 综合征，属原发性肾小球病患者；② GBM 弥漫性变薄，少数或个别肾小球 GBM 变薄范围至少≥50%，GBM 仅可在局部和孤立的区域存在有分层或增厚，并无发展趋势；③ GBM 的平均厚度≤280nm（对照组 GBM 厚度均值减去 3 倍标准差为限）。由于检测方法的差异及病例选择等原因，已有学者提出 GBM≤250nm 作为 GBM 变薄的诊断标准。

三、临床检验与病理检查

（一）临床检验在 TBMN 中的价值

1. 尿液的一般检查　①镜下血尿，多数为持续性；②肉眼血尿，多见于上呼吸道感染或剧烈活动后。

2. 尿红细胞位相显微镜检查　可见肾小球源性的异形红细胞。

3. 生化检查　成人患者中 45%～60% 可见轻度蛋白尿（≤0.5g/24h）；绝大部分患者的肾功能可长期维持在正常范围。

4. 染色体分析　病变染色体定位为 2q35-37。

5. 基因检测　*COL4A3/COL4A4* 基因突变。

（二）临床病理在 TBMN 中的价值

1. 光镜检查　没有明确的具有诊断意义的病理指标。以往多认为肾小球、肾小管及间质常呈正常,近年一些研究指出,薄基膜肾病常有某些非特异性病理变化。Aarons 等对薄基膜肾病患者进行详尽的病例观察后发现:多数患者的肾小球系膜呈轻度至中度增生,相对而言,系膜基质增生重于系膜细胞增生,部分患者肾小球动脉壁有某种程度的玻璃样变或内膜有斑片样增厚,极少数患者有单个新月体形成,或出现类似系膜毛细血管性肾炎的呈局灶、节段分布的双轨征。一般无局灶性节段性肾小球硬化,少数病例可见少量的全球性肾小球硬化。同样,肾小管及间质可完全正常,也可呈小灶状肾小管萎缩和间质纤维化,但程度一般较轻。间质中通常无明显炎症细胞浸润,也无泡沫细胞存在。

2. 免疫荧光检查　通常为阴性,偶尔可见 IgM 和 / 或 C3 在系膜区或肾小球毛细血管壁呈节段性分布,但强度很弱。用Ⅳ型胶原 α 链的特异性单克隆抗体对薄基膜肾病患者的 GBM 进行免疫组化染色,显示薄基膜肾病患者Ⅳ型胶原 α_3、α_4、α_5 链分布正常,与正常人群无差异。

3. 电子显微镜检查　电镜检查对于该病的诊断起关键作用。弥漫性 GBM 变薄是该病唯一的或最重要的病理特征。正常人 GBM 厚度各家数据有所差异,通常为 (320 ± 40) nm,而薄基膜肾病 GBM 厚度为 (240 ± 40) nm,最薄之处可仅为 110nm,为正常人的 $1/3\sim2/3$。GBM 呈弥漫性严重变薄者,毛细血管襻常出现不规则的扩张或有时塌陷。部分病例可观察到非特异性的节段性上皮细胞足突融合、可有孤立、节段性 GBM 呈分层状。绝大部分研究显示薄基底膜肾病肾小球内(系膜区、毛细血管襻)无电子致密物沉积。研究认为,电镜下的 GBM 变薄程度和光镜下病理改变的轻重无关。

第三节　Fabry 病

Fabry 病(法布里病)是一种罕见的 X 连锁遗传的溶酶体贮积病,临床表现为多器官受累。肾脏病变表现为尿浓缩功能障碍及血尿、蛋白尿、肾功能受累。α- 半乳糖苷酶 A(alpha-galactosidase A,α-Gal A/GLA)酶活性降低和血、尿底物三己糖酰基鞘脂醇(globotriaosylceramide,GL3)检测是特异性指标,GLA 基因突变则是诊断金指标。酶替代治疗是目前有效的治疗方法。

一、疾病概论

Fabry 病的特点是 α- 半乳糖苷酶 A 缺陷。α- 半乳糖苷酶 A 参与鞘糖脂的分解代谢,当该酶出现缺陷时,组织和血浆中会出现鞘糖脂的堆积。随着鞘糖脂的堆积增多,逐渐遍布全身的器官组织,导致多系统的症状。编码 α- 半乳糖苷酶 A 的基因 GLA 位于 Xq22,因此 Fabry 病是 X 连锁遗传性疾病,目前已发现 300 余种 GLA 基因的突变。男性的发病率为 $1/40\ 000\sim1/60\ 000$,女性患者临床症状变化较大。

典型临床症状多见于男性患者,携带 GLA 基因突变的女性杂合子可终身无症状,或 40 岁以后出现症状且症状较轻,但可遗传给儿子。

首发症状多为周期性发作的疼痛,发生在手、足、关节、肌肉和腹部。典型症状发生于手掌和足底,表现为感觉异常或烧灼感,发热、温度变化等可诱发。皮肤血管角质瘤为常见的皮肤表现,多见于腰部及坐浴区,呈暗红色或紫黑色皮疹。裂隙灯显微镜检查角膜,可见放射状分布的灰色或棕色沉积,但不影响视力。神经系统受累最常见听力下降和前庭功能障碍,可有血栓形成引起的惊厥、失语及偏瘫。心脏系统受累表现为传导异常,瓣膜病和左心室衰竭。肾脏受累出现症状时间约在 30 岁,主要表现为轻到中度蛋白尿(0.5~2.0g/24h),肾病综合征范围的蛋白尿少见;随着疾病的进展,患者多在 40~50 岁出现高血压和终末期肾衰竭。肾衰竭较常见于男性患者,女性杂合子也不少见。

二、诊断标准

根据 2013 年《中国法布里病(Fabry 病)诊治专家共识》,家族史阳性的患者容易诊断,家族史阴性的患者较易误诊。疑似患者应进行 α- 半乳糖苷酶 A(α-Gal A)活性的检查,男性患者血浆和白细胞的 α-Gal A 活性通常较低。无症状的女性杂合子血浆 α-Gal A 活性可接近正常。GLA 基因突变检测和皮肤、肾脏或结膜等组织活检可帮助诊断。

家族史阴性的早期患者,特别是疼痛为主要表现时,易误诊为其他疾病。如生长痛,神经性疼痛,雷诺现象,系统性红斑狼疮,多发性硬化,多神经病等。

三、临床检验与病理检查

(一)临床检验在 Fabry 病中的价值

1. 尿液的一般检查　早期表现为尿浓缩功能障碍,尿比重降低、尿渗量<300mOsm/kg·H_2O;但镜下血尿少见、尿蛋白定性一般为(+)~(++)。

2. 生化检查　早期尿蛋白定量为 0.5~2.0g/24h,肾功能随着疾病进展而下降,最终进展为 ERSD。

3. α-半乳糖苷酶 A(α-Gal A)酶活性检测　血浆、白细胞或成纤维细胞中的 α-Gal A 活性明显降低。而约 30% 女性患者的酶活性可在正常范围。

4. 血、尿底物三己糖酰基鞘脂醇(GL3)检测　该病男性患者血、尿 GL3 均明显高于健康人,部分女性患者血、尿 GL3 可高于健康人,较酶活性检测其敏感性高。

5. 染色体分析　病变染色体为 Xq22.1。

6. 基因检测　是诊断的金指标,尤其是无病理检查的女性杂合子患者。GLA 基因由 7 个外显子组成,每个外显子的异常均可导致 Fabry 病。迄今已发现该基因 674 种突变,其中大约 60% 为错义突变。

(二)临床病理在 Fabry 病中的价值

1. 光镜检查　可见到肾小球足突细胞肥大,胞质内有空泡,可见大量的脂类物质沉积,内皮细胞在常规切片上看似正常,实际胞质内也含脂类物质;可有系膜增宽,系膜细胞轻度增生,节段性硬化及全球硬化。肾小管上皮细胞内也可见到空泡,可出现不同程度的肾小管萎缩并伴肾间质纤维化。血管内皮细胞也有脂质蓄积,但在常规切片中很难观察到。

2. 免疫荧光检查　通常阴性,偶可见 IgM 及 C3 节段性沉积。

3. 电镜检查　对于肾脏受累的诊断很关键,且比较容易,具有诊断意义的特征是足突细胞、内皮细胞、系膜细胞、远端小管上皮细胞及间质成纤维细胞等可见大量层状电子致密的脂质小体,由次级溶酶体与膜状物包裹形成,呈螺纹状、漩涡状或片层状,称为髓鞘样小体和斑马小体。

肾脏活检诊断中比较难而又比较关键的是判断肾脏受累的程度及范围,对于评估肾脏的预后十分重要,依赖光镜检查。

第四节　指甲-髌骨综合征

指甲-髌骨综合征(nail-patella syndrome,NPS)是一种常染色体显性遗传的疾病,累及来源于外胚层和中胚层的器官,对称性地累及指甲、髌骨、眼及肾脏。

一、疾病概论

(一)发病机制

NPS 的致病基因是 LMX1B,该基因编码的蛋白质是一种转录因子,在脊椎动物的肢体发育和肾脏成型中起重要的作用。已发现超过 80 个 LMX1B 杂合突变被发现与 NPS 有关。但 19% 的 NPS 患者没有发现存在 LMX1B 的突变,可能与突变的检测方法有关。LMX1B 编码的蛋白对Ⅳ型胶原的表达有重要的调节作用。Ⅳ型胶原是维持肾脏结构和功能的重要组成成分,LMX1B 调节Ⅳ型胶原的 α_3、α_4 链的表达。NPS 患者 LMX1B 功能发生改变,影响了肾小球基膜的正常发育。

(二)临床表现

1. 指甲和骨骼　指甲发育异常,髌骨发育不良或无发育是诊断 NPS 的基本条件。

2. 肾脏受累　肾脏是 NPS 累及的重要脏器。不同的家系甚至家系内部肾脏受累的发生率及症状的严重程度有很大差异。只有半数患者表现为蛋白尿、血尿、水肿和高血压，据报道不到 10% 的病例进展到终末期肾病。

二、诊断标准与鉴别诊断

家族史结合典型的指甲关节的表现，可诊断该疾病。对有尿检异常的患者进行肾脏活检有助于诊断，确诊必须依靠电镜检查。

结合指甲和髌骨的改变通常不易误诊，然而有一些疾病在肾脏的病理表现上与 NPS 非常相似，如胶原Ⅲ肾病。但是胶原Ⅲ肾病主要为Ⅲ型胶原纤维沉积在基底膜的疏松层，同时结合其他的临床表现，不难区分。

三、临床检验与病理检查

（一）临床检验在 NPS 中的价值

1. 尿液的一般检查　不同程度蛋白尿、镜下血尿，异常沉淀物；尿浓缩能力下降，尿 pH 增高。
2. 染色体分析　病变染色体为 9q34.1。
3. 基因检测　*LMX1B* 杂合突变。

（二）临床病理在 NPS 中的价值

肾脏病理在光镜下变化不特异，电镜表现具有诊断意义。电镜下可见到肾小球基膜节段性增厚，增厚的区域有电子致密物沉积，致密层有不规则的胶原纤维束沉积。沉积的严重程度与肾脏的临床表现不平行。

第五节　卵磷脂 - 胆固醇酰基转移酶缺乏症

一、疾病概论

卵磷脂 - 胆固醇酰基转移酶缺乏症（lecithin-cholesterol acyltransferase deficiency）为常染色体隐性遗传性肾疾病，是一种少见的遗传代谢病，由于染色体 16q21-22 上的卵磷脂 - 胆固醇酰基转移酶（*LCAT*）基因突变导致卵磷脂 - 胆固醇酰基转移酶缺乏，非酯化的胆固醇在肾脏、肝脏和角膜等沉积，表现出蛋白尿、贫血、高脂血症、角膜浑浊和动脉粥样硬化等症状，进展为肾病综合征和终末期肾病。

二、诊断和鉴别诊断

诊断该病依靠临床表现、实验室检查及病理检查。实验室检查包括血浆中 LCAT 活性降低；血浆总胆固醇减少；高密度脂蛋白胆固醇含量降低；游离胆固醇 - 磷脂泡（cholesterol - phospholipid vesicles）异常脂蛋白（Lpx）增加。鉴别诊断包括肝性肾小球病、Alagille 综合征（先天性肝内胆管发育不良综合征）、自身抗体相关获得性 LCAT 缺乏症等。

三、临床检验与病理检查

（一）临床检验在卵磷脂 - 胆固醇酰基转移酶缺乏症中的价值

1. 临床化学　肝功能未见明显异常；可见不同程度蛋白尿、肾功能减退；血脂分析可见：HDL 降低、游离胆固醇升高、VLDL 升高、Apo A_1 降低。
2. 血清 LCAT 检测　LCAT 活性下降或完全消失。
3. 自身抗体检测　可发现针对 LCAT 的自身抗体。
4. 染色体分析　病变染色体为 16q21-22。

5. 基因诊断 *LCAT* 基因突变。

（二）临床病理在卵磷脂－胆固醇酰基转移酶缺乏症中的价值

1. 光镜检查 表现为毛细血管壁不规则增厚，基底膜空泡样变，系膜区扩张并空泡样改变，毛细血管腔、系膜区及肾间质可见泡沫细胞浸润，随疾病进展可出现节段性硬化及肾间质纤维化。

2. 免疫荧光检查 通常呈阴性。

3. 电镜检查 可见肾小球毛细血管襻含大量脂质沉积，基底膜内空泡，内皮下扩张伴随基底膜双轨改变，足突消失。系膜基质扩张，致密区和透明区呈条纹状结构。可见间质泡沫细胞及血管内皮细胞和平滑肌细胞内的脂质沉积。

第六节 脂蛋白肾小球病

一、疾病概论

脂蛋白肾小球病（lipoprotein glomerulopathy）为常染色体隐性遗传性肾疾病，临床表现为蛋白尿和激素治疗抵抗的肾病综合征，以肾小球毛细血管腔高度扩张，内充以脂蛋白栓子及血浆载脂蛋白 E（ApoE）升高为特征。发病年龄跨度很大，分布有明显的地域特征，多见于日本，部分患者有家族史。肾脏病理检查是本病确诊的依据。

二、诊断和鉴别诊断

对于病理上有特征性的形态学改变——肾小球体积增大，高度膨胀的毛细血管襻，内含层状改变的"栓子"的肾脏病患者，应注意是否存在脂蛋白肾小球病。若组织化学染色脂蛋白阴性，电镜下证实有脂蛋白栓塞而肾外无脂蛋白栓塞的证据，结合脂代谢异常的实验证据，脂蛋白肾小球病的诊断可以确立。

正常情况下肾脏可以含有少量脂类物质，当肾脏出现大量不寻常的脂类物质沉积或累及特定的实质性结构时，可以认为是肾脏脂类沉着病。临床上可将其分为原发性与继发性两大类，应与脂蛋白肾小球病进行鉴别。

三、临床检验与病理检查

（一）临床检验在脂蛋白肾小球病中的价值

1. 临床化学 全部患者均有不同程度的蛋白尿，1～3g/24h，有镜下血尿；患者都存在不同程度的高脂血症，其胆固醇中主要以极低密度脂蛋白及中等密度脂蛋白升高为主；实验室检查中最具特征意义的是血浆载脂蛋白 E（ApoE）水平的明显升高（103～388mg/L）。

2. ApoE 多态性检测 含 E_2 的基因表现型占优势。

3. 染色体分析 病变染色体为 19q。

4. 基因诊断 包括 *apoE Sendal*（Arg145Pro）、*apoE Kyoto*（Arg25Cys）、*apoE Tokyo*（141-143-0）、*apoE Maebashi*（142-144-0）和 *apoE*（156-173-0）等突变。

（二）临床病理在脂蛋白肾小球病中的价值

1. 光镜检查 特征性的改变是毛细血管呈血管瘤样扩张伴肾小球肥大，扩张的血管腔内充满淡染的大小不一的血栓样物质，可见膨大的脂蛋白栓子，空泡板层状，油红 O 染色阳性；系膜区可表现为系膜溶解，也可表现为系膜细胞增殖和系膜基质增生，可伴有节段硬化及球性硬化。

2. 免疫荧光检查 可见 IgM、C1q、Fibrin 等非特异性沉积。

3. 电镜检查 毛细血管腔内可见颗粒样、空泡样电子致密物或半透明的脂质沉积物和栓子，近血管壁处排列成同心圆状或板层状；部分足细胞因受扩张的毛细血管挤压而堆积，足突广泛融合，裂隙孔消失，灶状足突脱落，基底膜裸露；毛细血管基底膜由于内皮细胞和基底膜间存在部分脂质成分并伴节段性系膜插入而出现分层。

小　结

　　遗传性肾小球疾病是一组具有基因突变背景，主要累及肾小球的疾病，除累及肾脏外，常伴身体其他器官受累。本章分别从疾病概述、诊断标准与诊断流程及临床检验与病理检查 3 个层面对 Alport 综合征、薄基底膜肾病、Fabry 病、指甲 - 髌骨综合征、卵磷脂 - 胆固醇酰基转移酶缺乏症、脂蛋白肾小球病 6 组疾病进行阐述，以期对遗传性肾小球疾病的诊断提供临床检验与病理检查依据。

（甄军晖）

第十章

糖尿病肾病

糖尿病肾病（diabetic nephropathy，DN）是由糖尿病引起的肾脏损伤，是糖尿病最主要的微血管并发症之一，也是目前引起终末期肾病（ESRD）的首要原因。我国 DN 的患病率呈快速增长趋势，1 型和 2 型糖尿病的肾脏受累率为 30%～40%，而约 5% 的 2 型糖尿病确诊时已发生肾损害。DN 起病隐匿，一旦进入大量蛋白尿期后，进展为 ESRD 的速度约为其他肾脏病变的 14 倍，而 ESRD 需要进行透析或移植等肾脏替代治疗，严重影响患者的生活质量和生存期。

一、疾病概论

（一）临床表现

DN 多起病隐匿，进展缓慢。早期表现为肾小球滤过率（GFR）升高，随后出现微量白蛋白尿，一旦出现显性蛋白尿，病情多持续进展，并伴有肾功能的进行性减退，最终发展为终末期肾衰竭。

（二）临床及病理分期

Mogensen 建议，根据 DN 的病理生理特点和演变过程，将 1 型糖尿病患者的 DN 分为 5 期。

1. Ⅰ期/急性肾小球高滤过期　临床无肾病表现，肾小球入球小动脉扩张，肾小球内压增加，GFR 升高，伴或不伴肾体积增大。尿白蛋白排泄率（urine albumin excretion rate，UAER）和血压正常。

2. Ⅱ期/正常白蛋白尿期　GFR 仍升高，血压和 UAER 也正常（<20μg/min 或 <30mg/24h）（如休息时）或呈间歇性微量白蛋白尿（如运动后、应激状态），病理检查可见肾小球基膜轻度增厚。

3. Ⅲ期/早期糖尿病肾病期或微量白蛋白尿期　患者 UAER 为 30～300mg/24h，或 4 小时尿或夜间 UAER 为 20～200μg/min，以持续性微量白蛋白尿为标志，病理检查肾小球基膜增厚及系膜进一步增宽。

4. Ⅳ期/显性糖尿病肾病期或显性白蛋白尿期　尿蛋白量明显增多，UAER＞300mg/24h，并可出现大量蛋白尿，部分可进展为肾病综合征，病理检查肾小球病变更严重，如肾小球硬化、灶性肾小管萎缩及间质纤维化。

5. Ⅴ期/末期肾病期　尿蛋白常无明显减少，高血压常见。

2 型糖尿病肾病的临床表现与 1 型相似，但起病更隐匿，高血压常见且发生早，故就诊时常已存在微量白蛋白尿甚至显性蛋白尿，部分患者已有 GFR 下降。

二、诊断标准与诊断流程

DN 诊断目前依据的是中华医学会糖尿病学分会 2014 年的《糖尿病肾病防治专家共识》建议的标准，符合以下任何一项的慢性肾脏病可考虑为糖尿病肾脏病变。

（一）临床诊断依据

糖尿病肾病临床诊断的依据有尿白蛋白、糖尿病视网膜病变和肾功能改变。

1. 尿白蛋白　微量白蛋白尿是 DN 的早期表现，也是诊断 DN 的主要依据。其评价指标为 UAER 或尿白蛋白/肌酐比值（UACR）。UACR 较 UAER 更加稳定，只需检测单次随机晨尿即可，检测方便，推荐使用 UACR。

2. 糖尿病视网膜病变 糖尿病视网膜病变常早于 DN 发生,大部分 DN 患者患有糖尿病视网膜病变。

3. 肾功能改变 肾功能改变是 DN 的重要表现,GFR 是反映肾功能的主要指标,根据 GFR 和其他肾脏损伤证据可进行慢性肾脏病(CKD)的分期(表 10-1)。估算 GFR 最常用的指标是血清肌酐,基于血清肌酐的肾小球滤过率的计算公式推荐使用 2006 年我国预估肾小球滤过率(eGFR)协作组制定的适用于中国人的改良 MDRD 公式: eGFR$[ml/(min \cdot 1.73m^2)] = 175 \times$ 血清肌酐(Scr)$\times$ 年龄(如果是女性$\times 0.79$)。

表 10-1 慢性肾脏病的肾功能分期

分期		特点描述	GFR/ml$\cdot$min$^{-1} \cdot$1.73m^{-2}
1 期		GFR 增加或正常伴肾脏损伤	≥90
2 期		GFR 轻度降低伴肾脏损伤	60～89
3 期	3a	GFR 轻中度降低	45～59
	3b	GFR 中重度降低	30～44
4 期		GFR 重度降低	15～29
5 期		肾衰竭	<15 或透析

注: GFR,肾小球滤过率;肾脏损伤指病理、血、尿或影像学检查的异常。

(二)临床诊断标准

目前我国仍无统一的糖尿病肾病诊断标准,糖尿病肾病防治专家共识(2014 年版)推荐采用中华医学会糖尿病学分会微血管并发症学组工作建议的诊断标准:①大量白蛋白尿(判读标准见表 10-2);②糖尿病视网膜病变伴任何一期慢性肾脏病;③在 10 年以上糖尿病病程的 1 型糖尿病中出现微量白蛋白尿。符合表 10-2 中任何一项者可考虑为糖尿病肾脏病变(适用于 1 型及 2 型糖尿病)。

表 10-2 尿白蛋白排泄异常的定义

尿白蛋白排泄	单次样本 UACR/mg$\cdot$g^{-1}	24h 样本 24h UAER/mg$\cdot$24h^{-1}	某时段样本 UAER/μg$\cdot$min^{-1}
正常白蛋白尿	<30	<30	<20
微量白蛋白尿	30～300	30～300	20～200
大量白蛋白尿	>300	>300	>200

(三)鉴别诊断

诊断 DN 时,出现以下情况之一时应考虑其 CKD 是由其他原因引起的:①无糖尿病视网膜病变;② GFR 较低或迅速下降;③蛋白尿急剧增多或有肾病综合征;④顽固性高血压;⑤尿沉渣活动表现;⑥其他系统性疾病的症状或体征;⑦血管紧张素转换酶抑制剂(ACEI)或血管紧张素Ⅱ受体拮抗剂(ARB)类药物开始治疗后 2～3 个月内,肾小球滤过率下降超过 30%。

1. 原发性肾小球疾病 常有一些特征性改变,如明显的血尿。

2. 高血压性肾损害 肾小球硬化主要累及入球小动脉,且常已有眼底动脉硬化及左心室肥大。

3. 肾淀粉样变性和轻链沉积肾病 虽可见肾小球系膜区结节性硬化,但刚果红染色阳性,且有其他特征性改变。

(四)预后

《中国 2 型糖尿病防治指南(2017 年版)》建议,确诊 2 型糖尿病后每年应至少进行一次肾脏病变筛查,包括尿常规、UACR 和血肌酐(计算 eGFR),有助于发现早期肾脏损伤,并鉴别其他非糖尿病肾病。糖尿病肾病预后不良,血糖和血压控制情况是影响病情进展的重要因素,一旦病理上出现肾小球基膜增厚和系膜增殖或临床上出现显性蛋白尿,则病情多将进行性恶化,直至肾衰竭。

三、DN 的检验与病理

根据专家共识,实验室指标和病理特点可为 DN 的诊断提供相关依据,并在疾病鉴别诊断、分期、疗效分析、预后判断及状态评估等方面提供数据支持。

（一）临床检验在诊疗中的作用和选择

DN 的临床诊断需要仔细询问病史和体格检查,眼底检查,临床实验室检查,影像学检查,必要时行肾脏穿刺病理学检查。临床检验在 DN 的诊断和鉴别诊断、疗效及预后各方面发挥不同作用,具体介绍如下:

1. DN 的实验室筛查　糖尿病患者应该每年常规进行糖尿病肾病筛查,1 型糖尿病在确诊 5 年后进行筛查;2 型糖尿病确诊后应该立即开始筛查。除了常规的空腹血糖、餐后血糖和糖化血红蛋白外,还应进行尿微量白蛋白、尿蛋白排泄率、尿白蛋白/肌酐、24 小时尿蛋白定量等测定。具体检测程序见图 10-1。

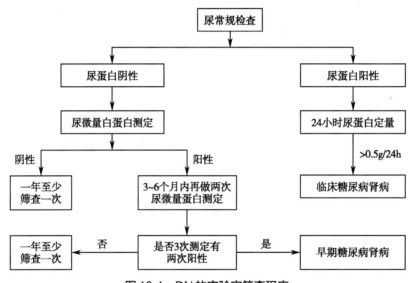

图 10-1　DN 的实验室筛查程序

近年来,一些新的检验指标也有助于辅助诊断 DN 的早期发现,如胱抑素 C(CysC)、中性粒细胞明胶酶相关载脂蛋白(NGAL)在临床中的广泛应用。

2. DN 的肾功能评价　肾功能改变是糖尿病肾病的重要表现,反映肾功能的主要指标是 GFR,根据 GFR 和其他肾脏损伤证据可进行慢性肾脏病(CKD)的分期。

（二）临床病理在 DN 中的作用和选择

肾脏病理是诊断 DN 的"金标准"。DN 患者一般无须作病理诊断,若已获得肾脏穿刺活检标本,建议进行肾小球病理分级。

糖尿病主要引起肾小球病变,表现为肾小球系膜增生、基底膜增厚和 K-W(Kimmelstiel-Wilson,K-W)结节等,是病理诊断的主要依据。

糖尿病患者肾脏的早期病理变化是肾肿大。通过光镜检查,一些糖尿病患者常在患病 2～8 年后,肾小球逐渐增生、肥大,肾小球基膜(GBM)增厚。通过电镜检查,可以观察到系膜区容积逐渐扩大,系膜基质增宽和系膜细胞增生,导致结节性肾小球硬化及小动脉透明变性。可见所谓的结节性硬化(K-W 结节),在银染上具有层状外观,K-W 结节周围常围绕着扩张的毛细血管动脉瘤。偶尔红细胞碎片可能存在于这些结节中,被认为代表更严重的局部微血管损伤。可见新月体形成,但一般无明显的纤维蛋白样坏死。

GBM弥漫性增厚,但银染上没有尖峰突起和"双轨"样表现。由于血浆蛋白质的蓄积,透明变性在DN中比较常见,肾小球部分区节段性透明变性呈纤维蛋白帽样。DN总是伴有肾小球毛细血管微血管瘤及出球、入球小动脉的玻璃样变等,肾小管萎缩和间质纤维化与肾小球硬化的程度相关。免疫荧光显微镜可以观察到GBM线性增宽,特别是强表达IgG。

《中国成人糖尿病肾病临床诊断的专家共识》推荐使用2010年肾脏病理学会国际专家组制定的DN肾小球病理分级标准,将DN肾小球病变分为4级(表10-3)。

表10-3　2010年肾脏病理学会国际专家组制定的DN肾小球病理分级标准

分级	描述	标准
I	单纯肾小球基膜增厚	活检显示无或轻度特异性改变;电镜提示肾小球基膜增厚:女性>395nm,男性>430nm(年龄≥9岁);病理改变未达II、III或IV级
IIa	轻度系膜基质增宽	>25%的肾小球有轻度系膜基质增宽;病理改变未达III、IV级
IIb	重度系膜基质增宽	>25%的肾小球有轻度系膜基质增宽;病理改变未达III、IV级
III	结节性硬化(Kimmelstiel-Wilson结节)	1个以上结节性硬化(Kimmelstiel-Wilson结节);病理改变未达IV级
IV	晚期糖尿病肾小球硬化	总肾小球硬化>50%,可同时存在I～III级病理改变

糖尿病还可引起肾小管间质、肾微血管病变,如肾间质纤维化、肾小管萎缩、出球小动脉透明变性或肾微血管硬化等。这些改变亦可由其他病因引起,在诊断时仅作为辅助指标。

（三）影像超声在DN中的价值

1. B超　肾脏可有轻度积水、输尿管扩张。

2. ECT　可见肾脏梗阻、积水。

小　结

本章首先介绍了糖尿病肾病(DN)的临床概念及临床分期,依据Mogensen的标准和DN的防治专家共识,介绍DN的临床分期和诊断标准,并结合临床,介绍了DN的实验室筛查程序和肾功能评价指标;另外还介绍了DN肾小球病理分级标准,最后介绍了临床检验、病理在DN的诊断、鉴别诊断中的应用。本章内容总体依据2014年专家共识,随着近年来实验室指标的新进展,在检验应用中添加了胱抑素C等新的检验指标,可为临床诊治提供更多的实验室依据。

（崔瑞芳　黄文涛）

第十一章

高血压性肾损害

原发性高血压造成的肾脏结构和功能改变,称为高血压性肾损害,也称高血压肾病,是导致终末期肾病的重要原因之一。其病变主要累及肾脏入球小动脉、小叶间动脉和弓状动脉,故又被称为小动脉性肾硬化症。此病为西方国家导致终末期肾衰竭的第 2 位疾病,我国发病率也在日益增多。发病机制可能与高血压导致肾脏血流动力学改变有关,也可能存在有非血流动力学的参与。高血压性肾损害的临床及病理表现缺少特征性改变。因此,临床诊断需要仔细鉴别以除外其他肾脏疾病。近年来反映肾小管功能指标如微量白蛋白尿、肾小球高滤过等成为新的诊断指标。

一、疾病概论

(一)分类特点

根据其严重程度和持续时间,高血压能引起轻重不等的肾脏损害。根据患者临床表现和病理改变的不同,一般将本病分成良性高血压肾硬化症和恶性高血压肾硬化症。良性高血压肾硬化症是未控制好的良性高血压长期作用于肾脏引起,主要呈现肾脏小动脉硬化和继发性肾实质缺血性病变。恶性高血压肾硬化症是指在原发性高血压的基础上发展为恶性高血压,最终导致肾脏损伤。如果早期能够积极有效地控制血压,将会对阻断高血压与肾脏损害之间的恶性循环起到非常重要的作用。

高血压性肾损害可出现高血压导致的其他脏器的并发症,如左心室肥厚、心力衰竭、脑卒中、视网膜动脉硬化、出血、水肿、炎性渗出等。良、恶性高血压肾硬化症的区别如下:

1. 良性高血压肾硬化症 本病发病年龄多见于 50 岁以上,男性多于女性。临床过程较长,早期表现为夜尿增多、尿浓缩功能减退、钠排出增多等肾小管功能的损害,可伴微量白蛋白尿。后期可出现少量尿蛋白,部分患者呈现中度蛋白尿及少量红细胞尿,以及肾功能进行性减退等肾小球损害表现。

2. 恶性高血压肾硬化症 表现为恶性高血压(血压迅速增高,舒张压 >130mmHg)、镜下血尿(甚至肉眼血尿)、蛋白尿、管型尿(透明管型和颗粒管型等)、少尿或无尿伴血肌酐迅速升高,短期内可进展为尿毒症。

此外,肾损害常与恶性高血压的其他脏器损害并存,如心脏扩大、心力衰竭;头痛、嗜睡、抽搐、昏迷;视物模糊、视力下降,甚至突然失明等。

(二)病理生理分期

Alba 等结合临床概括了原发性高血压病程中肾脏功能病理改变的 3 个阶段:

1. 早期 血压轻度升高但不稳定,肾血流量(RBF)和肾小球滤过率(GFR)均增加,盐负荷后有钠利尿现象。肾小动脉壁可见不规则灶状玻璃样物质沉积,管腔未见狭窄,肾小管和肾小球一般正常。

2. 中期 血压持续稳定升高,但舒张压不超过 110mmHg;RBF 有一定程度降低,肾小管对缺血敏感,可能出现轻度损伤,表现为尿 N- 乙酰 -β- 葡萄糖苷酶(N-acetyl-beta-D-glucosaminide,NAG)、β_2- 微球蛋白(β_2-microglobulin,β_2-MG)增加;GFR 一般正常,滤过分数增加。肾小动脉壁可见玻璃样物质沉积,小叶间动脉出现中层肥厚和纤维化,管腔未见狭窄,肾小管和肾小球出现缺血性损伤,即局灶性毛细血管壁增厚和毛细血管襻皱缩,局灶性小管萎缩,基底膜增厚、分裂。

3．晚期　舒张压明显升高＞110mmHg；RBF继续减少，开始时出球小动脉收缩、张力增加，GFR和球内毛细血管静水压尚能维持，以后GFR开始下降。肾小球和肾小管病变明显。肾小动脉壁明显增厚，管腔狭窄，肾小球有程度不等的缺血性病理改变甚至整个硬化，硬化和正常或代偿肥大的肾小球交叉存在，小管变性、萎缩，间质纤维化。

二、诊断标准与诊断流程

（一）诊断标准

1．良性高血压肾硬化症的诊断要点　早期阶段可无任何临床表现，或被其他并发症症状掩盖，容易漏诊和误诊。有下列临床表现者应高度怀疑良性高血压肾硬化：①长期高血压病史，且为原发性高血压，病程常在5～10年及以上；②突出表现为肾小管功能的损害，如夜尿增多、肾小管性蛋白尿、尿NAG及β_2-MG增高等，部分存在中度蛋白尿及少量红细胞尿，以及肾功能进行性减退，尿蛋白定量一般不超过1～1.5g/24h；③排除其他引起尿液检查异常和肾功能减退的原因；④影像学检查肾脏大小早期正常，晚期缩小，肾脏大小与高血压病程长短和严重程度相关；⑤如临床诊断困难时，可行肾穿刺活检，肾脏病理表现符合原发性高血压引起的良性小动脉肾硬化，并常伴有不同程度的肾小球缺血性硬化、肾小管萎缩以及肾间质纤维化，免疫荧光无免疫复合物在肾组织的沉积；⑥伴有高血压其他靶器官损害，如高血压眼底血管病变、心室肥厚及脑卒中史等。

2．恶性高血压肾硬化症的诊断要点　包括：①出现原发性恶性高血压（血压迅速增高，舒张压＞130mmHg）；②肾脏损害表现为蛋白尿、血尿、管型尿，并可出现无菌性白细胞尿，病情发展迅速者肾功能进行性恶化，甚至进入终末期肾衰竭；③恶性高血压累及其他脏器损害，心力衰竭、脑卒中、肾损害、眼底损害（第Ⅲ或Ⅳ级高血压视网膜病变）及其他组织器官，其中常以肾脏损害最为显著；④肾脏病理可见坏死性小动脉炎和增生性小动脉内膜炎，包括入球小动脉、小叶间动脉及弓状动脉纤维素样坏死，以及小叶间动脉和弓状动脉高度肌内膜增厚（血管切面呈"洋葱皮"样外观），小动脉管腔高度狭窄，乃至闭塞。部分患者肾小球可出现微血栓及新月体。

（二）鉴别诊断

原发性高血压应与肾实质性疾病、肾血管性疾病等引起的继发性高血压鉴别诊断。以下几点有助于原发性高血压的诊断：①高血压出现在尿及肾功能改变之前；②蛋白尿常不严重，而肾功能损害则较明显；③没有肾脏病史。如鉴别诊断有困难，肾穿刺病理检查可有帮助。

（三）诊断流程

高血压性肾损害的诊断流程见图11-1。

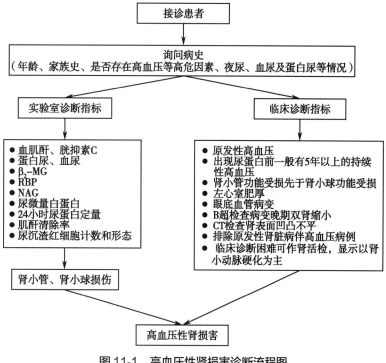

图11-1　高血压性肾损害诊断流程图

接诊患者

询问病史
（年龄、家族史、是否存在高血压等高危因素、夜尿、血尿及蛋白尿等情况）

实验室诊断指标

- 血肌酐、胱抑素C
- 蛋白尿、血尿
- β_2-MG
- RBP
- NAG
- 尿微量白蛋白
- 24小时尿蛋白定量
- 肌酐清除率
- 尿沉渣红细胞计数和形态

肾小管、肾小球损伤

临床诊断指标

- 原发性高血压
- 出现尿蛋白前一般有5年以上的持续性高血压
- 肾小管功能受损先于肾小球功能受损
- 左心室肥厚
- 眼底血管病变
- B超检查病变晚期双肾缩小
- CT检查肾表面凹凸不平
- 排除原发性肾脏病伴高血压病例
- 临床诊断困难可作肾活检，显示以肾小动脉硬化为主

高血压性肾损害

三、高血压性肾损害的检验与病理

临床在高血压性肾损害的诊断和评价中很大程度上依赖于实验室诊断。检验与病理能够提供从疾病分析确定、诊断和鉴别诊断、分型分期、疗效分析、预后判断及状态评估全方位的数据支持。

（一）临床检验在高血压性肾损害中的选择与作用

1. 临床检验在高血压性肾损害中的应用

（1）RAAS 系统：原发性高血压的病因不明，目前认为是在一定的遗传背景下多种后天因素使血压的正常调节机制失代偿所致。包括血压调节异常、肾素 - 血管紧张素 - 醛固酮系统（renin-angiotelisin-aldosterone system，RAAS）异常、高钠、精神神经因素、血管内皮功能异常、胰岛素抵抗、肥胖、吸烟、大量饮酒等因素。其中 RAAS 系统起重要作用，同时 RAAS 阻断剂也成为治疗高血压的有效药物。RAAS 系统在高血压疾病中的应用见表 11-1。

表 11-1　高血压疾病的实验室诊断

临床疾病	肾素	血管紧张素Ⅱ	醛固酮
正常肾素原发性高血压	N	N	N
低肾素原发性高血压	↓	↓	N
高肾素原发性高血压	↑	↑	↑
肾血管性高血压	N/↑	N/↑	N/↑
肾素分泌性肿瘤	↑	↑	↑
嗜铬细胞瘤	↑	↑	↑
原发性醛固酮增多症	↓	↓	↑

（2）尿液常规：简单、快速、价格低廉。应多次重复检查，以明确是一过性、体位性或持续性蛋白尿。在长期随访过程中，应定期进行尿常规检查。尿常规中主要指标有：尿红细胞、尿白细胞、尿蛋白及管型。表现为：轻度蛋白尿、可出现血尿（非肾小球源性血尿）、尿液管型（以颗粒管型为主）、尿比重降低、尿渗透压降低等。

（3）24 小时尿蛋白定量：一般 2g 以上的蛋白尿多为肾小球疾病性蛋白尿，2g 以下蛋白尿的病因较复杂，可以是肾小球源性、肾小管性、组织性或渗出性蛋白尿等。无症状蛋白尿患者的预后差异大，一般功能性、一过性的大多预后良好，进展至肾功能不全的少见；持续性、进展性蛋白尿可发展至终末期肾衰竭。因此，应对无症状蛋白尿患者仔细检查蛋白尿原因，进行长期跟踪随访，掌握肾活检时机，制订合理、有效的治疗方案，评估预后。

（4）随机尿微量白蛋白或尿蛋白/尿肌酐比率：微量白蛋白尿是肾小球性疾病的一种类型，常在高血压性肾损害的早期检测到。尿微量白蛋白/肌酐的测定则校正了脱水引起的尿液浓度变化，能更好地反映尿微量白蛋白的排泄情况。清晨第一次尿或随意尿样均可。

（5）免疫指标/尿蛋白电泳：血清免疫球蛋白、红细胞沉降率、补体、类风湿因子、抗核抗体、抗双链 DNA 抗体、ENA 等，排除系统性红斑狼疮、多发性骨髓瘤、轻链沉积病等继发性肾小球疾病。尿液视黄醇结合蛋白、NAG、$α_1$- 微球蛋白、转铁蛋白和免疫球蛋白 IgG；表现为：尿 $β_2$-MG、溶菌酶和 NAG、视黄醇结合蛋白、尿 β-D- 半乳糖苷酶水平升高。尿蛋白电泳区别小球性或小管性蛋白尿、选择性或非选择性蛋白尿。

（6）血常规：了解患者有无贫血及血液方面异常。

（7）血生化：包括血糖、肝肾功能、胱抑素 C、血脂等，了解有无糖尿病、高脂血症等伴发疾病，了解肾功能情况。

（8）肝炎病毒指标检查：包括乙型肝炎病毒、丙型肝炎病毒、艾滋病病毒等，以了解有无慢性病毒性肝炎及肝炎病毒相关性肾病。

2. 高血压性肾损害的实验室诊断要点

（1）夜尿增多。

（2）肾小管功能损害先于肾小球功能损害。

（3）尿改变轻微（微量至轻度蛋白尿，可有镜下血尿及管型）。

（4）常有高血压的其他靶器官（心、脑、视网膜）并发症。

3. 高血压性肾损害临床治疗中的实验室监测指标

（1）ACEI 与 ARB 类药物

1）血钾：可引起醛固酮的分泌减少，钠水排泄增加，血钾增高，因此应定期检测血钾。

2）肾功能：部分患者首次应用 ACEI 与 ARB 2 周左右出现血肌酐升高，需要检查有无危险因素，如果未超过基础水平的 30%，仍然可以继续应用。有双侧肾动脉狭窄者禁用。肾功能不全患者应用 ACEI 与 ARB 要慎重，尤其注意防止高钾血症。

（2）利尿药：①当 GFR < 30ml/min 时，噻嗪类利尿药治疗反应差，应更换为襻利尿药，噻嗪类利尿药和襻利尿药使用时注意低钠、低钾和低氯的发生；②电解质：潴钾利尿药使用时注意高钾血症的发生，肾功能不全者慎用。

（二）临床病理在高血压性肾损害中的作用和选择

小动脉良性肾硬化发生在原发性高血压 10～15 年后。其特征性病理改变是血压水平越高，肾损害越严重，肌内膜肥厚和玻璃样变。入球小动脉玻璃样变是最早表现，小叶间动脉和弓状动脉内膜增厚、管腔变窄，可导致肾小球和肾小管缺血性病变，局灶性肾小球硬化，同时伴有肾小管萎缩，基底膜增厚及间质纤维化等。但良性肾硬化病理改变非高血压特异性改变，60 岁以上的人群及糖尿病患者中多数可见某种程度的良性肾硬化。良性肾硬化进展缓慢，血压水平与肾损害之间呈较平缓的线性关系，可长时间没有蛋白尿和肾功能的严重损伤。随着血压长期逐渐升高，肾血管自身调节功能下，患者可在肌酐水平开始升高或出现蛋白尿后的 10 年内发生终末期肾病。

恶性肾硬化相对少见，仅见于 1%～59% 的高血压患者。随着有效抗高血压药物的广泛应用，恶性高血压急性肾损害的临床表型更为少见。恶性肾硬化病理改变为两种特征性改变：①小动脉血管内皮细胞变性、脱落及内膜水肿，严重者可见内膜及管壁纤维素坏死，血栓形成；②弓状动脉至小叶间动脉肌内膜高度增厚，细胞外基质明显增加呈"洋葱皮"样外观，管腔高度狭窄甚至闭塞。恶性肾硬化进展迅速，血压与肾损害之间呈非常陡峭的线性关系。肾功能多数在血压升高的同时恶化，部分患者起病初期肾功能正常，随病变发展肾功能进行性恶化，数周或数个月内进入终末期肾衰竭。

（三）影像超声在高血压性肾损害中的价值

1. 影像学检查肾脏多无变化，发展致肾衰竭时可出现肾脏不同程度的缩小。

2. 肾内血管彩色多普勒超声能早期发现高血压性肾损害。

3. 静脉肾盂造影可显示肾脏形态及排泄功能。

4. 腹部 CT 及 MRI 检查可显示肾脏形态改变及肾实质病变的基本情况。

5. 放射性核素检查早期即出现肾功能损害。

小　结

本章首先简述了高血压性肾损害的临床病因学、临床症状分期，依据诊疗指南，介绍高血压性肾损害的分期和分型的标准，并依据指南结合临床，介绍了高血压的实验室诊断、肾脏疾病的实验室诊断、高血压性肾损害的实验室诊断要点、高血压性肾损害临床治疗中的实验室监测指标以及临床病理和影像学技术在高血压性肾损害诊断、治疗检测中的应用。本章内容，总体依据第 9 版《内科学》，同时将近年实验室指标有新的进展及目前共识的检验指标纳入系统。

（梁红萍）

第十二章

狼 疮 肾 炎

系统性红斑狼疮（systemic lupus erythematosus，SLE）的肾脏损害称为狼疮肾炎（lupus nephritis，LN），是 SLE 最常见和最重要的并发症。临床表现为蛋白尿、血尿、管型尿乃至肾衰竭。50%～70%的 SLE 病程中会出现肾脏受累，肾衰竭是 SLE 的主要死亡原因之一。临床检验与病理检查在 LN 的诊断、分型、病情监测、疗效和预后评估中起着重要作用。

一、疾病概论

（一）分类特点

SLE 是一种主要累及育龄期女性的系统性自身免疫性疾病，可累及多器官和多系统，肾脏是最常受累的器官，约 100% 的 SLE 病理检查存在肾损害。当自身抗体与靶抗原形成的免疫复合物沉积于肾小球，引起补体活化及炎性损害时即为 LN。2009 年美国风湿病学会（American College of Rheumatology，ACR）提出"SLE 分类标准"的六项免疫学标准中，抗 dsDNA、Sm 抗体和补体 C3、C4 三项免疫学指标均与 LN 的发病密切相关（表 12-1）。25.8% 的 SLE 患者在确诊时已合并 LN，27.9%～ 70% 的患者在病程中逐渐发展为 LN，严重影响着 SLE 的临床症状和预后。

表 12-1　2009 年美国风湿病学会（ACR）推荐 SLE 分类标准

临床标准	免疫学标准
1. 急性或亚急性皮肤型狼疮	1. ANA 阳性
2. 慢性皮肤型狼疮	2. 抗 dsDNA 抗体阳性（ELISA 方法需 2 次阳性）
3. 口鼻部溃疡	3. 抗 Sm 抗体阳性
4. 脱发	4. 抗磷脂抗体阳性：
5. 关节炎	狼疮抗凝物高阳性
6. 浆膜炎　胸膜炎和心包炎	或梅毒血清学试验假阳性
7. 肾脏病变　尿蛋白＞0.5g/24h 或有红细胞管型	或中水平阳性的抗心磷脂抗体
8. 神经病变　癫痫、精神病、多发性单神经炎、脊髓炎、外周或脑神经病变、急性精神错乱	或抗 β_2- 糖蛋白 I 抗体阳性
9. 溶血性贫血	5. 补体降低　C3、C4 或 CH50
10. 至少 1 次白细胞减少（＜4×10⁹/L）或淋巴细胞减少（＜1×10⁹/L）	6. 直接抗人球蛋白试验（Coombs）阳性（无溶血性贫血）
11. 至少 1 次血小板减少（＜100×10⁹/L）	

注：SLE 诊断需满足 4 项标准，其中包括至少 1 项临床标准和 1 项免疫学标准。

（二）临床分期分型

LN 分型主要依据 2003 年国际肾脏病学会 / 肾脏病理学会（International Society of Nephrology/Renal Pathology Society，ISN/RPS）推荐的"狼疮肾炎分型标准"（表 12-2），其中以Ⅳ型最为常见，约占

40%；Ⅲ型和Ⅴ型次之，分别为 25% 和 15% 左右，Ⅰ型和Ⅱ型约占 20%。不同病理分型与疾病严重程度、疗效和预后密切相关。

表 12-2 狼疮肾炎分型标准（ISN/RPS 2003）

分型	名称
Ⅰ	微小系膜型 LN
Ⅱ	系膜增生型 LN
Ⅲ	局灶型 LN（累及 <50% 肾小球） （A）：活动性病变 （A/C）：活动性伴慢性病变 （C）：慢性病变
Ⅳ	弥漫型 LN（累及≥50% 肾小球） 可分为：节段性（Ⅳ-S）或全球性（Ⅳ-G） （A）：活动性病变 （A/C）：活动性伴慢性病变 （C）：慢性病变
Ⅴ	膜型 LN
Ⅵ	进展硬化型 LN（≥90% 的肾小球表现为全球硬化，不伴残余的活动性病变）

二、诊断标准与诊断流程

LN 是 SLE 最常见的临床表现，早期诊断和积极治疗极大地影响着 SLE 预后。

（一）诊断标准

根据 2012 年 ACR《狼疮性肾炎筛查、治疗及管理指南》中的诊断标准，在确诊为 SLE 的基础上，有下列 1 项即可诊断为 LN：①持续性尿蛋白 >0.5g/24h 或试带法尿蛋白 >+++；②细胞管型；③肾组织活检证实存在免疫复合物介导的肾小球肾炎。

（二）诊断策略

1. 根据 2009 年 ACR 推荐的"SLE 分类标准"（见表 12-1），确诊为 SLE。

2. 根据 2012 年 ACR 制定的"狼疮肾炎筛查、治疗及管理指南"中的诊断标准，首选尿常规或尿蛋白定量检测。检测结果符合下列一项即可诊断为 LN：①持续性蛋白尿 >0.5g/24h 或试带法尿蛋白 >+++。随机尿蛋白/肌酐 >0.5 可替代 24 小时尿蛋白定量。②细胞管型。无尿路感染情况下，红细胞 >5/HP，白细胞 >5/HP 可替代细胞管型。

3. 在应用免疫抑制剂前或 SLE 发病 1 个月内，若患者：①初始尿蛋白 >1.0g/24h；②短时内连续 2 次以上尿蛋白≥0.5g/24h 合并血尿（红细胞≥5/HP）或细胞管型；③临床实验室检查发现无低血容量、败血症和药物等诱因的血肌酐进行性升高，需行肾组织活检，明确病理分型、指导治疗和评估预后。

4. 初诊未发现肾炎的患者应每 6 个月进行选择性的实验室检查，密切观察是否出现肾脏损害，便于早期诊断。

（三）LN 的诊断流程

LN 的具体诊断流程见图 12-1。

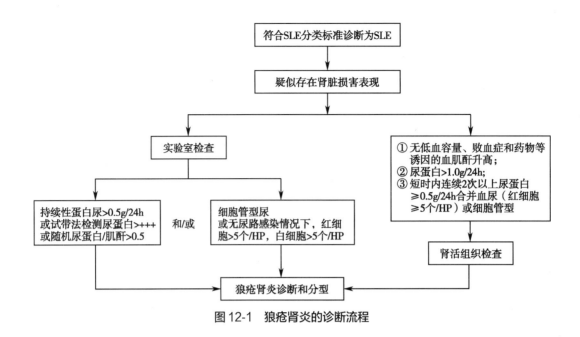

图 12-1　狼疮肾炎的诊断流程

三、狼疮肾炎的检验与病理

临床检验与病理检查是诊断和评价 LN 的重要依据,临床检验对于指导 LN 的诊断和鉴别诊断、监测病情和判断疗效具有重要意义。在临床和实验室检查均不能准确评估组织学病变时,肾活检必不可少。肾活检对于了解 LN 分型、指导治疗及判断预后具有积极意义。

（一）临床检验在狼疮肾炎诊疗中的作用和选择

1. 诊断和鉴别诊断

（1）原发病诊断:根据 2009 年 ACR 推荐的"SLE 分类标准",LN 原发病 SLE 诊断需满足 4 项标准,其中包括至少 1 项临床标准和 1 项免疫学标准,见表 12-1。

（2）LN 诊断:临床检验是 LN 诊断最重要和有效的方法,2012 年 ACR 制定的"狼疮肾炎筛查、治疗及管理指南"将 LN 的诊断标准定义为在确诊为 SLE 的基础上,①持续性蛋白尿 >0.5g/24h 或试带法尿蛋白 >+++;②细胞管型。详见 LN 诊断策略。

（3）鉴别诊断:LN 易被误认为原发性肾小球肾炎,需通过检查有无多系统、多器官受累表现,多次检查血清 ANA、抗 dsDNA 抗体、抗 Sm 抗体等免疫学指标进行鉴别,必要时行肾活检,了解是否有免疫复合物沉积。

2. 监测病情　对 LN 患者进行定期实验室检查可用于了解肾炎的活动情况、掌握肾功能的变化动向、监测疾病恶化以及评估疗效。2012 年 ACR 制定的"狼疮肾炎筛查、治疗及管理指南"推荐 LN 患者的监测建议见表 12-3。

表 12-3　狼疮肾炎患者监测建议:间隔时间(月)

病情	尿常规	尿蛋白/肌酐	血肌酐	C3/C4 水平	抗 dsDNA 抗体
活动期肾炎,初始治疗	1	1	1	2	3
有活动肾炎史,目前不活动	3	3	3	3	6
妊娠活动期肾炎,初始治疗	1	1	1	1	3
有肾炎活动史,目前妊娠时未活动	1	3	3	3	3
无既往或当前肾炎病史	6	6	6	6	6

（1）尿常规：是监测 LN 病情最重要和最有效的方法。①细胞：尿中红细胞通常为破碎或畸形，也称非均一性，提示炎症病变位于肾小球或肾小管间质；②管型：颗粒和脂肪管型反映蛋白尿状态，而红细胞、白细胞和混合细胞管型反映了肾炎状态。细胞管型消失后重新出现伴有显著的蛋白尿是肾炎复发的早期和可靠指标，多数患者通常在抗 dsDNA 抗体滴度升高或补体 C3 水平下降之前数周出现。广泛的蜡样管型见于慢性肾衰竭。重度增生性肾炎由于在慢性肾损害基础上出现进行性小球和小管严重病变，尿沉渣可见各类细胞和管型。

（2）血肌酐：是了解肾小球滤过率变化较为实用的指标，重复检测血肌酐变化超过 20%～30%，提示肾功能显著受损，即使始终处于正常范围，也应引起重视。血肌酐的动态变化是 LN 需长期治疗的预测因子。

（3）随机尿蛋白 / 肌酐：用于估计蛋白尿严重程度及治疗后蛋白尿情况，其比值通常接近 24 小时尿蛋白定量结果。

（4）抗 dsDNA 抗体：参与 LN 发病，是其独立危险因素，抗体滴度的改变比其绝对值更有价值。抗 dsDNA 抗体阳性的 SLE 患者 LN 的发生率较高，抗体滴度上升的患者必须严密监测 LN 活动迹象。

（5）补体 C3、C4：可用于监测 LN 的活动性和指导治疗。由于 C4 水平降低在 LN 患者中较普遍，而 C3 水平与重复肾活检的肾组织学改变密切相关，因此 C3 是监测疾病活动时的优先选择。

除此之外，抗 C1q 抗体在病理活检确诊的活动性 LN 中阳性率较高；已诊断的 SLE 患者，密切监测抗 C1q 抗体滴度有助于早期识别 LN 复发，抗体滴度通常在 LN 复发前数周至半年开始升高。还可以对抗磷脂抗体与血脂进行间断监测，警惕血管内血栓形成。近年来一些新的生物标志物可用于监测 LN，如单核细胞趋化蛋白 -1 和抗 α- 辅肌动蛋白抗体等，但这些标志物的特异性仍需进一步明确和论证。

3. 指导治疗

（1）完全缓解：尿蛋白 / 肌酐 ＜0.5（即尿蛋白 ＜0.5g/24h）和血肌酐正常或接近正常，即血肌酐异常患者应控制在超出正常范围 10% 以内。

（2）部分缓解：尿蛋白减少≥50% 和血肌酐正常或接近正常。

（3）改善：任何尿蛋白减少和血肌酐趋于正常或稳定。

（4）复发：血肌酐再次增加≥30% 和尿沉渣有疾病活动的征象。无论有无蛋白尿，肾小球性血尿红细胞增加≥10/HP；蛋白尿再现，包括在完全缓解后尿蛋白 / 肌酐再次≥1.0 或部分缓解后尿蛋白 / 肌酐≥2.0。

（二）临床病理在狼疮肾炎诊疗中的作用和选择

若无禁忌，推荐 SLE 患者在使用免疫抑制剂前或发病 1 个月内行肾活检，活检指征详见 LN 诊断策略。

1. 病理分型　推荐使用 2003 年 ISN/RPS 制定的"狼疮肾炎分型标准"（见表 12-2），但在临床使用时应注意，该标准主要用于评估肾小球的病理损害，LN 在肾小球损害的同时，往往合并肾小管间质及血管病变，甚至是与肾小球病变程度不对应的严重病变。

2. 判断疾病活动性　对于 LN 在区分病理类型的同时，还应评价其活动指数和慢性指数，目前多采用 Austin 评分系统进行评价，见表 12-4。

3. 指导治疗　目前 LN 尚无统一的标准治疗方案，以控制狼疮活动、阻止肾脏病变进展、最大限度地降低药物治疗副作用为主要目的。应根据临床表现、病理特征及疾病活动程度制订个体化治疗方案。活动性指标高者，肾损害进展较快，经积极治疗仍可以逆转；慢性指标提示肾脏不可逆的损害程度，药物治疗只能减缓而不能逆转慢性指数的继续升高。

4. 判断预后

（1）LN 病理分型在判断预后中的作用：通过 LN 病理分型可初步预测患者预后情况，通常Ⅰ型和Ⅱ型预后较好，Ⅳ型和Ⅵ型预后较差。但 LN 的病理类型是可以转换的，Ⅰ型和Ⅱ型者有可能转变为较差的类型，Ⅳ型和Ⅴ型者经过免疫抑制剂的治疗，也可以有良好的预后。

表 12-4　狼疮肾炎肾脏病理活动度 Austin 评分

病变类型	指数积分量化值		
	1	2	3
活动性病变指数（积分 0～24 分）			
肾小球			
毛细血管内细胞增生（细胞数/肾小球）	12～150	151～230	>230
白细胞浸润（个/肾小球）	2	2～5	>5
纤维素样坏死，核碎裂（%）[a]	<25	25～50	>50
微血栓，内皮下透明物质沉积（白金耳，%）	<25	25～50	>50
细胞性新月体（%）[a]	<25	25～50	>50
肾小管			
间质炎症细胞浸润（%）	<25	25～50	>50
慢性病变指数（积分 0～12 分）			
肾小球			
肾小球硬化（%）	<25	25～50	>50
纤维性新月体（%）	<25	25～50	>50
肾小管萎缩（%）	<25	25～50	>50
肾小管			
间质纤维化（%）	<25	25～50	>50

注：[a] 项目为计分 ×2（核碎裂、纤维素样坏死和细胞性新月体由于对于预后影响较大积分加倍）

（2）LN 活动度评分在判断预后中的作用：活动指数 >12，患者 10 年肾脏生存率为 60%，但是任何一种活动性病变均不能单独预测肾脏预后。慢性指数较活动指数在肾脏预后判断中更有意义，慢性指数 =1 分，10 年肾脏生存率为 100%；2～3 分为 68%；>4 分则仅为 32%。可见即使慢性指数较低也可能提示预后不良；且每一项慢性指标，特别是肾小管萎缩，对于预后均具有提示作用。

5. 狼疮肾炎重复肾活检指征　每 3～6 个月应对 LN 患者进行全面评估，如病情变化或对免疫抑制剂及生物制剂应答欠佳以及疾病复发，均应考虑重复肾活检。

（1）无法解释的蛋白尿加重：非肾病患者自基线水平尿蛋白增加 >2g/24h 或肾病患者增加 >50%。尿蛋白 >3g/24h，或持续肾小球性血尿伴尿蛋白 >2g/24h，尤其当 C3 降低时。

（2）无法解释的肾功能恶化：血清肌酐反复升高 >30%。

（3）肾炎或肾病复发。

（三）影像超声在 AKI 中的价值

参见第六章肾小球肾炎。

小　结

本章首先介绍 LN 与其原发病 SLE，依据 ISN/RPS 标准介绍 LN 的分型，并依据 ACR 指南结合临床介绍了 LN 的诊断标准、策略和流程，最后重点剖析了临床实验室及病理检查在 LN 诊断与鉴别诊断、病情监测、疾病活动性判断、治疗指导和预后评估中的作用和选择。本章内容总体依据 2012 年 ACR 制定的"狼疮肾炎筛查、治疗及管理指南"，系统归纳了目前共识的检验与病理指标，对新的生物标志物也作简要介绍。

（刘彦虹）

第十三章

高尿酸血症肾病

高尿酸血症肾病（hyperuricemic nephropathy）是指由于血尿酸产生过多或排泄减少形成高尿酸血症（hyperuricemia）所致的肾脏损害，临床表现有小分子蛋白尿、尿酸结石、水肿、高血压、尿尿酸增高及肾小管功能受损等。随着我国人民生活水平提高和生活方式的改变，特别是蛋白质、富有嘌呤的食物和富含果糖的饮食增加，高尿酸血症的患病率呈逐年上升且年轻化趋势，在成年人中高尿酸血症的患病率为 8.4%～13.3%，已经成为威胁我国人民健康重要的公共卫生问题。随之，高尿酸血症肾病的发病率也显著增长，目前国内尚无高尿酸血症肾病的确切发病率，在发达国家正常人群中的高尿酸血症肾病比例约为 5%。另外，肾脏疾病也是发生高尿酸血症的重要病因，且高尿酸血症是慢性肾脏病（CKD）最常见的并发症之一。在 IgA 肾病患者队列中的研究显示：高尿酸血症是肾功能进展的独立危险因素，且该作用独立于患者的基线肾小球有效滤过率（eGFR）水平。

一、疾病概论

（一）分类特点

尿酸是嘌呤代谢的终产物，在血中主要以尿酸盐的形式存在。正常状态下，每天生成尿酸约 700mg，其中 2/3 经肾脏排泄，1/3 从肠道排泄，另有极少量由汗腺排泄。从肾脏排泄的尿酸主要有 3 个途径：肾小球滤过、肾小管重吸收和分泌。从肾小球滤过的尿酸，在近曲小管几乎全部被重吸收，最后从尿中排出的尿酸主要由远端小管分泌，最终，6%～10% 经肾小球滤过的尿酸排出体外。引起高尿酸血症的原因见表 13-1。

表 13-1　引起高尿酸血症的原因

	原发性	继发性
合成增加	特发性的 遗传代谢紊乱	饮食嘌呤的摄入量增加 核酸更新周期增快（白血病、骨髓瘤、放疗、化疗、外伤） 银屑病 改变的 ATP 分解代谢 组织缺氧 先兆子痫 乙醇
排泄减少	特发性的	急性或慢性肾功能疾病 肾重吸收增加 分泌减少 导致中毒 有机酸（如乳酸、乙酰乙酸） 水杨酸（低剂量） 噻嗪类利尿药 21 三体综合征（唐氏综合征）

当尿酸盐沉积于肾髓质间质组织或尿酸沉积于远端集合管管腔造成肾实质损害即为高尿酸血症肾病。

除尿酸结晶沉积导致肾小动脉和肾间质炎症引起肾脏损伤外，高尿酸血症还可以诱导氧化应激，引起肾小球性高血压和肾血流量减少，也可通过诱导线粒体钙超载诱导血管内皮功能障碍，激活肾素-血管紧张素系统（RAS），进一步导致肾间质性纤维化和肾小球硬化。在 CKD 进展过程中，高尿酸血症有加速肾小球性高血压和血管损伤的作用，是肾间质血管病变的独立危险因素，导致临床蛋白尿和肾衰竭的发生。另一方面，高尿酸血症引起肾脏产生尿酸盐结晶和结石，导致梗阻性肾病的发生和发展，最终导致终末期肾病。

（二）临床分型

高尿酸血症时，尿酸盐沉积在肾脏可直接导致慢性尿酸盐肾病、急性尿酸性肾病和尿酸性肾石症；另一方面，肾脏疾病影响尿酸的排泄，发生继发性高尿酸血症，高尿酸血症又可导致/加重肾脏疾病。已证实高尿酸血症是慢性肾脏病的独立危险因素。

1. 急性高尿酸血症肾病　是严重的高尿酸血症导致过量尿酸沉积并阻塞肾小管引起的少尿或无尿性急性肾损伤。发生于血清尿酸浓度迅速大幅度地升高，大量尿酸从肾小球滤过，超过肾小管重吸收能力。随着尿液进一步浓缩，尿液 pH 降低，大量尿酸盐从尿液中析出，这些非离子状态的尿酸结晶在集合管急骤沉积，引起肾小管内尿流阻塞，并可累及肾盂和输尿管。沉积在肾小管内的结晶体使肾小管内压力增高，肾小球滤过率下降，导致急性肾功能损害，严重时可引起急性肾衰竭。急性尿酸性肾病常突然发生，多见于淋巴瘤和骨髓增殖性疾病或恶性肿瘤使用细胞毒性药物治疗时，释放出过多的核蛋白，参与嘌呤代谢途径，尿酸产生增加。此外，癫痫持续状态引起的急性缺血性肌细胞损害和糖原沉积病以及糖尿病酮症酸中毒等，均可抑制尿酸在远端小管的分泌而致血尿酸急剧升高，产生急性高尿酸血症肾病。确诊常需肾活检，排除小管间质性肾炎等。肾脏病理可见肾小管不同程度变性、坏死，伴有部分肾小管萎缩和肾间质纤维化。肾小球无明显病变或毛细血管襻缺血皱缩。偏光显微镜可见到肾小管腔内尿酸结晶沉积。

2. 慢性高尿酸血症肾病　又称为痛风性肾病，较常见于中年及以上，绝大多数伴有痛风性关节炎或痛风石。慢性尿酸性肾病是肾实质病变的常见类型，有两种不同的损害形式。①间质性肾炎：当血清尿酸>480μmol/L 时，在血中呈饱和状态的尿酸盐在肾间质析出结晶，在肾锥体沉积，刺激局部发生化学炎症反应，单核细胞、淋巴细胞和浆细胞浸润。早期仅有轻度的蛋白尿和少量红细胞，肾功能表现为尿浓缩稀释能力减退，肾小球滤过率正常。随着病情进展，逐渐影响肾小球滤过功能，导致肾硬化，发生高血压和氮质血症。尿酸升高水平与肾功能损伤程度可不匹配，确诊往往需要肾活检证实肾组织中有尿酸盐结晶沉积。晚期慢性尿酸性肾病可导致肾小球滤过率下降和慢性肾衰竭。②肾中、小动脉硬化：痛风肾患者常伴有肾实质血管肥大、血管性肾硬化、肾小球基膜增厚、肾小球纤维化，可能与痛风患者常有高血压和高脂血症有关。

3. 尿酸肾结石　是由尿酸在肾实质和尿路中析出的结晶所致，主要原因为持续性酸性尿（尿 pH 常<6.0）、高尿酸尿和尿量不足。常表现为腰痛和血尿，表现为发热、少尿、无尿、肾积水、肾实质萎缩、血肌酐升高等。尿沉渣检查可见尿酸盐结晶。

二、诊断标准与诊断流程

尿酸分子量约为 168，解离常数为 5.4，在血液中以尿酸单盐形式存在，其溶解度与溶液的 pH、离子强度有关，酸性尿或酸性环境下溶解度约为碱性尿的 10%。

（一）高尿酸血症的诊断

1. 诊断标准　《中国肾脏疾病高尿酸血症诊治的实践指南（2017 版）》中，根据流行病学定义，正常嘌呤饮食状态下，非同日 2 次空腹血尿酸（serum uric acid, sUA）水平，男性和绝经后女性>420μmol/L，非绝经期女性>360μmol/L。

2. 分型　根据患者低嘌呤饮食 5 天后，留取 24 小时尿检测尿尿酸水平，分为 3 型：排泄不良型、生成过多型和混合型。尿尿酸排泄情况用尿尿酸排泄率（urinary uric acid excretion，UEUA）和尿酸排泄分数（fractional excretion of uric acid，FEUA）两个指标来表示。

(1) 尿酸排泄不良型：UEUA＜3 600μmol/(d·1.73m^2)，且 FEUA＜5.5%。

(2) 尿酸生成过多型：UEUA＞3 600μmol/(d·1.73m^2)，且 FEUA≥5.5%。

(3) 混合型：UEUA＞3 600μmol/(d·1.73m^2)，且 FEUA＜5.5%。

其中，UEUA[μmol/(d·1.73m^2)]＝尿尿酸（μmol/d）/ 体表面积（1.73m^2）；FEUA（%）＝（尿尿酸 × 血肌酐）/（血尿酸 × 尿肌酐）。

在高尿酸血症患者中，10%～25% 的患者为尿酸生成过多型，多合并排泄不良型，而超过 90% 为肾脏排泄不良。肾小球和肾小管在尿酸排泄中作用不同，肾小球滤过率下降，滤过的尿酸减少；或存在酸碱平衡紊乱时，肾小管尿酸排泄被竞争性抑制，排泌减少。无论是尿酸内源性产生过多或摄入过多，或尿酸清除率减少所致，均可引起高尿酸血症。高尿酸血症引起的肾疾病有以下几种形式：①尿酸盐在肾实质内沉积引起的痛风性肾病；②急性肾小管内沉积的尿酸结晶；③尿酸盐引起的肾结石。

（二）诊断策略

尿酸与肾脏疾病关系密切。除尿酸结晶沉积导致肾小动脉和慢性间质炎症使肾损害加重以外，许多流行病学调查和动物研究显示，尿酸可直接使肾小球入球小动脉发生微血管病变，导致慢性肾脏疾病。当高尿酸血症患者出现肾小管功能障碍，如夜尿增多、低比重尿、小分子蛋白尿等，提示高尿酸血症肾病，但尿酸水平高低与肾功能损伤程度不成比例，也很难与合并高尿酸血症的其他慢性肾脏疾病鉴别，确诊往往需要肾活检证实肾组织中有尿酸盐结晶沉积。晚期慢性尿酸盐肾病可导致肾小球滤过率下降和慢性肾衰竭。

按照基本进程，高尿酸血症肾病的诊断内容需要包括：确定风险 / 易感 / 危险因素、诊断和分期、鉴别诊断、确定并发症、疗效评价、预后判断等内容。具体诊断策略如下：

1. 高危人群、危险因子 / 诱因的寻找和确定　建立高尿酸血症和慢性肾脏病筛查，问诊和体检的规范流程，依据问诊和体检发现或排除致高尿酸血症肾病的各种因素。并根据对危险因子的判定和实验室检查结果分析确定原发疾病或者诱因。

2. 建立预警检查指标体系　选择敏感和有针对性的临床实验室和 / 或影像及其他检查，建立高尿酸血症和慢性肾脏病预警指标体系，并根据检测结果初步判定风险高低，以便早期发现和处置。

3. 诊断和分期　密切动态观察血尿酸、尿尿酸、血尿酸 / 肌酐以及估算肾小球滤过率的改变，并依据其改变进行诊断和分期。

4. 鉴别诊断　依据症状和体征，实验室和影像等检查结果及对治疗的反应等进行鉴别诊断。

5. 并发症的确定　根据常见并发症的临床表现，选择相应的检测或检查指标，判定有无并发症及严重程度。

6. 疗效评估及预后判断　结合临床症状、实验室指标，尤其是血尿酸水平和肾小球滤过率的改变情况，判定疗效和预后。

（三）高尿酸血症肾病的诊断流程

高尿酸血症可因定期的常规健康体检而发现，也可因其他的急 / 慢性疾病例行检查时发现异常的实验室结果，进而发现个体具有高尿酸血症的高危因素，或探查和肾脏以及尿路有关的症状 / 体征时发现，亦有通过人群筛查发现异常的实验室结果并最终诊断为高尿酸血症肾病。

具体诊断分级流程见图 13-1。

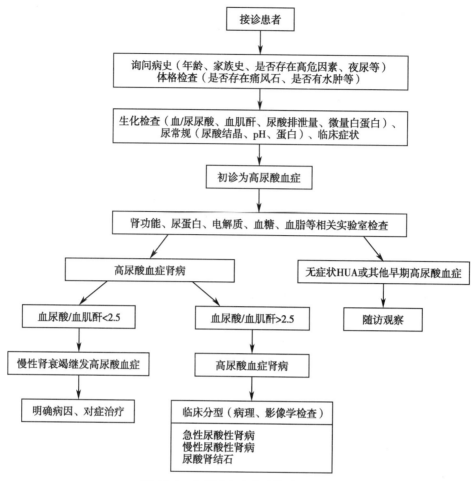

图 13-1　高尿酸血症肾病的诊断流程

三、高尿酸血症肾病的检验与病理

（一）临床检验在诊疗中的作用和选择

临床检验在高尿酸血症肾病中的风险评估、预警、诊断和鉴别诊断、疗效及预后各方面发挥不同作用，具体介绍如下：

1. 风险评估　帮助确定高危人群和发现危险因子。严格意义上来讲，高尿酸血症引发的肾脏疾病是一种多因素导致的临床综合征，其风险评估应该是多因素的，实验室检查能够在一定层面上提供帮助。

（1）对痛风的风险评估：监测高危人群及确诊患者的血尿酸水平，对其进行宣教及生活方式干预。按照血尿酸水平及合并的临床症状/体征，决定药物治疗时机，肾病患者需避免使用损害肾脏药物，监测肾功能并指导药物选择，制定相应的治疗目标并进行分层管理。

（2）有创操作前的肾损害风险评估：必须考虑合适的术前预防策略（如慎用肾毒性药物及造影剂等）或咨询肾脏专科医师，采取相应的替代治疗等措施以降低术后发生肾衰竭的风险。同时对这类患者，需要常规检测血尿酸、血/尿肌酐、尿白蛋白和估算肾小球滤过率变化。

（3）白血病、淋巴瘤或者其他恶性肿瘤：需要进行放疗或化疗会对肾脏产生毒性损伤时，术前常规评估肾小球和肾小管的功能状态，建议检测血/尿尿酸、肾小球滤过率（GFR）、尿白蛋白和 α_1- 微球蛋白及尿常规检测，根据评估结果确定化疗方案。

（4）继发高尿酸血症：即使是微小的血清肌酐升高或者 GFR 降低，可能都会导致无法逆转的急性肾损伤。对于这类患者，要动态检测血清肌酐、尿量，必要时可以用更加敏感的 GFR 指标如胱抑素 C（CysC）。基础代谢功能检测组合（basic metabolic panel，BMP）也可用于评估和监测患者的肾脏功能。

2. 预警指标体系　亲属中有高尿酸血症或痛风患者，久坐、高嘌呤、高脂饮食等不良生活方式者，存在肥胖、代谢异常性疾病、心脑血管疾病以及慢性肾脏病等高危人群应建立定期筛查方案，普及高尿酸血症和痛风知识，提高人群防治意识，定期监测和确定基线血尿酸水平，尽早发现并诊治高尿酸血症。

3. 诊断和鉴别诊断　血尿酸浓度受性别、年龄、种族、饮食等影响，并存在昼夜节律变化。按照流行病学定义，血中尿酸浓度超过参考区间上限为高尿酸血症，也即在正常嘌呤饮食状态下，非同日 2 次空腹血尿酸男性和绝经后女性 >420μmol/L、非绝经期女性 >360μmol/L。高尿酸血症肾病与其他原因引起的血尿酸升高的鉴别要点主要有：①高尿酸血症肾病的血尿酸和血肌酐升高不成比例，以尿酸升高较突出，而其他原因则呈比例上升；②高尿酸血症肾病常有痛风性关节炎等表现；③高尿酸血症肾病常出现于氮质血症之前。

4. 疗效和预后判断　对高尿酸血症肾病或慢性肾脏病合并高尿酸血症进行分级管理，患者的预后有所提高，但仍有相当一部分患者进展为肾衰竭。

5. 随访监测　对伴有高尿酸血症的慢性肾衰竭患者，建议治疗前全面评估肾功能和合并症、并发症情况，并在治疗过程中向患者强调规律随访监测的重要性。建议患者在监测估算肾小球滤过率（eGFR）、尿蛋白水平的同时，至少每 3～6 个月检测 1 次血尿酸水平。

6. 尿 pH 检测　尿 pH 偏酸时易形成尿酸结晶和尿酸结石，尿 pH 检测与调节可预防尿酸结晶结石形成，并可通过检测尿 pH 提示尿液碱化疗效，调整用药。

7. 尿酸的检测方法　有磷钨酸还原法、酶法、液相色谱法和同位素稀释质谱法等。同位素稀释质谱法具有良好的准确性，是尿酸测定的参考方法，但检验过程复杂、费时且成本较高。目前临床最常使用的是酶法。

（二）临床病理在高尿酸血症肾病中的作用

由于病因及病变的严重程度不同，病理改变可有显著差异，尿酸和尿酸盐在肾小管内多灶性或弥漫性沉积，几乎 100% 的高尿酸血症患者都有肾损伤。由于肾小管内沉积的尿酸盐溶解，高尿酸血症肾病典型的组织学改变可能很难检出。光学显微镜下，急性高尿酸血症肾病可见大量呈双折光的尿酸结晶在肾小管管腔、肾盂和尿道中沉积（常规切片显示放射状无色星芒状结晶；冷冻切片或纯乙醇固定的肾组织中呈蓝色针状结晶）；慢性高尿酸血症肾病可见无定形或针样尿酸盐结晶在髓质、肾间质及集合管内形成尿酸微结石。急性期尿酸盐结晶周围常有单个核细胞浸润，呈灶性炎症细胞浸润及纤维组织增生和包绕。慢性病变呈间质纤维化，肾小管上皮细胞可有坏死、萎缩。以上病变以肾髓质更为常见，肾小球无明显病变或毛细血管襻缺血皱缩。可伴有不同程度肾小动脉硬化和肾小球硬化。偏光显微镜可见到肾小管腔内尿酸结晶沉积。

（三）影像学检查在高尿酸血症肾病中的作用

1. B 超检查　肾内见强光团，其后可见彗星尾征，输尿管结石和肾盂积水。

2. X 线检查　单纯尿酸结石不显影，若混有草酸钙、磷酸钙等成分，则表现为密度不一的结石影。X 线摄片不显影时，需与黄嘌呤、次黄嘌呤结石鉴别，后两者在碱性环境中不能溶解。

3. 静脉肾盂造影　表现为充盈缺损。

4. CT　对尿酸性肾石症的诊断很有帮助，尿酸结石 CT 值为 300～400Hu，低于胱氨酸结石，但高于血块、肿瘤等病变。

小　结

　　本章首先从高尿酸血症肾病的定义、病因学、临床分型，依据《中国肾脏疾病高尿酸血症诊治的实践指南（2017版）》，介绍高尿酸血症的诊断标准、分型，以及高尿酸血症肾病的诊断策略，并依据指南结合临床，介绍了高尿酸血症肾病的诊断流程，重点介绍了临床检验和病理在高尿酸血症肾病诊疗中的作用与选择。

（李洪春　吴开杰）

第十四章

淋巴瘤肾损害

淋巴瘤起源于淋巴结和淋巴组织，其发生大多与免疫应答过程中淋巴细胞增殖分化产生的某种免疫细胞恶变有关，是免疫系统的恶性肿瘤。淋巴瘤肾损害是指淋巴结或其他淋巴组织恶性肿瘤累及肾脏，引起肾脏损害表现的疾病。一般来讲，淋巴瘤肾损害是指一些淋巴瘤能产生异常单克隆免疫球蛋白或其片段造成肾损害，以成熟 B 细胞来源的多发性骨髓瘤引起的管型肾病最为常见，且已形成专家共识，本章将着重对其诊断标准与流程及临床检验与病理进行介绍。

一、疾病概论

淋巴瘤是淋巴细胞恶性增生所形成的肿瘤，在病理学上可分为两大类：霍奇金淋巴瘤（HL）和非霍奇金淋巴瘤（NHL），其中非霍奇金淋巴瘤根据细胞起源和分化程度不同，又可分为前体淋巴细胞肿瘤、成熟 B 细胞肿瘤、成熟 T 细胞和 NK 细胞肿瘤。一般认为感染因素、免疫因素在淋巴瘤的发生过程中起到重要作用，此外物理因素、化学因素及遗传因素等也有着不容忽视的作用，而淋巴瘤往往是多种因素互相作用的结果。淋巴瘤共同的临床表现是无痛性淋巴结肿大、肝脾大、发热、贫血和恶病质等。恶性淋巴瘤引起的高钙血症和高尿酸血症可累及肾脏，患者伴发异常蛋白血症可损害肾脏；后腹膜淋巴瘤放疗、甲氨蝶呤或亚硝基脲类化疗均可损害肾脏，如尿酸性肾病或放射性肾炎等；淋巴瘤患者 3%～8% 并发淀粉样变性，产生肾病综合征；恶性淋巴瘤可引起后腹膜淋巴结肿大，压迫下腔静脉（或肾静脉）损伤肾脏。原发性肾脏淋巴瘤或者附近的淋巴瘤侵犯肾脏，可直接破坏肾脏结构，严重损害肾功能，这种情况非常少见。

多发性骨髓瘤（multiple myeloma，MM）属于非霍奇金淋巴瘤中的成熟 B 细胞来源淋巴瘤，是骨髓中浆细胞异常增生的恶性疾病，可以引起骨骼破坏、贫血等，浆细胞分泌的异常单克隆免疫球蛋白或其片段，可导致肾功能不全和免疫功能异常。MM 继发肾损伤较常见，根据肾损伤的定义不同，MM 患者初诊或在病程的不同时期，发生肾损伤的比例为 20%～50%，其中约半数肾功能可完全逆转，而其余可能演化为不同程度的肾功能不全，2%～12% 的 MM 患者需要肾脏替代治疗。MM 患者的肾损伤以管型肾病为主，经肾小球滤过的轻链超过近端小管的最大重吸收能力，到达远端肾小管，在酸性小管液中与 Tamm-Horfsall 蛋白（Tamm-Horfsall protein，THP）形成管型，阻塞远端小管，其成分还包括纤维蛋白原、白蛋白，围绕以炎症细胞及多核巨细胞；同时，轻链对近端小管细胞有直接毒性，可致成人获得性范科尼综合征。据文献报道，肾小球损害如单克隆免疫球蛋白沉积病和轻链型肾淀粉样变分别占 MM 肾脏病理类型的 22% 和 21%，值得注意的是，肾活检显示少数患者肾损伤病因与 MM 无关。

霍奇金淋巴瘤主要原发于淋巴结，特点是淋巴结进行性肿大，典型的病理特征是 R-S 细胞存在于不同类型的炎症细胞背景中，并伴有不同程度的纤维化。霍奇金淋巴瘤可并发肾病综合征，可能存在如下机制：①淋巴细胞产生某种毒性物质，使肾小球基膜通透性增加；②与体液免疫有关，有肾病综合征的霍奇金淋巴瘤患者中，肾内发现霍奇金淋巴瘤肿瘤相关抗原和肿瘤致病病毒微粒，血液循环中检出混合型冷球蛋白；③与淋巴瘤患者的 T 淋巴细胞功能缺陷有关。

二、诊断标准与诊断流程

（一）非霍奇金淋巴瘤中的 MM 继发肾损害的诊断标准

1. 血液学诊断标准 国际骨髓瘤工作组（International Myeloma Working Group，IMWG）和美国国家综合癌症网络（National Comprehensive Cancer Network，NCCN）的指南对 MM 的肾损害定义为：血肌酐＞176.8μmol/L，或内生肌酐清除率（Ccr）＜40ml/min。对肾功能平稳的慢性肾脏病（CKD）MM 患者，推荐基于肌酐检测并应用慢性肾脏病流行病学合作研究（CKD-EPI）或肾脏病饮食改良试验（MDRD）公式计算肾小球滤过率（eGFR），并依据 2013 年 KDIGO 制定的 CKD 指南对肾损伤进行分期。对有 MM 的急性肾损伤（acute kidney injury，AKI）患者，建议使用 KDIGO 的 AKI 标准进行评估。

2. 组织学诊断标准 MM 肾损伤以肾小管间质为主，部分患者可累及肾小球。临床表现为典型管型肾病者，无须常规肾活检，但下述情况应考虑肾活检：①肾小球损害为主，伴白蛋白尿＞1g/24h；②血液学平稳或缓解的 MM 患者发生 AKI；③同时存在多种因素致肾衰竭，为评估肾损伤及预测肾衰竭是否可逆（表 14-1）。

表 14-1 多发性骨髓瘤（MM）肾损伤的病理分类

病理部位	MM 肾损伤分类
肾小球	轻链型淀粉样变
	单克隆免疫球蛋白沉积病
	轻链沉积病
	重链沉积病
	轻链和重链沉积病
	其他（冷球蛋白血症、增生性肾小球肾炎）
肾小管	骨髓瘤肾病（管型肾病）
	肾小管坏死
肾间质	浆细胞浸润
	间质性肾炎
	高血钙、高尿酸、药物等所致肾损伤
肾血管	

（二）霍奇金淋巴瘤肾损害的诊断依据

霍奇金淋巴瘤主要依赖于淋巴结活检、针吸涂片、淋巴结印片及病理切片。淋巴瘤时肾病综合征的特点：①肾病综合征多在淋巴瘤病程中出现，但也可发生在淋巴瘤之前或在淋巴瘤后数个月至数年；②肾病综合征能随淋巴瘤恶化或缓解而相应地加重或减轻。淋巴瘤时肾病综合征的诊断请参见肾病综合征的诊断标准。

（三）鉴别诊断

淋巴瘤引起肾损害应与其他淋巴增生性恶性病变，白血病及其他伴有淋巴结肿大的慢性炎症性疾病，结缔组织病和实体肿瘤引起的肾损害相鉴别。

（四）诊断流程

1. 非霍奇金淋巴瘤中的多发性骨髓瘤肾损害的诊断流程，见图 14-1。

2. 霍奇金淋巴瘤肾损害目前尚没有专家共识，总结个案报道，绘出诊断流程图，供参考。霍奇金淋巴瘤肾损害的诊断流程，见图 14-2。

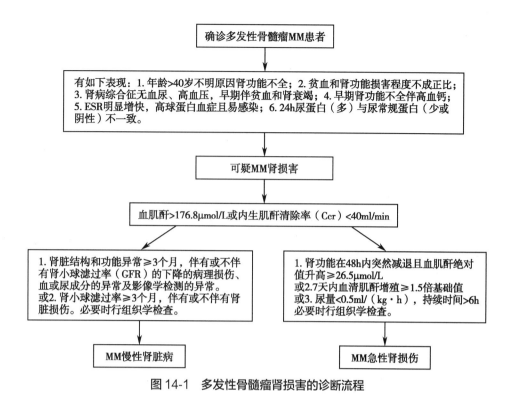

图 14-1 多发性骨髓瘤肾损害的诊断流程

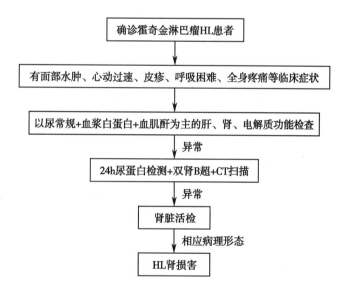

图 14-2 霍奇金淋巴瘤肾损害的诊断流程

三、淋巴瘤肾损害的临床检验与病理

（一）非霍奇金淋巴瘤中的 MM 继发肾损害的临床检验与病理

1. 临床检验在非霍奇金淋巴瘤 MM 继发肾损害的选择与作用

（1）血常规：血常规异常，可见全血细胞减少。

（2）尿液分析：包括尿常规、24 小时尿蛋白定量、尿 NAG、尿视黄醇结合蛋白（RBP），异常可见尿蛋白、血尿、24 小时尿蛋白定量 >3.5g/24h、NAG、RBP 升高等肾功能不全症状。

（3）血生化检测：白蛋白、球蛋白、胆固醇、肾功能相关指标（血清肌酐、尿酸、尿素氮）、血钙、免疫球蛋白相关指标（血清 IgG、IgA 水平、血清 β_2- 微球蛋白）。异常可见血清白蛋白降低 <30g/L、球

蛋白升高、白蛋白 / 球蛋白比值倒置、胆固醇升高、血钙升高、肾功能相关指标及免疫球蛋白相关指标升高。

（4）血免疫学检验：抗核抗体、抗心磷脂抗体、抗肾小球基膜抗体、抗中性粒细胞胞质抗体、抗髓过氧化物酶抗体、抗蛋白酶 3 抗体。异常时可见相关抗体阳性。

（5）血清 / 尿蛋白电泳、免疫固定电泳：通过血清 / 尿蛋白电泳的测定可以检测出是否存在 M 蛋白。若血清和尿蛋白电泳检测出了 M 蛋白的存在，需进一步进行血清 / 尿的免疫固定电泳对其进行分型（IgA 型、IgG 型、IgM 型、κ 型、λ 型以及混合型）。

（6）骨髓细胞学检查：非霍奇金淋巴瘤血源播散较早，骨髓中可见大量肿瘤细胞。

（7）细胞遗传学检测：CD138$^+$ 磁珠分选后 FISH[del13、del17p13、t（4；14）、t（11；14）、t（14；16）、1q21 扩增]。

2. 临床病理在非霍奇金淋巴瘤 MM 继发肾损害的作用

（1）肾小管间质病变：光镜下骨髓瘤管型伴周围巨细胞反应为 MM 管型肾病特征性改变，其多见于远曲小管和集合管，管型色泽鲜亮，中有裂隙，伴肾小管上皮细胞变性、坏死或萎缩；电镜下骨髓瘤管型一般由许多呈丝状扁长形或菱形结晶组成。少数情况下，骨髓单克隆浆细胞比例 <10%，但肾脏病理出现大量、典型的骨髓瘤管型，有助于 MM 确诊。

（2）肾小球病变

1）轻链型淀粉样变：常见于轻链型或 IgD 型 MM 中，大量淀粉样物质沉积于肾脏各部位，以肾小球病变为主。刚果红染色阳性，偏光显微镜下呈苹果绿色双折光现象，高锰酸钾处理阳性，免疫组化或免疫荧光检查淀粉样蛋白 A 阴性，游离轻链（κ、λ）抗体结果多为单一轻链阳性（λ 型多见），电镜下淀粉样物质呈细纤维状结构（直径 8~10nm），无分支、僵硬、紊乱排列。

2）单克隆免疫球蛋白沉积病：光镜下不同程度系膜基质增宽、硬化及系膜结节，肾小球、肾小管基底膜增厚，呈条带状变化，免疫荧光见游离轻链 κ 或 λ 沿肾小管基底膜和 / 或肾小球系膜结节沉积（κ 型多见）。应注意，鉴于石蜡切片免疫组化染色易发生假阴（阳）性，疑诊该类疾病者肾穿刺后即应常规留取冷冻组织行轻链 κ 或 λ 免疫荧光检测。

（二）霍奇金淋巴瘤继发肾病综合征的临床检验与病理

1. 临床检验在霍奇金淋巴瘤继发肾病综合征中的作用与选择

（1）尿蛋白 >3.5g/24h，同时血浆白蛋白 <30g/L。

（2）可能有水肿或血脂升高。

2. 临床病理在霍奇金淋巴瘤继发肾病综合征中的作用　病变肾脏重量增加，肉眼见多发性结节，少数外观正常，肾脏活检显微镜下瘤细胞于肾间质呈弥漫性浸润，引起肾实质变性、坏死和萎缩。霍奇金病并发肾小球疾病时，其病理类型多见微小病变，但也有局灶性肾炎，膜性肾病，膜增殖性肾炎及抗肾抗体型肾炎的报道，霍奇金病患者肾内可有淀粉样物质沉积。免疫荧光检查于部分并发肾小球疾病病例可见肾小球毛细血管壁上 IgG 和 C3 呈颗粒状或块状沉积。电镜下于微小病变肾病可见足突融合。

小　结

本章首先对淋巴瘤肾损害进行了疾病概述，依据 IMWG、NCCN 指南以及多发性骨髓瘤肾损伤专家共识，介绍淋巴瘤肾损害的诊断标准及依据，最后介绍了临床检验、病理在淋巴瘤肾损害中的应用。本章内容主要参考 2016 年国际骨髓瘤工作组（IMWG）、美国国家综合癌症网络（NCCN）指南和2017 年多发性骨髓瘤肾损伤专家共识，既没有改变指南，又将目前共识的检验指标纳入系统。

（卢忠心）

第十五章

间质性肾炎

肾小管间质性肾炎（tubulointerstitial nephritis，TIN）是由多种病因引起、发病机制各异、以肾小管间质炎症损伤为主的一组疾病。按其肾脏病理变化的特点分为两类。①原发性 TIN：肾脏损伤主要位于肾小管和间质，无明显的肾小球和肾血管系统病变；②继发性 TIN：肾小球和肾血管系统疾病引起的小管和间质损伤。按其肾小管间质炎症的特点分为：①以肾间质水肿、炎症细胞浸润为主的急性肾小管 - 间质性肾炎（acute tubulo-interstitial nephritis）；②以肾间质纤维化、肾小管萎缩为主的慢性肾小管 - 间质性肾炎（chronic tubulo-interstitial nephritis）。TIN 是引起肾衰竭的重要疾病，急性 TIN 占急性肾损伤的 15%～20%；原发性慢性 TIN 占慢性肾衰竭的 20%～30%。而继发性 TIN 是慢性肾脏病患者肾功能进行性衰退一个重要的决定性因素，是所有进展性慢性肾衰竭的共同途径。

一、疾病概论

（一）病因

原发性 TIN 常见的病因如下。①感染：肾盂肾炎、EB 病毒或螺旋体感染；②自身免疫性疾病：Sjögren 综合征、肾小管间质性肾炎 - 葡萄膜炎综合征、抗肾小管基底膜病；③药物性：非甾体抗炎药、抗生素、锂剂、利尿药、抗惊厥药、环孢素、中草药（马兜铃酸类中草药）等；④代谢性疾病：高尿酸血症、高钙血症、低钾血症、胱氨酸血症、高草酸盐尿；⑤遗传性疾病：巴尔干肾病；⑥血液系统疾病：镰状细胞病、轻链病、淋巴瘤等；⑦其他：放射性肾病、铅中毒等。某些原因不明性 TIN 称之为特发性 TIN。继发性 TIN 常见于各种肾小球疾病、血管性疾病、肾脏囊性疾病、尿路梗阻性疾病及反流性肾病等。

（二）临床表现

1. 急性 TIN　因其病因不同，临床表现也各异。主要表现为突然出现的少尿性或非少尿性急性肾功能不全，可伴有疲乏无力、发热及关节痛等非特异性表现。肾小管功能损伤可出现低比重及低渗透压尿、肾小管性蛋白尿及水、电解质和酸碱平衡紊乱，部分患者表现为范科尼综合征，出现糖尿、氨基酸尿、磷酸盐尿及近端肾小管性酸中毒。

（1）典型的药物相关性急性 TIN：在使用致病药物 2～3 周后出现肾功能损伤，常表现为迅速发生的少尿性或非少尿性肾功能不全，部分伴腰痛，一般无高血压和水肿，易出现全身过敏症状如发热、皮疹、嗜酸性细胞增多三联征。一些患者即使原先对某种药物能耐受，但再次使用该药时也可出现急性 TIN。此外，间断使用某种药物如利福平时也容易发生急性 TIN，即使撤药后肾功能减退仍可持续进展。非甾体抗炎药所致急性 TIN 有其特殊表现，患者多为老年女性，一般在服药数个月后发生急性 TIN，临床上常缺乏药物过敏的肾外症状及体征，多数患者可出现大量蛋白尿，且尿中尚可见红细胞及白细胞、白细胞管型增多。

（2）感染相关性急性 TIN：有严重感染的临床表现，如发热、寒战、头痛、恶心、呕吐甚至败血症的表现，不同病原体可能累及单个或多个脏器，出现相应的器官系统症状，如肺炎、心肌炎、肝损害、出凝血机制障碍等，患者常在感染后数日至数周出现腰痛、尿量异常、肾功能损害等，突出表现为少尿性或非少尿性急性肾功能不全。

（3）特发性急性 TIN：多见于青年女性，临床表现为疲乏、发热，皮疹，肌肉疼痛，眼部葡萄膜炎，部分患者有淋巴结肿大，肾脏受累表现为轻到中度的蛋白尿，常有急性非少尿性肾功能不全伴明显肾小管损伤。

2. 慢性 TIN   患者常常缺少自觉症状，一般无水肿和高血压，出现与慢性肾衰竭程度不成比例的严重贫血，是慢性 TIN 的临床特点。肾小管功能损伤是慢性 TIN 的特征性改变，临床上表现为糖尿、氨基酸尿、小分子蛋白、磷酸盐尿、碱性尿以及低磷血症、高钙血症、低钠血症、高或低钾血症以及肾小管性酸中毒，并可因肾髓质和肾乳头损伤导致浓缩功能障碍而出现夜尿、多尿和低比重尿。常常合并轻、中度蛋白尿，以及不同程度的肾功能不全。

因服用含马兜铃酸类成分中药(马兜铃、关木通、广防己、青木香、天仙藤、寻骨风、朱砂莲等)导致的马兜铃酸肾病目前已经成为我国慢性 TIN 的主要原发疾病。马兜铃酸肾病起病隐匿，常常因肾功能不全就诊；临床表现除肾小管功能损伤和肾功能不全外，贫血常常较明显，部分患者可合并肾脏和膀胱肿瘤。

二、诊断标准与诊断流程

(一)诊断标准

2011 年刊出的《临床诊疗指南·肾脏病学分册》指出，TIN 的诊断需要依靠感染或药物应用史、临床表现、一些实验室及影像学检查，肾脏病理是诊断 TIN 的"金标准"。肾脏病理检查示明显的肾间质炎症细胞浸润、水肿、纤维化和肾小管上皮细胞的损伤、萎缩，可诊断 TIN。其中有明显肾小球和血管病变，并且肾间质病变与肾小球和血管病变存在结构上关联者，可诊断为继发性 TIN；否则可诊断为原发性 TIN。但应注意，虽有明显肾小球和血管病变，而肾间质病变与肾小球和血管病变无结构上关联者，应考虑为原发性肾小球或肾血管疾病与原发性 TIN 并存。

(二)诊断流程

1. 出现下列情况需要考虑 TIN 的可能   ①原因不明的肾功能不全；②存在尿路梗阻或反流，有长期接触肾毒性物质或服用肾毒性药物病史；③伴有肾功能不全而无明显水肿和高血压；④轻度小分子蛋白尿，尿中 β_2- 微球蛋白、α_1- 微球蛋白及 N- 乙酰 -β-D 葡萄糖苷酶（NAG）等增加；⑤尚未确诊的低磷血症、高钾或低钾血症及代谢性酸中毒；⑥原因不明的骨软化患者。

2. 明确有无肾小管功能损伤   检测晨尿 pH、尿比重和尿中 β_2- 微球蛋白、α_1- 微球蛋白、NAG、溶菌酶以及尿中葡萄糖、氨基酸、碳酸氢盐和磷酸盐、尿钠、尿氨，明确肾小管损伤的存在和部位。

3. 肾活检明确诊断   对于可疑 TIN 的患者均应实施肾活检以明确诊断。

4. 详细追问病史，完善临床检查   尽可能明确引起慢性 TIN 的病因性疾病。

(三)鉴别诊断

1. 急性 TIN 主要应与以下疾病鉴别   ①急性肾小球肾炎：主要发生于儿童，发作前常有前驱感染，潜伏期为 10 天左右，8 周内病情可逐渐减轻至完全缓解；②急进性肾小球肾炎：肾功能损害急剧进展，常伴有少尿和无尿，临床表现以肾小球功能损害为主；③其他原因导致的急性肾衰竭。

2. 慢性 TIN 应考虑与以下疾病鉴别   ①高血压性肾损害：临床表现类似于慢性 TIN，但长期高血压病史，伴有心脏、眼底等靶器官损害有助于鉴别；②慢性肾小球肾炎：常有显著蛋白尿、血尿、水肿及高血压，肾小球功能损害先于肾小管；③糖尿病肾病：有长期明确的糖尿病病史，逐渐增加的蛋白尿，伴有眼底损害，后期出现顽固性水肿、高血压、肾功能损害等，早期易误诊为慢性间质性肾炎；④慢性肾盂肾炎：慢性肾盂肾炎在病史和细菌学上有确凿的尿路感染证据，且较少引起慢性肾功能减退。

三、TIN 的检验与病理

(一)临床检验在 TIN 诊疗中的作用和选择

急性间质性肾炎主要为尿沉渣异常和肾功能下降。典型病例尿检特点为含嗜酸性粒细胞的白细胞尿、镜下血尿、非肾病范围的蛋白尿；外周血嗜酸性粒细胞升高，药物过敏所致者可有血 IgE 升高；肾功能下降，以不明原因的突然下降为常见，血肌酐、尿素氮异常升高，并可出现难以纠正的酸中毒，二氧化碳结合力明显下降，还可引起各种类型的电解质紊乱。慢性间质性肾炎尿常规可有少量蛋白尿和白细胞，血生化可见低钙、低钾、二氧化碳结合力降低等，晚期可出现血尿素氮、肌酐升高，血红蛋白降低。

（二）临床病理在 TIN 中的作用和选择

1. 病理学检查为急性 TIN 诊断的"金标准"　除急性肾盂肾炎感染所致外，其余类型的急性 TIN 均应做肾穿刺检查，以区别肾间质浸润细胞的类型及纤维化的程度，从而帮助制订治疗方案和判断预后。急性 TIN 时，肾脏外观大小正常或轻度增大，光镜下主要表现为肾脏无硬化的间质水肿和炎症细胞浸润，可见不同程度的小管损害，例如肾小管上皮细胞刷状缘脱落、细胞扁平、管腔扩张，甚至基底膜裸露。

炎症细胞浸润类型在药物相关性 TIN 或过敏性间质性 TIN 时主要以嗜酸性粒细胞为主；细菌直接感染时以中性粒细胞浸润为主，病毒感染时以单核细胞浸润为主；特发性间质性肾炎主要是单核细胞、淋巴细胞，偶见嗜酸性粒细胞等浸润。炎症细胞常呈局灶浸润，也可呈弥漫性浸润。小管间质呈弥漫性浸润的患者，临床上常表现为急性肾功能不全。药物引起的急性小管间质性肾炎，间质浸润多从深层皮质开始。可伴有不同程度的肾小管上皮细胞变性、坏死，部分肾小管可出现再生现象，如肾小管上皮细胞核增大、深染，排列较紧密，或可见到活跃的核分裂象。肾小球和肾血管正常或病变轻微。免疫荧光检查多为阴性，有时可见 IgG、C3 沿肾小管基底膜呈线样或颗粒状沉积。电镜下可见与之部位相对应的电子致密物沉积。

随着疾病发展，可发生小管上皮细胞向成纤维细胞的转化，进展到间质纤维化。部分急性小管间质性肾炎的纤维化过程可早至病程的第 10 天开始发生，广泛的浸润、肉芽肿形成、过早开始的纤维化提示预后不良。在慢性病变阶段，细胞浸润由间质纤维化取代，小管萎缩或扩张。疾病后期出现血管和小球改变，包括肾硬化或肾小球硬化，肾脏外观不规则和缩小。

2. 病理检查对确诊慢性 TIN 有重要意义　肾脏外观缩小，双肾不对称，表面成瘢痕状，部分与包膜粘连。光镜下肾间质有不同程度的淋巴细胞与浆细胞浸润。部分病例仍可见到嗜酸性粒细胞浸润，间质小灶轻度水肿，可见局灶或弥漫性间质纤维化和瘢痕形成，肾小管扭曲，部分扩张，小管萎缩，基膜增厚。如间质性肾炎是由于肾结石或者梗阻性因素所致，还可见到肾小管内多量蛋白管型聚集，呈"甲状腺滤泡样"改变。受累区的小动脉内膜纤维性增厚，细动脉管壁透明变性。肾乳头部位常可见变形、纤维化及坏死。早期肾小球和肾小血管正常；进展的慢性 TIN 肾小球出现缺血性皱缩、肾小球周围纤维化或硬化，肾小血管可以出现动脉硬化样改变。肾间质纤维化、片状分布的肾小管萎缩和扩张是慢性 TIN 的主要特征。免疫荧光检查大多数呈阴性，但可偶然发现沿小管基底膜有 C3 或免疫球蛋白沉积，典型病例呈线样分布。电镜检查在肾间质中可见大量胶原纤维束。但马兜铃酸肾病时肾间质无明显的炎症细胞浸润，寡细胞性肾间质增宽是特征性改变。

慢性间质性肾炎的病理所见无特异性，疾病晚期与其他原因引起的终末期肾病无区别。

急性间质性肾炎与慢性间质性肾炎病理特点的比较见表 15-1。

表 15-1　急性间质性肾炎与慢性间质性肾炎病理特点比较

		急性间质性肾炎	慢性间质性肾炎
间质	细胞浸润	+ → ++++	+ → ++
	水肿	+ → ++++	± → ++
	纤维化	±	++ → ++++
小管	上皮	损伤→坏死	萎缩
	基底膜	损伤→断裂	增厚
	外形	保持正常	萎缩，扩张
小球结构		无变化→ MCD	小球周围纤维化、小球硬化
血管结构		微小变化或保持正常	不同程度硬化

（三）影像超声在 TIN 中的价值

B 超检查示急性 TIN 时双肾大小正常或增大；慢性 TIN 时双肾缩小、回声增强。

小　　结

本章主要介绍了间质性肾炎的病因、临床表现和检验、病理及影像技术在 TIN 诊断及鉴别诊断中的应用。间质性肾炎分为急性间质性肾炎（TIN）和慢性间质性肾炎（TIN）。急性 TIN 以肾间质水肿、炎症细胞浸润为主；慢性 TIN 以肾间质纤维化、肾小管萎缩为主。急性 TIN 是肾急性损伤的主要病因之一，需高度重视，常见病因为药物、自身免疫性疾病和感染，临床表现为急性肾损伤。慢性 TIN 起病隐匿缓慢，自觉症状不突出，多有原发病的全身表现，贫血较为严重，肾小管浓缩和酸化功能障碍是临床和实验室的常见表现。

（罗　萍）

第十六章

肾小管性酸中毒

肾小管性酸中毒（renal tubular acidosis，RTA）为肾脏酸化功能障碍引起的以阴离子间隙（anion gap，AG）正常的高血氯性代谢性酸中毒为特点的临床综合征，可因远端肾小管泌 H^+ 障碍所致，也可因近端肾小管对 HCO_3^- 重吸收障碍所致，或者两者均有。主要临床表现有：高氯性、正常阴离子间隙性代谢性酸中毒，水、电解质紊乱，低钾血症或高钾血症，低钙血症，多尿，肾性佝偻病或骨软化症及肾结石等。

一、疾病概论

按病变部位和功能障碍的特点，临床上将 RTA 分为 4 型，即远端肾小管性酸中毒（Ⅰ型，即 distal renal tubular acidosis，dRTA）、近端肾小管性酸中毒（Ⅱ型，即 proximal renal tubular acidosis，pRTA）、混合型肾小管性酸中毒（Ⅲ型 RTA）、高血钾型肾小管性酸中毒（Ⅳ型 RTA）。

（一）分类特点

1. Ⅰ型　根据病因可分为原发性和继发性 dRTA 两型。

（1）原发性 dRTA：为远端肾小管先天性功能缺陷，常与遗传有关，多为先天性肾脏酸化功能缺陷，无明显系统疾病。

（2）继发性 dRTA：可继发于多种病因，如肾毒性药物、甲状旁腺功能亢进、干燥综合征和系统性红斑狼疮等自身免疫性疾病、肝炎病毒感染及肾盂肾炎等。

2. Ⅱ型　由近端肾小管重吸收 HCO_3^- 功能障碍导致的 pRTA，也可分为原发性和继发性。

（1）原发性 pRTA：为遗传性近端肾小管功能障碍，多为常染色体隐性遗传，与基底侧的 Na^+-HCO_3^- 协同转运蛋白（NBCe1）的突变相关。

（2）继发性 pRTA：见于各种获得性肾小管间质病变，最常见的病因为药物性，以及系统性遗传性疾病（如 Lowe 综合征、糖原累积症等）和获得性疾病（如重金属中毒、维生素 D 缺乏、多发性骨髓瘤及淀粉样变等）。

3. Ⅲ型　又称混合型肾小管性酸中毒，特点是同时存在Ⅰ型和Ⅱ型 RTA，高血氯性代谢性酸中毒明显，尿中同时存在 HCO_3^- 的大量丢失和 NH_4^+ 排出减少，症状较严重。

4. Ⅳ型　此型 RTA 是由于醛固酮分泌绝对不足或相对减少（肾小管对醛固酮反应减弱），导致集合管排出 H^+ 及 K^+ 同时减少，从而发生高血钾和高氯性 AG 正常的代谢性酸中毒。据病因可分为

（1）原发性Ⅳ型 RTA：主要表现为低醛固酮血症，少数患者可表现为肾小管对醛固酮反应减低（此时称为假性醛固酮缺乏症），同时伴有高钾血症和高氯血症性代谢性酸中毒，血 HCO_3^- ＜21mmol/L。

（2）继发性Ⅳ型 RTA：多由后天获得性疾病所致，包括肾上腺皮质疾病和/或肾小管-间质疾病及某些药物等。

（二）临床表现

1. Ⅰ型 RTA/dRTA

（1）高血氯性代谢性酸中毒：尿液 pH 常＞5.5，血 pH 下降，血清氯离子（Cl^-）浓度增高，但 AG 正常。可有厌食、恶心、呕吐、心悸、气短、乏力等症状。

（2）低钾血症：常出现肌无力和软瘫现象，重症可引起低钾性麻痹、心律失常及低钾性肾病（呈现多尿及尿浓缩功能障碍）。

（3）钙磷代谢障碍：因酸中毒抑制肾小管对钙的重吸收，并使 $1,25\text{-}(OH)_2D_3$ 生成减少，因此患者出现高尿钙、低血钙，继发甲状旁腺功能亢进，导致高尿磷、低血磷。严重的钙磷代谢紊乱常引起骨病（骨痛、骨质疏松及骨畸形）、肾结石及肾钙化。

2. Ⅱ型 RTA/pRTA

（1）高血氯性代谢性酸中毒：尿液 pH 可维持正常，也可降至 5.5 以下，血 pH 下降，血清氯离子（Cl^-）浓度增高，但 AG 正常。长期慢性高血氯性代谢性酸中毒，可导致小儿营养不良与生长发育迟缓，成人可表现为骨密度降低。

（2）低钾血症：尿钾排出增加，伴有多尿、烦渴、多饮等。由于 pRTA 患者无高尿钙，因此肾结石及肾钙化的发生率低。

3. Ⅲ型 RTA　兼有Ⅰ型和Ⅱ型的临床表现。

4. Ⅳ型 RTA

（1）高血钾高血氯性 AG 正常的代谢性酸中毒。

（2）酸中毒及高血钾的程度与肾功能不全严重度不成比例。

（3）由于远端肾小管泌 H^+ 障碍，故尿 NH_4^+ 减少，尿 pH > 5.5。

二、诊断和诊断策略

（一）诊断

目前 RTA 没有规范诊断指南和相关专家共识，诊断依据是《内科学》（第 9 版）。

1. Ⅰ型 RTA/dRTA　具有以下特征可诊断 dRTA。

（1）AG 正常的高血氯性代谢性酸中毒。

（2）可伴有低钾血症（血 K^+ < 3.5mmol/L）及高尿钾（当血 K^+ < 3.5mmol/L 时，尿 K^+ > 25mmol/L）。

（3）尿总酸和 NH_4^+ 显著降低（尿总酸 < 10mmol/L，NH_4^+ < 25mmol/L）。

（4）尿 pH > 5.5。

如动脉血 pH 正常，怀疑有不完全性 dRTA 时，可进行氯化铵负荷试验（有肝病者可用氯化钙代替），如血 pH 和二氧化碳结合力明显下降，而尿 pH > 5.5，则为阳性，即可诊断。

2. Ⅱ型 RTA/pRTA　具有以下特征可诊断 pRTA。

（1）AG 正常的高血氯性代谢性酸中毒。

（2）可伴有低钾血症（血 K^+ < 3.5mmol/L）及高尿钾（当血 K^+ < 3.5mmol/L 时，尿 K^+ > 25mmol/L）。

（3）尿中 HCO_3^- 升高。

不完全性 pRTA 确诊需行碳酸氢盐重吸收试验，患者口服或静脉滴注碳酸氢钠后，尿 HCO_3^- 排泄分数 > 15% 即可诊断。

3. Ⅲ型 RTA　兼有Ⅰ型和Ⅱ型 RTA 的诊断要点。

4. Ⅳ型 RTA　本型 RTA 多见于某些轻、中度肾功能不全的肾脏患者。具有以下特征可诊断Ⅳ型 RTA。

（1）高血钾高血氯性 AG 正常的代谢性酸中毒。

（2）尿 NH_4^+ 减少。

（3）血醛固酮水平降低或正常。

（二）诊断策略

按照上述诊断标准，各型 RTA 的诊断内容包括：确定易感/危险因素、诊断、鉴别诊断、确定并发症、疗效评价、预后判断等内容。具体诊断策略如下：

1. 高危人群、诱因的寻找和确定　建立 RTA 筛查问诊和体检的规范流程，依据问诊和体检发

现 / 排除致 RTA 的各种因素。确定高危人群和发现危险因子首先需明确是原发性还是继发性 RTA。如为继发性,需诊断明确原发疾病。

2. 建立 RTA 检查指标体系　选择敏感和有针对性的临床实验室及其他检查,建立 RTA 指标体系,并根据检测结果初步判定 RTA 风险高低,以便早期发现和处置。

3. 诊断　密切动态观察血 K^+、尿 K^+、血 pH、尿 pH、血 Ca^{2+} 等改变,并依据其改变进行诊断。

4. 鉴别诊断　依据疾病临床症状和体征,实验室等检查结果及对治疗的反应等进行鉴别诊断。

5. 原发疾病 / 诱因的诊断根据　对危险因子的判定和已经检测的实验室结果分析确定原发疾病或者诱因。

6. 建立并发症的确定　根据常见并发症的临床表现选择合适的检测 / 检查指标,判定有无并发症及严重程度。

7. 疗效评估及预后判断　结合临床症状、实验室指标尤其是血 K^+、尿 K^+、血 pH、尿 pH、血 Ca^{2+} 等改变情况,判定疗效和预后。

三、肾小管性酸中毒的检验

临床检验在 RTA 的风险评估、预警、早期诊断、诊断和鉴别诊断、疗效及预后各方面发挥不同作用。RTA 的临床评估需要仔细询问病史和体格检查,同时需要询问用药史(尤其是一些肾毒性的药物),进行相关的临床实验室检查。根据诊断标准,实验室指标是 RTA 诊断和评价最重要的依据。

(一) I 型 RTA/dRTA

1. 代谢性酸中毒　AG 常正常,血 Cl^- 升高和血 pH 下降。

2. 低钾血症　血 K^+ < 3.5mmol/L,并可伴有高尿钾(当血 K^+ < 3.5mmol/L 时,尿 K^+ > 25mmol/L)。

3. 尿 pH > 5.5。

4. 尿总酸和 NH_4^+ 显著降低(尿总酸 < 10mmol/L,NH_4^+ < 25mmol/L)。

(二) II 型 RTA/pRTA

1. 代谢性酸中毒　AG 常正常,血 Cl^- 升高和血 pH 下降。

2. 低钾血症　血 K^+ < 3.5mmol/L,并可伴有高尿钾(当血 K^+ < 3.5mmol/L 时,尿 K^+ > 25mmol/L)。

3. 尿中 HCO_3^- 升高。

(三) III 型 RTA

兼有 I 型和 II 型 RTA 的特点。

(四) IV 型 RTA

1. 代谢性酸中毒　AG 常正常,血 Cl^- 升高和血 pH 下降。

2. 高钾血症　血 K^+ > 5.5mmol/L。

3. 尿 NH_4^+ 减少。

小　结

本章首先介绍了 RTA 的临床概念和 4 种临床分型,即远端肾小管性酸中毒(I 型 RTA,dRTA)、近端肾小管性酸中毒(II 型 RTA,pRTA)、混合型肾小管性酸中毒(III 型 RTA)、高血钾型肾小管性酸中毒(IV 型 RTA)。依据发病机制介绍了各型 RTA 的分类特点及临床表现,并结合临床,介绍了 4 型 RTA 的实验室诊断指标以及临床检验在各型 RTA 的诊断和鉴别诊断中的应用。

(崔瑞芳　黄文涛)

第十七章

尿 路 感 染

尿路感染(urinary tract infection,URI)是最常见的感染性疾病之一,其发病率仅次于呼吸道感染。URI 占医院内感染的 35%～45%,也是院内革兰阴性菌血流感染的首位原因。全球每年约有 1.5 亿人患 URI,其中美国报道每年因急性 URI 就诊人数达 600 万以上,约 1 万人需住院治疗,国内报道的患病率为 0.9%。

一、疾病概论

(一)分类特点

根据病程、患病部位、有无合并症,可将 URI 分为急性非复杂性下尿路感染(膀胱炎、尿道炎)、急性非复杂性上尿路感染(肾盂肾炎)、复杂性尿路感染(包括男性尿路感染)、反复发作性尿路感染以及无症状菌尿症。非复杂性尿路感染在解剖结构和功能上均正常,对抗感染治疗反应好。复杂性尿路感染患者可有尿路解剖结构异常或伴有基础疾病。男性尿路感染即便没有复杂因素也应作为复杂尿路感染处理;反复发作性尿路感染者一般病程较长,对常用抗菌药物治疗反应差。无症状菌尿者主要表现为实验室检查异常而不伴有临床症状。

(二)临床分期

不涉及。

(三)病原学

尿路感染的病原菌中以大肠埃希菌最常见,其他常见的病原菌包括尿肠球菌、肺炎克雷伯菌、粪肠球菌、铜绿假单胞菌以及奇异变形杆菌等。

急性非复杂性肾盂肾炎、急性膀胱炎患者的大肠埃希菌比例较高,文献报道可达近 80%,其次为其他肠杆菌科细菌;而在复杂性尿路感染的病原菌中,大肠埃希菌的比例下降,而较耐药的肠球菌、变形杆菌、假单胞菌属、肠杆菌属的比例增多,也可为链球菌感染。在有尿路解剖结构异常的患者中常可见 2 种以上病原菌的混合感染。

医院尿路感染的病原菌仍以大肠埃希菌较为常见,但其所占比例(30%～50%)远较社区感染者(80%)为低。凝固酶阴性葡萄球菌也是医院获得性尿路感染较为常见的病原菌,其发病率有增加趋势。约 10% 尿路感染为念珠菌属引起,其中白念珠菌最常见,其次为热带念珠菌和光滑念珠菌。老人、孕妇无症状菌尿者常见的病原菌可为凝固酶阴性葡萄球菌和肠球菌属,长期留置导尿管、尿路梗阻、尿道操作的患者中沙雷菌属、普罗威登菌、铜绿假单胞菌、肠杆菌科细菌感染均可出现。产 ESBLs 的大肠埃希菌分离率逐年增加。

二、诊断标准与诊断流程

尿路感染的诊断目前依据的是《尿路感染诊断与治疗中国专家共识(2015 版)》,共识中对临床常见类型的尿路感染诊断进行了规定。

1. 非复杂性下尿路感染　主要为膀胱炎及尿道炎,临床多无明显全身症状,最常见于 20～40 岁性功能活跃期以及绝经期后妇女,常表现为尿频、尿急、尿痛、排尿不畅等膀胱刺激症状。若有上述症状,除外复杂因素,尿常规中 WBC≥5/HPF 或≥10/mm³,清洁中段尿培养菌落计数≥10⁵cfu/ml,非复杂性尿路感染诊断即可确立。

2. 非复杂性上尿路感染 主要为肾盂肾炎,典型的急性肾盂肾炎患者往往先有前驱膀胱炎症状,继而出现寒战、高热、腰痛等全身症状,部分患者可有肾区叩痛,血培养阳性结果,病原菌与急性单纯性膀胱炎相同,以大肠埃希菌常见。如患者具有上述症状,影像学未发现尿路解剖和功能异常,尿常规中 WBC≥5/HPF,清洁中段尿培养菌落计数≥10⁴~10⁵cfu/ml,即可考虑肾盂肾炎的诊断。慢性肾盂肾炎患者 90% 以上有尿路梗阻或膀胱输尿管反流等器质性疾病,多先有肾盂肾炎发作史,其后反复发作,诊断主要依靠肾脏功能和影像学检查。早期肾髓质受损有肾浓缩功能下降,后期肾间质广泛纤维化,肾功能不全,尿毒症。肾组织学检查有助于诊断。

3. 复杂性尿路感染 是指尿路感染同时伴有获得感染或者治疗失败风险的合并疾病,如泌尿生殖道的结构或功能异常,或其他潜在疾病。诊断复杂性尿路感染有 2 条标准,尿培养阳性以及包括以下至少 1 条合并因素:留置导尿管、支架管或间歇性膀胱导尿;残余尿 >100ml;任何原因引起的梗阻性尿路疾病,如膀胱出口梗阻、神经源性膀胱、结石和肿瘤;膀胱输尿管反流或其他功能异常;尿流改道;化疗或放疗损伤尿路上皮;围手术期和术后尿路感染;肾功能不全、移植肾、糖尿病和免疫缺陷等。密切动态观察血肌酐和尿量改变,并依据其改变进行诊断和分期。

4. 反复发作性尿路感染 必须符合:尿路感染 6 个月内发作≥2 次,或 1 年内发作≥3 次。即使对于尿路解剖和功能正常的健康成年女性,反复发作性尿路感染也是很常见,约 27% 的泌尿系感染患者可在 6 个月之内发生再次泌尿系感染,而 6 个月内 3% 的患者感染可超过 3 次。

5. 无症状菌尿 无症状菌尿又称无症状尿路感染,即尿标本中分离出一定量的细菌,而患者无任何尿路感染的症状或体征。无症状菌尿的诊断标准为:对无症状女性患者或留置尿路导管的患者,尿培养细菌菌落计数≥10⁵cfu/ml;男性患者清洁尿标本培养出 1 种菌株菌落计数≥10³cfu/ml;男性或女性患者的导尿标本,1 次菌落计数≥10²cfu/ml。

三、尿路感染的检验与病理

(一)临床检验在诊疗中的作用和选择

1. 尿常规推荐检查 包括尿液物理学检查、尿生化检查和尿沉渣检查。应用最普遍的是尿液的干化学分析仪检查和流式尿沉渣检查。

(1)尿生化检查:其中与尿路感染相关的常用指标包括如下。①亚硝酸盐:阳性见于大肠埃希菌等革兰阴性杆菌引起的尿路感染,尿液中细菌数 >10⁵cfu/ml 时多呈阳性反应,阳性反应程度与尿液中细菌数成正比;②白细胞酯酶:正常为阴性,尿路感染时为阳性;③尿蛋白:正常定性为阴性,定量 <100mg/24h。尿路感染可有蛋白尿,通常 <2g/24h。

(2)尿沉渣检查:包括尿沉渣显微镜检查和尿有形成分分析仪检查,能够检测尿液中的有形成分。

1)尿沉渣显微镜检查:离心尿尿沉渣中 WBC 1~2/HP 表示非离心尿中 WBC 数为 10/mm³。女性尿离心沉渣镜检 WBC <5/HP 为正常,男性 WBC <1~2/HP 为正常。有症状的女性患者尿沉渣显微镜检诊断细菌感染的敏感性为 60%~100%,特异性 49%~100%。应注意,尿检没有白细胞不能除外上尿路感染,同时尿白细胞也可见于非感染性肾疾病。镜下血尿(正常情况下尿红细胞数 <3/HP)见于 40%~60% 的膀胱炎患者,对诊断尿路感染缺乏敏感性,但特异性较高。

2)尿有形成分分析仪检查:尿有形成分分析仪会自动进行标本的定时、定速离心,留取定量的尿沉渣,在相差显微镜下,数码摄像系统对每个层流经过的标本摄像,计算机进行图像分析,提取尿有形成分特征,运用形态识别软件自动识别和分析尿液有形成分。与普通光学显微镜法相比,其具有简便、高效、精确度高等优点。目前的尿有形成分分析仪主要包括两类:尿有形成分直接镜检影像分析仪,流式细胞术和电阻抗检测相结合的全自动尿有形成分分析仪。临床应结合尿液干化学分析结果进行综合判断,以提高尿沉渣检验结果的精确度和可靠性。此方法不能完全替代显微镜检,可作为显微镜检的筛选。

2. 尿培养推荐检查 尿培养能够确定尿路感染的病原体,并对病原体进行药物敏感试验,是检查尿路感染最有价值的实验室检查。如何选择尿液标本采集方法,取决于患者年龄、身体状况等因素。对于复杂性尿路感染可多次送检。

(1)尿标本类型

1)清洁中段尿:是临床最易获得也是送检最多的尿液标本,但是留取一份合格的清洁中段尿并不容易。患者应充分清洗会阴部后留取标本,采集后于30分钟内送至实验室。

2)耻骨上膀胱穿刺尿:是评估膀胱内细菌感染的"金标准"。这一方法可用于诊断尿路厌氧菌感染,也是儿童患者、脊柱损伤患者和没有获得明确培养结果的患者最常用的方法。

3)留置导尿管采集:采用无菌技术用注射器经导管抽取尿液。尿液标本不能通过收集袋引流管口流出的方式采集。长期留置导管的患者进行常规尿培养意义不大,这些患者通常会培养出大量定植菌。

4)膀胱导尿采集:必要时局部消毒后采用导尿管经尿道插入膀胱收集尿液。

5)婴幼儿尿液采集袋采集:由于婴幼儿不能自主控制膀胱收缩,需要采集袋。此法很难避免会阴部正常菌群的污染,易出现假阳性,因此该方法尿液培养结果阴性更有意义。如果阳性,必要时可用膀胱导尿或耻骨上膀胱穿刺法采集尿液标本,进一步确证有无尿路感染。

(2)尿细菌计数结果解释:至今人们发现并没有一个固定的数值可以用于在任何情况下诊断所有类型的尿路感染。一般解释为:清洁中段尿定量培养后,单种细菌菌落数 $>10^5$ cfu/ml 可能为感染;$<10^4$ cfu/ml 可能为污染,$10^4 \sim 10^5$ cfu/ml 需要根据患者的临床表现进行评估,大部分肾盂肾炎和膀胱炎可以通过这些参数正确地予以判断。对于复杂性尿道感染可多次送检。连续 3 次清洁中段晨尿培养 $>10^5$ cfu/ml 高度怀疑尿路感染。

3. 血常规可选检查 急性肾盂肾炎可有急性炎症表现,如血白细胞计数升高和中性粒细胞百分比增高,核左移等。红细胞沉降率可增快。

4. 血培养可选检查 继发于尿路感染的血流感染可抽取血培养进行检测。

5. 感染疾病血清学指标可选检查 尿路感染时,C 反应蛋白、降钙素原等可升高。

(二)临床病理在诊疗中的作用和选择

一般不做病理检查,必要时才进行检查。

1. 上尿路感染

(1)急性肾盂肾炎:可单侧或双侧肾脏受累,表现为局限或广泛的肾盂、肾盏黏膜充血、水肿、表面有脓性分泌物、黏膜下可有细小脓肿,于一个或几个肾乳头可见大小不一、尖端指向肾乳头、基底伸向肾皮质的楔形炎症病灶。病灶内可见不同程度的肾小管上皮细胞肿胀,坏死,脱落,肾小管腔中有脓性分泌物。肾间质水肿,内有白细胞浸润和小脓肿形成。炎症剧烈时可有广泛性出血,较大的炎症病灶愈合后局部形成瘢痕。

(2)慢性肾盂肾炎:肾脏较正常缩小,两侧病变常不对称。肾盂及肾盏有慢性炎症表现,肾盂扩大、畸形,肾皮质及乳头部有瘢痕形成,肾髓质变形,肾盂、肾盏黏膜及输尿管管壁增厚,严重者肾实质广泛萎缩。光镜检查可见肾小管萎缩及瘢痕形成;间质有淋巴细胞和单核细胞浸润,肾小球正常或轻度小球周围纤维化,如有长期高血压,则可见肾小球毛细血管壁硬化,肾小球囊内胶原沉着。

2. 下尿路感染

(1)急性膀胱炎的病理变化:主要表现为浅表膀胱炎症状多见,以尿道内及膀胱三角最明显。病变仅累及黏膜、黏膜下层,可见黏膜充血、水肿、片状出血斑、浅表溃疡或脓苔覆盖。显微镜下多见白细胞浸润。炎症有自愈倾向,愈合后不遗留痕迹。

(2)慢性膀胱炎:表现为膀胱黏膜苍白、变薄或肥厚,有时呈颗粒或小囊状,偶见溃疡。显微镜下可见固有膜内有较多浆细胞、淋巴细胞浸润和结缔组织增生。当炎症累及肌层使逼尿肌纤维化,膀胱容量可缩小。

（三）影像超声在诊疗中的作用

1. 急性肾盂肾炎　B超检查可显示肾皮质髓质界限不清，并有比正常回声偏低的区域。腹平片可见肾影增大或肾外形不清；静脉肾盂造影见肾盏显影延迟和肾盂显影减弱。CT检查显示患侧肾外形肿大，增强CT可见楔形强化降低区，从集合系统向肾包膜放散。

2. 慢性肾盂肾炎　腹部平片可显示一侧或双侧肾脏较正常为小，静脉尿路造影可见肾盏扩张，肾实质变薄，有时显影较差，输尿管扩张。放射性核素扫描可测定患侧肾功能损害，显示患侧较正常小。

小　　结

本章主要介绍了尿路感染的分类、临床表现和诊断标准，并重点针对尿路感染的实验室检查和病理检查进行介绍，对于尿路感染的不同检查项目给予选择建议，供临床医师选择参考。

（葛　瑛　张　丽　徐英春）

第十八章

肾皮质及肾周组织化脓性感染

肾皮质化脓性感染为病原体经血流进入肾脏皮质引起的严重感染。最常见的致病菌是金黄色葡萄球菌,细菌可由体内其他部位的化脓性病灶经血液循环进入肾脏,原发病灶可以为皮肤疖痈、肺部感染、感染的伤口或肾邻近组织感染。肾周围炎与肾周围脓肿是肾周围组织的化脓性炎症,感染源多来自肾脏,如肾盂的感染或肾皮质脓肿穿破包膜侵入肾周脂肪囊。患者可因为血行感染、上行感染扩散至肾间质、肾被膜和肾周围筋膜,乃至肾周围间隙。脓肿弥散可使肾脏包膜及包膜动脉、肾周围筋膜改变位置。

一、疾病概论

(一)分类特点

1. 肾皮质化脓性感染　常见于菌血症患者,尤其是金黄色葡萄球菌血流感染者,也可以由大肠埃希菌和变形杆菌属引起。肾皮质脓肿临床表现为畏寒、发热、腰痛、肌紧张、肾区叩痛,常无膀胱刺激症状。如破溃至肾周围组织则病情加重。

2. 肾周围组织化脓性感染　感染途径包括:肾内感染蔓延至肾周间隙;血源性感染;经腹膜后淋巴系统侵入;来自肾邻近组织感染。引起肾周围脓肿的病原菌最常见的是革兰阴性杆菌,血行感染所致的肾周围脓肿革兰阳性球菌较常见。约 25% 的患者为混合菌感染,部分患者可合并真菌感染,尤其是白念珠菌感染。

(二)临床分期

不适用。

二、诊断标准与诊断流程

(一)肾皮质化脓性感染

1. 病史及临床表现

(1)近期常有皮肤或呼吸道化脓性感染的病史。

(2)多突然发作,有寒战、高热、食欲减退、出汗、乏力等脓毒症表现;肾区疼痛,有时呈持续剧烈疼痛,无尿路刺激症状。

(3)脊肋角有明显压痛及叩击痛,可伴有肌紧张。

2. 辅助检查　外周血白细胞计数升高、中性粒细胞增加。尿常规检查可呈阴性。只有脓肿和集合系统相通才会出现菌尿、脓尿,尿培养可以呈阳性。影像学检查 B 超和 CT 均可很好显示脓肿,并可在其引导下穿刺引流。

(二)肾周围组织化脓性感染

患者有寒战、发热等症状,患侧腰部和上腹部疼痛、肋脊角叩痛、腰部肌肉紧张和皮肤水肿,并可触及肿块;当患侧下肢屈伸及躯干向患侧弯曲时,均可引起剧痛。肾周围脓肿的诊断除根据病史和体征外,还应进行实验室和影像学检查。B 超和 CT 扫描对肾周围脓肿诊断和定位具有重要的意义。

三、检验与病理

（一）临床检验在诊疗中的作用和选择

1. 尿常规　如继发于肾脏本身感染，可见到白细胞和细菌。
2. 尿培养　如继发于肾脏本身感染，可出现阳性。
3. 血常规　可见贫血、白细胞总数和中性粒细胞计数升高。
4. 血培养　血液培养可有致病菌生长。

（二）临床病理在诊疗中的作用和选择

诊断过程中一般不做病理活检，主要依靠临床表现及影像检查。穿刺引流时，涂片检查可见大量脓细胞。

1. 肾皮质化脓性感染　初期病变局限于肾皮质，表现为肾间质充血、水肿和白细胞浸润，炎症可扩散至肾周。肾实质病灶可以坏死、液化成脓肿，这些多发微小脓肿可集合形成多房性脓肿。部分病例由于未及时治疗，小脓肿融合成大脓肿，侵入肾周围形成肾周围脓肿。偶尔感染侵犯穿破肾盂肾盏。病变愈合后局部可形成瘢痕。

2. 肾周组织化脓性感染　肾周围炎症如原发病灶经抗菌药物控制感染后，炎症可在数周内逐渐消失，仅遗留纤维组织。如炎症继续发展，则形成脓肿。脓肿如在肾上部周围，离膈肌较近，可引起病侧胸膜腔积液、肺基底部炎症，或穿破横膈、胸膜和支气管形成支气管胸膜瘘。肾旁间隙脓肿，可向上形成膈下脓肿，如脓肿位于肾下后方，刺激腰肌，脓液沿腰大肌向下蔓延，可破入髂腰间隙、腹腔或肠道。

（三）影像超声在诊断中的价值

1. 肾皮质化脓性感染

（1）B超：显示不规则的脓肿轮廓，脓肿为低回声区或混合回声区，肾窦回声偏移，稍向肾边缘凸出。肾皮质脓肿：腹部平片显示患侧肾脏增大，肾周围水肿使肾影模糊，腰大肌阴影不清楚或消失。当脓肿破裂到肾周围时，腰椎侧弯。

（2）CT肾扫描显示：肾皮质不规则低密度病灶，CT值介于囊肿和肿瘤，增强CT扫描边缘增强明显，中心部无增强。

2. 肾周围组织化脓性感染

（1）B超：对于肾周围脓肿的诊断和定位具有重要意义。B超可显示肾周围有一低回声的肿块，壁常不规则。

（2）CT：是确定诊断的首选方法，CT肾区扫描可见肾移位和肾周围有低密度肿块及密度稍高的炎性壁，患侧肾增大，肾周围筋膜增厚，有时可见病变内气体和气液面。CT还能确定脓肿累及范围及判断周围解剖关系。MRI与CT在肾周脓肿诊断上没有太大差别，但MRI对判断脓肿与周围脏器界限的敏感性较高，因而对因造影剂过敏或肾功能不全而不能做增强CT检查的患者，MRI有其优越性。

小　　结

本章主要介绍了肾皮质及肾周组织化脓性感染的病因、临床表现和检验、病理及影像技术在诊断及鉴别诊断中的应用。肾皮质及肾周组织化脓性感染的诊断策略主要参考《吴阶平泌尿外科学》进行制定，对于指导临床医师选择检查方案有重要指导作用。

（葛　瑛　张　丽　徐英春）

第十九章

前 列 腺 炎

前列腺炎是男性常见的感染性疾病,常见于青壮年,儿童极罕见,占泌尿外科门诊成年男性患者的 8%～25%。在中国,15～60 岁男性报告前列腺炎症状的比例为 8.4%。近年来研究发现良性前列腺增生的穿刺手术标本中,组织学炎症的检出率达 49.5%～100%。前列腺炎一度认为是一种感染性疾病,近来研究认为非感染性因素可能更重要。前列腺炎症状与组织学严重程度之间缺乏有临床意义的相关性。

一、疾病概论

(一)分类特点

1995 年,美国国立卫生研究院(National Institutes of Health,NIH)根据当时对前列腺炎的基础和临床研究情况制定了分类方法:

1. Ⅰ型　相当于传统分类方法中的急性细菌性前列腺炎(acute bacterial prostatitis,ABP)。起病急,可表现为突发的热性疾病伴有持续和明显的下尿路感染症状,尿液中白细胞数量升高,血液和 / 或尿液中的细菌培养阳性。

2. Ⅱ型　相当于传统分类方法中的慢性细菌性前列腺炎(chronic bacterial prostatitis,CBP),占慢性前列腺炎的 5%～8%。有反复发作的下尿路感染症状,持续时间超过 3 个月,前列腺按摩液(expressed prostatic secretion,EPS)/ 精液 / 前列腺按摩后尿液(voided bladder three,VB3)中白细胞数量升高,细菌培养结果阳性。

3. Ⅲ型　慢性前列腺炎 / 慢性骨盆疼痛综合征(chronic prostatitis/chronic pelvic pain syndromes,CP/CPPS),相当于传统分类方法中的慢性非细菌性前列腺炎(chronic nonbacterial prostatitis,CNP)和前列腺痛(prostatodynia,PD),是前列腺炎中最常见的类型,占慢性前列腺炎的 90% 以上。主要表现为长期、反复的骨盆区域疼痛或不适,持续时间超过 3 个月,可伴有不同程度的排尿症状和性功能障碍,严重影响患者的生活质量;EPS/ 精液 /VB3 细菌培养结果阴性。

根据 EPS/ 精液 /VB3 常规显微镜检结果,该型又可再分为ⅢA(炎症性 CPPS)和ⅢB(非炎症性 CPPS)2 种亚型:ⅢA 型患者的 EPS/ 精液 /VB3 中白细胞数量升高;ⅢB 型患者的 EPS/ 精液 /VB3 中白细胞在正常范围。ⅢA 和ⅢB 两种亚型各占 50% 左右。

4. Ⅳ型　无症状性前列腺炎(asymptomatic inflammatory prostatitis,AIP)。无主观症状,仅在有关前列腺方面的检查(EPS、精液、前列腺组织活检及前列腺切除标本的病理检查等)时发现炎症证据。

以上分类中,Ⅰ型和Ⅱ型前列腺炎即急性和慢性细菌性前列腺炎是定位于前列腺的感染性疾病,病因、病理、临床表现及转归明确,应看作独立的疾病。

(二)临床分期

不涉及。

(三)病原学

前列腺炎可以影响各年龄段的成年男性。50 岁以下的成年男性患病率较高。此外,前列腺炎发病也可能与季节、饮食、性活动、泌尿生殖道炎症、良性前列腺增生或下尿路综合征、职业、社会经济状况以及精神心理因素等有关。

细菌性前列腺炎的感染途径包括：①感染性尿液由后尿道逆流至前列腺管；②上行尿路感染；③直肠细菌直接浸润或淋巴管蔓延侵入前列腺以及血源性感染。前列腺炎常见的致病菌是大肠埃希菌，约占慢性前列腺炎的 80%，变形杆菌、克雷伯杆菌、肠杆菌属、假单胞菌属、沙雷菌属以及其他革兰阴性杆菌较少发生。

二、诊断标准与诊断流程

推荐按照 NIH 分型诊断前列腺炎。以患者临床表现为诊断的起点，Ⅰ型为急性病程，多具有典型临床表现；Ⅱ型和Ⅲ型为慢性病程，临床表现类似。

1. Ⅰ型 诊断主要依靠病史、体格检查和血、尿的细菌培养结果。Ⅰ型前列腺炎患者常突然发病，表现为寒战、发热、疲乏无力等全身症状，伴有会阴部和耻骨上疼痛，尿路刺激症状和排尿困难，甚至急性尿潴留。体检时可发现耻骨上压痛、不适感，有尿潴留者可触及耻骨上膨隆的膀胱。直肠指检可发现前列腺肿大、触痛、局部温度升高和外形不规则等。对患者进行直肠指检是必需的，但禁忌进行前列腺按摩。在应用抗生素治疗前，应进行中段尿培养或血培养。经 36 小时规范处理，患者病情未改善时，建议进行经直肠 B 超等检查，全面评估下尿路病变，明确有无前列腺脓肿。

2. Ⅱ型和Ⅲ型（慢性前列腺炎） 须详细询问病史、全面体格检查（包括直肠指检）、尿液和前列腺按摩液常规检查。推荐应用 NIH 慢性前列腺炎症状指数进行症状评分。推荐"两杯法"或"四杯法"进行病原体定位试验。Ⅱ型和Ⅲ型临床症状类似，多有疼痛和排尿异常等。Ⅱ型可表现为反复发作的下尿路感染。Ⅲ型主要表现为骨盆区域疼痛，可见于会阴、阴茎、肛周部、尿道、耻骨部或腰骶部等部位。排尿异常可表现为尿急、尿频、尿痛和夜尿增多等。由于慢性疼痛久治不愈，患者生活质量下降，并可能有性功能障碍、焦虑、抑郁、失眠、记忆力下降等。直肠指检可了解前列腺大小、质地、有无结节、有无压痛及其范围与程度，盆底肌肉的紧张度、盆壁有无压痛，按摩前列腺获得 EPS。直肠指检前，建议留取尿液进行常规分析和尿液细菌培养，可选择的检查有：精液分析或细菌培养、前列腺特异性抗原（PSA）、尿细胞学、经腹或经直肠 B 超（包括残余尿测定）、尿流率、尿动力学、CT、MRI、尿道膀胱镜检查和前列腺穿刺活检等。

3. Ⅳ型 无症状，在前列腺按摩液（EPS）、精液、前列腺按摩后尿液、前列腺组织活检及前列腺切除标本的病理检查时被发现。

三、检验与病理

（一）临床检验在诊疗中的作用和选择

1. EPS 常规 通常采用湿涂片法和血细胞计数板法镜检，后者具有更好的精确度。正常 EPS 中白细胞 <10/HP，卵磷脂小体均匀分布于整个视野，pH 6.3~6.5，红细胞和上皮细胞不存在或偶见。当白细胞 >10/HP，卵磷脂小体数量减少，有诊断意义。白细胞的多少与症状的严重程度不相关。胞质内含有吞噬的卵磷脂小体或细胞碎片等成分的巨噬细胞，也是前列腺炎的特有表现。当前列腺有细菌、真菌及滴虫等病原体感染时，可在 EPS 中检测出这些病原体。此外，为了明确区分 EPS 中的白细胞等成分，可对 EPS 采用革兰染色等方法进行鉴别。如前列腺按摩后收集不到 EPS，不宜多次重复按摩，可让患者留取前列腺按摩后尿液进行分析。

2. 尿常规分析及尿沉渣检查 是排除尿路感染、诊断前列腺炎的辅助方法。

3. 细菌学检查

（1）Ⅰ型：应进行中段尿的染色镜检、细菌培养与药敏试验，以及血培养与药敏试验。

（2）Ⅱ型和Ⅲ型：推荐"两杯法"或"四杯法"病原体定位试验。

1)"四杯法"：1968 年，Meares 和 Stamey 提出采用依次收集患者的分段尿液和 EPS 分别进行分离培养的方法，来区分男性尿道、膀胱和前列腺感染。结果判断参见表 19-1。

表 19-1　"四杯法"诊断前列腺炎结果分析

类型	标本	VB1	VB2	EPS	VB3
Ⅱ型	WBC	−	+/−	+	+
	细菌培养	−	+/−	+	+
ⅢA型	WBC	−	−	+	+
	细菌培养	−	−	−	−
ⅢB型	WBC	−	−	−	−
	细菌培养	−	−	−	−

　　2)"两杯法"："四杯法"操作复杂、耗时、费用高，在实际临床工作中推荐"两杯法"。"两杯法"是通过获取前列腺按摩前、后的尿液，进行显微镜检查和细菌培养。结果分析参见表 19-2。

表 19-2　"两杯法"诊断前列腺炎结果分析

类型	标本	按摩前尿液	按摩前尿液
Ⅱ型	WBC	+/−	+
	细菌培养	+/−	+
ⅢA型	WBC	−	+
	细菌培养	−	−
ⅢB型	WBC	−	−
	细菌培养	−	−

　　4. 其他病原体检查

　　(1) 沙眼衣原体：检测方法有培养法、免疫荧光法、斑点金免疫渗滤法、聚合酶链反应和连接酶链反应等。培养法仅检测活的沙眼衣原体，且因费用、时间及技术水平等原因，不推荐临床应用。目前主要采用后几种方法进行检测。

　　(2) 支原体：可能引起前列腺感染的支原体主要为解脲支原体和人型支原体。培养法是二者检测的"金标准"，结合药敏试验可以为临床诊断与治疗提供帮助；免疫学检测和核酸扩增技术等也应用于支原体检测。

　　由于以上病原体也可能存在于男性尿道中，建议先取尿道拭子检测，在排除尿道感染后再进行 EPS 检测，以进一步明确是否为前列腺感染。

　　(二) 临床病理在前列腺炎中的作用和选择

　　一般不需要进行，必要时再进行病理检查。

　　1. Ⅰ型　①充血期：后尿道、前列腺管泡及其周围间质组织表现充血、水肿及炎症细胞浸润，有成片分叶核粒细胞，腺管上皮细胞时有增生及脱屑。②小泡期：炎症继续发展，前列腺管和小泡水肿及充血更加明显，前列腺小管和腺泡膨胀，形成许多小型脓肿。③实质期：微小脓肿逐渐扩大，侵入更多的实质和周围基质，这种情况以葡萄球菌感染较多见。

　　2. Ⅱ型　无特异性病变，与急性前列腺炎相比炎症反应较轻。在腺泡内和其周围有不等的浆细胞和巨噬细胞浸润，而这些改变也常见于无菌尿及无细菌感染的前列腺炎；因此，不能以此作为Ⅱ型的诊断依据。

　　3. Ⅲ型　呈非特异性慢性炎症的表现，与Ⅱ型的组织学形态相似，在穿刺活检中很难鉴别，通常仅作"前列腺组织慢性炎"的描述性诊断。

　　(三) 影像超声在附睾炎诊断中的价值

　　1. B 超　前列腺炎患者的前列腺超声表现易出现前列腺结石或钙化，且其大小与症状呈正相关。

且B超检查还可以发现前列腺回声不均、前列腺周围静脉丛扩张等表现，但各型之间无特异性表现，仍无法利用B超对前列腺炎进行分型。此外，B超可以较准确地了解前列腺炎患者肾脏、膀胱以及残余尿等情况，对于除外尿路器质性病变有一定帮助。经直肠B超对于鉴别前列腺、精囊和射精管病变以及诊断和引流前列腺脓肿有价值。

2. CT 和 MRI 对除外泌尿系统其他器质性病变，鉴别精囊、射精管等盆腔脏器病变有潜在应用价值。对于持续发热或药物治疗效果不佳的前列腺炎患者，CT或MRI有助于诊断前列腺脓肿，但对于前列腺炎本身的诊断价值仍不清楚。

小 结

前列腺炎是一组疾病，其概念和分类是一个密不可分的统一体，并随着对其认识的深入而发生变化。本章根据2014版《中国泌尿外科疾病诊断治疗指南》中的前列腺炎诊断治疗指南，介绍了前列腺炎新的分类方法和诊断标准，没有改变标准，但综合介绍了前列腺炎的检验和病理检查指标，给予临床医师检查项目选择参考。

（葛 瑛 张 丽）

第二十章

附 睾 炎

附睾炎常见于中青年，常与睾丸炎同时存在。青春期男性发生阴囊肿痛时，有 1/3 病例是附睾炎，1/3 为睾丸扭转，1/3 为睾丸附睾附件扭转。急性附睾炎严重时可扩散至邻近睾丸，引起附睾睾丸炎。慢性附睾炎是指持续 6 个月以上的附睾炎症伴疼痛，通常无附睾肿胀。附睾的炎症可由细菌、病毒和寄生虫等引起，也有一些病因不明。

一、疾病概论

(一) 分类特点

1. 急性附睾炎　起病急，发病数小时后形成急性炎症，阴囊部疼痛，向同侧腹股沟、腰部放射，附睾迅速肿胀，并有高热，伴睾丸疼痛，尿液浑浊，尿急、尿频、尿痛、排尿困难等。体检发现阴囊红肿，患侧附睾肿大、变硬、触痛明显。感染途径主要是沿精路逆行感染，尿道、前列腺或膀胱内的致病微生物经输精管逆行进入附睾导致感染，尤其易见于尿道膀胱内操作或长期留置导尿管时。

35 岁以下青年人易患淋球菌感染或沙眼衣原体(CT)或解脲支原体(UU)感染；35 岁以上成年人则易发生大肠埃希菌感染；儿童则易患病毒性附睾睾丸炎，常见的为肠道病毒和腺病毒。

2. 慢性附睾炎　一般是严重急性附睾炎不可逆的终末期。慢性附睾炎由于纤维增生使整个附睾硬化，除在急性发作时有症状外，常无特异症状。

(二) 临床分期

不适用。

二、诊断标准与诊断流程

(一) 急性附睾炎诊断标准

1. 临床表现

(1) 常有留置导尿、尿道内器械操作史或前列腺手术史。

(2) 突然发生附睾肿胀疼痛，有时出现寒战、发热。

(3) 附睾触诊有肿大或硬结，压痛明显。

(4) 常因并发前列腺炎和精囊炎而反复发作。

2. 实验室检查　血白细胞计数升高。尿培养可发现致病菌。

3. 鉴别诊断

(1) 附睾结核：很少有疼痛发热，输精管可有串珠样改变。

(2) 睾丸扭转：突发性阴囊肿大、疼痛伴明显触痛。无发热，B 超可见睾丸血流灌注减少。

(3) 嵌顿性斜疝：也可表现为突发性阴囊疼痛和肿大。患者常有腹股沟斜疝病史，嵌顿后可出现腹胀、呕吐。

(二) 慢性附睾炎诊断标准

1. 临床表现

(1) 常有急性附睾炎或急性睾丸炎史。

（2）阴囊疼痛、下坠或胀感。

（3）体检可扪及睾丸增大、较硬。轻触疼痛。

（4）患侧输精管粗硬。

2．实验室检查　前列腺液常规可见白细胞。

3．鉴别诊断

（1）附睾结核：也表现为附睾硬结、疼痛。患者多有泌尿系结核史。附睾结节多位于尾部，质硬、不规则，有时还有与阴囊皮肤粘连、溃破并形成流脓窦道。分泌物镜检可找到抗酸杆菌。

（2）精液囊肿：也表现为附睾结节，但结节多位于附睾头部，表面光滑，无压痛。B超可见附睾头部有囊性占位。

（3）附睾肿瘤：极为少见，活检可明确诊断。

（三）临床诊断流程

附睾炎诊断流程，见图20-1。

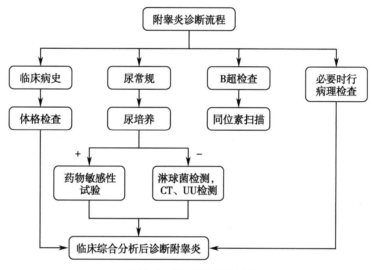

图20-1　附睾炎诊断流程

三、检验与病理

（一）临床检验在诊疗中的作用和选择

1．血常规　血白细胞计数升高，核左移。

2．尿常规　尿液镜检有白细胞、红细胞等。

3．尿培养　附睾炎患者的中段清洁尿培养可帮助确定感染的细菌，并做药物敏感性试验以确定用于治疗的抗生素。

4．其他　若尿培养阴性而患者是35岁以下性活跃患者或35岁以上有新性伴侣者，要做淋球菌、CT和UU检查，淋球菌检测可采集尿道分泌物进行培养，CT和UU可采用核酸扩增法检测。

（二）临床病理在诊疗中的作用和选择

1．急性附睾炎　炎症睾丸肿胀，由附睾尾部向头部蔓延，可形成脓肿。累及睾丸形成附睾睾丸炎。睾丸鞘膜可有渗液，形成继发性睾丸鞘膜积液。精索可增粗，炎症反应可波及腹股沟区。

2．慢性附睾炎　附睾较硬，呈结节状。显微镜检查可见附睾组织纤维增生，有大量瘢痕组织形成，附睾小管阻塞，淋巴细胞、单核组织细胞及浆细胞浸润，但无结核样肉芽肿反应。病理检查是诊断慢性附睾炎的重要依据。

（三）影像超声在附睾炎诊断中的价值

超声检查可显示阴囊内容物的解剖影像。可将附睾与睾丸肿胀及炎症范围显示出来。

小　结

本章首先介绍附睾炎的发病原因及临床表现，并依据泌尿外科学制定诊断策略，最后系统归纳了目前附睾炎相关的检验与病理诊断指标，对于指导临床医师正确选择检测项目提供参考。

（葛　瑛　张　丽）

第二十一章

肾脏肿瘤

肾脏肿瘤是发生在肾脏的各类肿瘤总称，包括良性肿瘤与恶性肿瘤，病理类型复杂，种类较多。肾脏肿瘤多无明显的临床表现，而良性肿瘤与恶性肿瘤无论是在疾病特点、治疗原则和预后上都有较大的差异。术前的影像学检查及术后的病理学检查是肾脏肿瘤诊治的重要依据。

一、疾病概论

（一）分类特点

1. 肾脏良性肿瘤　肾脏良性肿瘤可分为肾脏上皮来源肿瘤及非肾脏上皮来源肿瘤。多无明显临床症状，主要由体检发现，主要通过术前影像学检查及术后病理检查确诊。较常见的肾脏上皮来源肿瘤包括嗜酸细胞瘤、肾素瘤、后肾腺瘤等；而非肾脏上皮来源肿瘤包括肾错构瘤、平滑肌瘤、血管瘤、纤维瘤等。

肾错构瘤是肾脏最常见的实体良性肿物，又称肾血管平滑肌脂肪瘤，多发于女性。肾错构瘤患者较少有不适症状，对＜4cm 的肾错构瘤一般定期复查即可，需定期进行超声、CT 等影像学检查。当观察到肾错构瘤体积＞4cm 时，则建议进行外科手术治疗，因为错构瘤体积过大会对正常肾组织产生压迫进而影响肾功能，同时较大的错构瘤还有受到外力发生破裂大出血的风险。

2. 肾脏恶性肿瘤　肾细胞癌（renal cell carcinoma，RCC）简称肾癌，是肾脏最常见的恶性肿瘤。肾癌的发病率较前有所增加，临床上并无明显症状而在体检时偶然发现的肾癌日见增多。肾癌包括起源于泌尿小管不同部位的各种肾细胞癌亚型，但不包括来源于肾间质的肿瘤和肾盂肿瘤。已经明确的与肾癌发病相关的因素有遗传、吸烟、肥胖、高血压及抗高血压治疗等。

除原发恶性肿瘤肾肿瘤外，尚有身体其他部分的恶性肿瘤转移至肾脏，称继发性肾肿瘤，以肺癌肾转移最常见，其他如恶性淋巴瘤、睾丸、卵巢、大小肠的恶性肿瘤亦可有肾转移。

（二）肾癌的临床分期

肾癌临床分期依据 2017 版美国癌症协会（American Joint Committee on Cancer，AJCC）TMN 分期系统（第 8 版，表 21-1，肿瘤大小用可测量的最大径表示）。

表 21-1　AJCC 2017 肾癌 TMN 分期系统（第 8 版）

分期	标准
原发肿瘤（T）	
Tx	原发肿瘤无法评估
T1	肿瘤局限于肾脏，最大径≤7cm
T1a	肿瘤最大径≤4cm
T1b	4cm＜肿瘤最大径≤7cm
T2	肿瘤局限于肾脏，最大径＞7cm
T2a	7cm＜肿瘤最大径≤10cm
T2b	肿瘤局限于肾脏，最大径＞10cm
T3	肿瘤侵及肾静脉或除同侧肾上腺外肾周围组织，但未超过肾周筋膜

续表

分期	标准
T3a	肿瘤侵及肾静脉或侵及肾静脉分支的肾静脉段或侵犯周围脂肪和/或肾窦脂肪(肾盂旁脂肪),但未超过肾周围筋膜
T3b	肿瘤侵及横膈膜下的下腔静脉
T3c	肿瘤侵及横膈膜上的下腔静脉或侵及下腔静脉壁
T4	肿瘤侵透肾周筋膜,包括侵及同侧肾上腺
区域淋巴结(N)	
Nx	区域淋巴结无法评估
N0	没有区域淋巴结转移
N1	有区域淋巴结转移
远处转移(M)	
Mx	远处转移无法评估
M0	无远处转移
M1	有远处转移

二、诊断标准与诊断流程

肾肿瘤的临床诊断主要依靠影像学检查,实验室检查结果多作为对患者术前一般状况、肝肾功能以及预后判定的评价指标,确诊则需依靠病理学检查。

(一)症状

肾肿瘤患者的主诉和临床表现多变,容易误诊为其他疾病。肾位置隐蔽,与外界主要的联系是尿液,因此血尿是发现肾癌最常见的症状,但血尿症状必须在肿瘤侵入集合系统方可能出现。临床上较常见的血尿、疼痛和肿块被称为肾癌的"三联征",也是肿瘤分期偏晚的征象,而肾良性肿瘤较少出现以上临床症状,多由体检发现。

1. 血尿　血尿常为无痛性间歇发作、肉眼可见的全程血尿,间歇期随病变发展而缩短。肾癌出血多时可能伴肾绞痛,常因血块通过输尿管引起。肾癌血尿的血块可能因通过输尿管形成条状。血尿的程度与肾癌体积大小无关。肾癌有时可表现为持久的镜下血尿。

2. 疼痛　疼痛为肾癌另一常见症状,多数为钝痛,局限在腰部,疼痛常因肿块增长充胀肾包膜引起,或由于肿瘤侵犯压迫腹后壁结缔组织、肌肉、腰椎或腰神经所致的患侧腰部持久性疼痛,血块通过输尿管亦可引起腰痛已如前述。肿瘤侵犯周围脏器和腰肌时疼痛较重且为持续性。

3. 肿块　20 世纪 80 年代以前,多达 1/3 的肾癌患者可发现腰腹部肿块,近年来随着肿瘤筛查的进步,由于腰腹部肿块就诊而发现的肾癌已较少见。肾脏位置较隐蔽,肾癌在达到相当大体积以前肿块很难发现。一般腹部摸到肿块已是晚期症状。

(二)诊断标准

1. 一般检查　肾癌的诊断多依靠影像学检查及病理检查,一般的实验室检查可用于评估患者的一般情况及疾病的严重程度。血尿是重要的症状,红细胞增多症发生率 3%~4%,亦可发生进行性贫血,总肾功能(血肌酐等指标)通常没有变化。某些肾癌患者并无骨骼转移,却可有高血钙的症状以及血清钙水平的增高,肾癌切除后症状迅速解除,血钙亦恢复正常。有时可发展到肝功能不全,如将肿瘤肾切除,可恢复正常。

2. 影像学检查

(1)X 线平片:X 线平片可以见到肾外形增大,轮廓改变,偶有肿瘤钙化,在肿瘤内局限的或广泛的絮状影,亦可在肿瘤周围成为钙化线,壳状,尤其年轻人肾癌多见。

(2)静脉尿路造影:静脉尿路造影是常规检查方法,由于不能显示尚未引起肾盂肾盏变形的肿瘤,以及不易区别肿瘤是否为肾癌、肾血管平滑肌脂肪瘤和肾囊肿,所以其重要性下降,必须同时进行超声或 CT 检查进一步鉴别。但静脉尿路造影可以了解双侧肾脏的功能以及肾盂肾盏、输尿管和膀胱的情况，对诊断有重要的参考价值。

（3）CT 扫描：CT 对肾癌的诊断有重要作用，是目前诊断肾肿瘤的最主要影像学检查，可以发现未引起肾盂肾盏改变和无症状的肾癌，可准确测定肿瘤密度，并可在门诊进行以及可准确评估肿瘤的分期。有人统计其诊断准确性：侵犯肾静脉 91%，肾周围扩散 78%，淋巴结转移 87%，附近脏器受累 96%。肾癌 CT 检查表现为肾实质内肿块，亦可突出于肾实质，肿块为圆形、类圆形或分叶状，边界清楚或模糊，平扫时为密度不均匀的软组织块，CT 值 >20Hu，常在 30～50Hu，略高于正常肾实质，也可相近或略低，其内部不均匀系出血坏死或钙化所致。

（4）MRI：错构瘤在 MRI 增强时可表现为实性部分的强化，并可通过 T_1/T_2 和脂肪抑制成像技术明确是否有脂肪成分来协助诊断。肾癌 MRI 表现为肾实质内圆形、椭圆形或不规则形肿块，T_1 加权像呈低信号或等信号，肿瘤内出血、囊变、坏死区信号不均匀，T_2 加权像肿瘤呈高信号。肿瘤呈浸润性生长，较大时与邻近肾组织分界不清楚，但部分肾肿瘤周围可见有假包膜，在 T_2 加权像表现为环状低信号。肾癌晚期可伴有肾静脉和下腔静脉癌栓，表现为血管腔内有斑块状高信号。肾癌侵及邻近结构时可见肾脏与周围组织境界不清，或肿块直接侵入相应结构。

（5）超声检查：超声检查是最简便、无创伤的检查方法，可作为常规体检的一部分。肾脏内超过 1cm 的肿块即可被超声扫描所发现，重要的是鉴别肿块是否是肾癌。肾癌为实性肿块，由于其内部可能有出血、坏死、囊性变，因此回声不均匀，一般为低回声，肾癌的境界不甚清晰，这一点和肾囊肿不同。肾内占位性病变都可能引起肾盂、肾盏、肾窦脂肪变形或断裂。肾乳头状囊腺癌超声检查酷似囊肿，并可能有钙化。囊肿液常为清澈、无肿瘤细胞、低脂肪，造影时囊壁光滑可肯定为良性病变。如穿刺液为血性应考虑到肿瘤，可能在抽出液中找到肿瘤细胞，造影时囊壁不光滑即可诊断为恶性肿瘤。肾血管平滑肌脂肪瘤为肾内实性肿瘤，其超声表现为脂肪组织的强回声，容易和肾癌相鉴别。在超声检查发现肾癌时，亦应注意肿瘤是否穿透包膜、肾周脂肪组织，有无肿大淋巴结，肾静脉、下腔静脉内有无癌栓，肝脏有无转移等。

3. 诊断流程　肾肿瘤具体诊断流程见图 21-1（2014 版《中国泌尿外科疾病诊治指南》）。

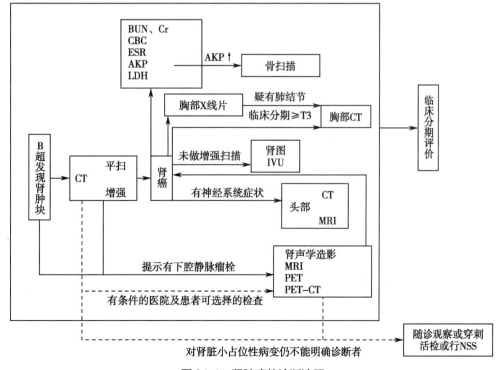

图 21-1　肾肿瘤的诊断流程

三、肾脏肿瘤的病理与检验

（一）肾脏肿瘤病理

肾脏肿瘤是泌尿外科常见肿瘤之一，有良恶性之分，不同性质的肾脏肿瘤其诊断、治疗和转归也各不相同。随着病理技术及相关研究的发展，肾脏肿瘤的分类与治疗更加规范。

1. **肾脏良性肿瘤**　通常没有任何症状，平时难以发现，预后较好，所以很长时间不被重视，但随影像学检查技术的发展，越来越多的良性肿瘤被发现。肾腺瘤、肾血管平滑肌脂肪瘤、嗜酸细胞瘤、血管瘤、脂肪瘤、纤维瘤均属于此类范畴，其中前两类为临床上较为常见的良性肿瘤。

（1）肾血管平滑肌脂肪瘤：又叫错构瘤，多见于女性，多数单发，也可多发。临床上肾血管平滑肌脂肪瘤多于体检时偶然发现，一般没有临床症状。病理表现，可见肾血管平滑肌脂肪瘤与正常组织界限清楚，肿瘤内部包含大量脂肪组织、血管和平滑肌细胞。对于那些平滑肌多、脂肪少的肾错构瘤，极易误诊为肾癌，需要仔细鉴别。此外，个别大的肾血管平滑肌脂肪瘤血管含量丰富，也容易出现肿瘤内部出血。

（2）肾嗜酸细胞瘤：一般为单发，少数有家族倾向。大体表现为浅棕色，圆形、边界清楚，有包膜，中央有致密纤维带，卫星状向外伸展，罕见坏死。镜下特点为大的嗜酸细胞，胞质有颗粒，细胞核分化良好并均匀一致，罕见有细胞分裂象。电镜下可见细胞质内充满密集的线粒体。肾癌中有一类叫嗜酸细胞性肾细胞癌，镜下可见嗜酸颗粒，容易与该类患者混淆，导致误诊。

此外，肾血管瘤、脂肪瘤、纤维瘤较少见，病理诊断上容易区分，手术治疗效果较好。需要注意的是，有些肾囊肿可以合并恶性肿瘤，而有些肾脏肿瘤可以发生囊性变。

2. **肾脏恶性肿瘤**　临床上常见的肾恶性肿瘤包括源自肾实质的肾细胞癌、肾母细胞瘤、肾盂癌、肉瘤等，其中肾细胞癌即肾癌约占85%，本章则主要介绍肾细胞癌的病理类型。肾细胞癌常累及一侧肾，多为单发，其中双侧先后或同时发病者仅占2%。多数为类圆形的实性肿瘤，肿瘤大小不等，一般直径为3～15cm，其中5～8cm的多见。肾癌没有真正意义上的组织学包膜，切面为橘黄色或棕色，可伴有出血、坏死或钙化，少数有囊性变。肾细胞癌肿瘤可以破坏整个肾脏，也可侵犯相邻脂肪、肌肉、血管、淋巴管等。2016年，世界卫生组织（WHO）根据肾细胞癌的形态学特点、组织生长方式、解剖位置、相关的肾病背景等对肾肿瘤进行全新的分型，分类方法如表21-2所列。下面主要阐述临床上最常见的几类。

（1）肾透明细胞癌（clear cell renal cell carcinoma，ccRCC）：肾癌的组织病理多种多样，其中透明细胞癌是其主要构成部分，占肾癌的80%左右，主要从肾小管上皮细胞发生而来。透明细胞癌大体以圆形为主，也可为分叶形或其他不规则的形状，常为实性，少数有囊变。大体标本切面主要为黄色，也有灰色或白色成分，其中黄色的肿物一般分化比其他好。镜下透明细胞癌为圆形或多角形，胞质丰富，大量的糖原、磷脂以及中性脂肪在切片制作中被溶质溶解，为透明状，故得名。大部分的透明细胞癌都含有颗粒细胞（暗细胞），单纯的透明细胞癌较少见。分化较好的透明细胞癌核位于中央，核固缩染色质增多，浓染。而分化不良的表现为核多样性，有明显核仁。

（2）嗜色细胞癌：肾嗜色细胞癌占肾细胞癌的10%～15%，通常为乳头型。嗜色细胞癌表现为乳头状或小管乳头状生长，在未分化肿瘤中表现为实性。其乳头的蒂为充满脂类的巨噬细胞并可常见砂粒体。显微镜下可见由富含嗜碱胞浆的小立方形细胞或富含嗜酸胞浆的大细胞组成，偶可见一些透明细胞。嗜色细胞癌又称乳头状细胞癌。

（3）嫌色细胞癌：肾嫌色细胞癌约占肾癌的4%，为一个或者多个的实性结节，外表为轻度分叶状，切面为橘黄色。镜下嫌色细胞的特点有二：①常规染色细胞质不染，可用Hale铁染胞质。②细胞为多角形，胞质透明但有明显的网状结构，有明显的细胞膜，很像植物细胞。

其他病理类型还有肾集合管癌、神经内分泌型肾癌等，此外，2016 WHO新增了诸如低恶性潜能的多房性囊性肾肿瘤、乳头状肾细胞癌等一些肾细胞癌新的病理类型（表21-2）。

表21-2　2016版世界卫生组织（WHO）肾细胞肿瘤分类

肾透明细胞癌（clear cell renal cell carcinoma）

低恶性潜能的多房性囊性肾肿瘤（multilocular cystic renal neoplasm of low malignant potential）

乳头状肾细胞癌（papillary renal cell carcinoma）

遗传性平滑肌瘤病及肾细胞癌相关性的肾细胞癌（hereditary leiomyomatosis and renal cell carcinoma-associated renal cell carcinoma）

嫌色细胞性肾细胞癌（chromophobe renal cell carcinoma）

集合管癌（collecting duct carcinoma）

肾髓质癌（renal medullary carcinoma）

Mit家族易位性肾细胞癌（Mit family translocation renal cell carcinoma）

琥珀酸脱氢酶缺陷型肾细胞癌（succinate dehydrogenase-deficient renal cell carcinoma）

黏液管状和梭形细胞癌（mucinous tubular and spindle cell carcinoma）

管状囊性肾细胞癌（tubulocystic renal cell carcinoma）

获得性囊性疾病相关的肾细胞癌（acquired cystic disease-associated renal cell carcinoma）

透明细胞乳头状肾细胞癌（clear cell papillary renal cell carcinoma）

未分类的肾细胞癌（unclassified renal cell carcinoma）

乳头状腺瘤（papillary adenoma）

嗜酸细胞瘤（oncocytoma）

（二）肾肿瘤的临床检验

肾在体内位置比较隐蔽，因此发生病变时不易察觉，加上肾肿瘤临床症状多变，因此除了影像学技术及病理检查外，肾肿瘤的诊断及患者评估也离不开临床检验的帮助，比如红细胞沉降率、血常规、肝功能等都是临床上有助于肾肿瘤诊断和一般情况评估的重要指标。它们的主要表现与变化如下：

1. 尿常规　肉眼和镜下可见到血尿。

2. 红细胞沉降率　在肾癌中常见的有红细胞沉降率增快，可能是致热原所致。

3. 标志物　肾癌缺乏特异标志物，部分患者可出现癌胚抗原（CEA）增高；肾透明细胞癌中，87.5%的患者血 β_2-MG增高；另外，肾癌组织中 γ-烯醇酶比正常肾组织高34倍，肿瘤切除后，γ-烯醇酶值下降，肿瘤复发患者血清中此酶升高者占87.5%，有助于疗效观察和病情追踪。

4. 血常规　部分肾癌患者表现为单纯性红细胞增多，血红蛋白>155g/L，血细胞比容>50%，此系肿瘤产生的红细胞生成素及动-静脉短路所致，发生率为3%~4%。血尿所致贫血，占30%~50%。

5. 肝功能变化　肾癌未出现肝转移时即可有肝功能改变，包括碱性磷酸酶升高、胆红素升高、低蛋白血症、凝血酶原时间延长等。

6. 肾脏作为内分泌器官，出现肿瘤或者癌变可能导致一系列的副瘤综合征，如通过影响肾素分泌导致的高血压，大量分泌胰高血糖素导致的高血糖状态等。

7. 纤维蛋白降解产物（fibrin degradation product，FDP）　浸润性及转移性泌尿系肿瘤中，血FDP含量远高于正常水平，尤以肾癌为显著，可能与肿瘤组织释放纤溶酶原激活因子有关，促进了沉淀的纤维蛋白溶解。

8. 血钙　肾癌患者血钙增高发生率为10%。可能由于肿瘤产生刺激甲状旁腺分泌的因子，产生类甲状旁腺素物质，或肿瘤骨转移所致。

9. 尿脱落细胞检查　有18%~58%的肾癌患者尿中可查及癌细胞，无定位价值，同时可与尿路上皮癌进行鉴别。

10. 此外，肾癌术后全面的代谢生化检验和其他化验应每3~6个月检验一次，持续2年，之后每年检验一次，至术后第5年。

小   结

肾肿瘤是发生在肾脏的各类肿瘤总称，肾囊肿和肾错构瘤是最常见的肾脏良性肿瘤；肾细胞癌是肾脏最常见的原发恶性肿瘤；此外身体其他部分的恶性肿瘤转移至肾脏的肿瘤称继发性肾恶性肿瘤。肾肿瘤的主要症状包括血尿、肿块和疼痛，临床诊断主要依靠 B 超、CT 等影像学检查，实验室检查作为对患者术前一般状况、肝肾功能以及预后判定的评价指标，确诊则需依靠病理学检查。

（蒲小勇   卢忠心   郭爱桃）

第二十二章

前 列 腺 癌

前列腺癌（prostatic cancer，PCa）是指发生在男性前列腺组织中的恶性肿瘤，其发病率在欧美等发达国家位居男性恶性肿瘤首位，死亡率位于男性恶性肿瘤第2位。在中国，随着近年来人们对健康重视程度的增加，生活节奏和饮食结构的改变及人均寿命的提高，PCa的检出率和发病率逐年上升。

一、疾病概论

（一）分类特点

根据2016年WHO《泌尿系统和男性生殖器官肿瘤分类》中PCa分类，可分为以下几种类型。

1. 前列腺上皮性肿瘤

（1）腺泡腺癌：最常见类型，占PCa的95%以上，通常前列腺腺癌就是指前列腺腺泡腺癌。

（2）导管腺癌：起源于前列腺的大导管和次级导管，是除前列腺腺泡腺癌外最常见的PCa类型。

（3）高级别上皮内瘤变：主要为簇状型、微乳头型、筛状型和平坦型4种组织结构类型。其他变异型包括黏液型、小细胞型、泡沫腺体型、印戒细胞型和内翻型等。

（4）导管内癌：是一类罕见的PCa类型，单纯的导管腺癌发病率仅为0.4%～0.6%，常与腺泡腺癌混合出现。

（5）其他上皮性肿瘤：包括前列腺的尿路上皮癌等类型。该类型通常是由膀胱尿路上皮癌累及前列腺引起，而原发性前列腺尿路上皮癌非常罕见。

2. 前列腺神经内分泌肿瘤　伴神经内分泌分化的PCa可分为5种类型：①普通腺癌伴神经内分泌分化；②类癌；③小细胞神经内分泌癌；④腺癌伴帕内特细胞样（Paneth cell-like）神经内分泌分化；⑤大细胞神经内分泌癌。

3. 前列腺间叶肿瘤　包括不能确定恶性潜能的间质肉瘤、间质肿瘤、平滑肌肉瘤、血管肉瘤、滑膜肉瘤、骨肉瘤、横纹肌肉瘤、血管瘤、炎性肌纤维母细胞瘤和颗粒细胞瘤等类型。

4. 前列腺淋巴造血系统肿瘤　原发于前列腺的淋巴瘤指发生于前列腺内的淋巴样组织起源的肿瘤，主要表现为前列腺体积的增大，而未见淋巴结和肝、脾的累及。原发于前列腺的淋巴瘤非常罕见，占所有非霍奇金淋巴瘤的0.1%，占全部前列腺肿瘤的0.09%。

5. 前列腺继发性/转移性肿瘤　指发生在前列腺以外的肿瘤，通过直接播散或者远处转移至前列腺。

6. 其他前列腺肿瘤　其他少见的前列腺肿瘤有副节瘤、透明细胞腺癌等。

（二）临床分期及病理分级

1. PCa的临床分期　PCa的临床分期可以指导治疗方法的选择和评价预后。根据2016年AJCC的TNM分期系统，目前可以通过DRE、CT、MRI、骨扫描以及淋巴结等结果明确PCa分期。分期标准见表22-1。

（1）T分期：原发肿瘤的局部情况，主要通过DRE、MRI和前列腺穿刺活检阳性数目和部位来确定，肿瘤病理分级和PSA水平可协助分期。

（2）N分期：淋巴结情况，只有通过淋巴结切除才能准确了解淋巴结转移情况。CT、MRI和B超

表 22-1 2016 年 AJCC 第 8 版 PCaTNM 分期(不包括肉瘤和移行细胞癌)

原发肿瘤(T)

临床

Tx 原发肿瘤不能评价

T0 无原发肿瘤证据

T1 不能被扪及和影像学难以发现的临床隐匿肿瘤

  T1a 偶发肿瘤,体积<所切除组织体积的 5%

  T1b 偶发肿瘤,体积>所切除组织体积的 5%

  T1c 穿刺活检发现的肿瘤(如由于 PSA 升高)

T2 局限于前列腺内的肿瘤

  T2a 肿瘤限于单叶的 1/2(≤1/2)

  T2b 肿瘤超过单叶的 1/2 但限于该单叶

  T2c 肿瘤侵犯两叶

T3 肿瘤突破前列腺包膜**

  T3a 肿瘤侵犯包膜外(单侧或双侧)

  T3b 肿瘤侵犯精囊

T4 肿瘤固定或侵犯除精囊外的其他邻近组织结构,如膀胱颈、尿道外括约肌、直肠、肛提肌和/或盆壁

病理(pT)*

pT2* 局限于前列腺

pT2a 肿瘤限于单叶的 1/2

pT2b 肿瘤超过单叶的 1/2 但限于该单叶

pT2c 肿瘤侵犯两叶

pT3 突破前列腺

pT3a 突破前列腺

pT3b 侵犯精囊

pT4 侵犯膀胱和直肠

区域淋巴结(N)***

临床

Nx 区域淋巴结不能评价

N0 无区域淋巴结转移

N1 区域淋巴结转移

病理

PNx 无区域淋巴结取材标本

pN0 无区域淋巴结转移

pN1 区域淋巴结转移

远处转移(M)****

Mx 远处转移无法评估

M0 无远处转移

M1

  M1a 有区域淋巴结以外的淋巴结转移

  M1b 骨转移

  M1c 其他器官组织转移

注:* 穿刺活检发现的单叶或两叶肿瘤、但临床无法扪及或影像学不能发现的定为 T1c;

** 侵犯前列腺尖部或前列腺包膜但未突破包膜的定为 T2,非 T3;

*** 不超过 0.2cm 的转移定为 pN1mi;

**** 当转移多于 1 处,为最晚的分期。

分期编组

Ⅰ期	T1a	N0	M0	G1
Ⅱ期	T1a	N0	M0	G2,3-4
	T1b	N0	M0	任何 G
	T1c	N0	M0	任何 G
	T1	N0	M0	任何 G
	T2	N0	M0	任何 G
Ⅲ期	T3	N0	M0	任何 G
Ⅳ期	T4	N0	M0	任何 G
	任何 T	N1	M0	任何 G
	任何 T	任何 N	M1	任何 G

病理分级

GX	病理分级不能评价
G1	分化良好(轻度异形)(Gleason 2-4)
G2	分化中等(中度异形)(Gleason 5-6)
G3-4	分化差或未分化(重度异形)(Gleason 7-10)

可协助 N 分期。N 分期对准备采用治愈性疗法的患者是非常重要的。分期低于 T2、PSA<20ng/ml 和 Gleason 评分≤6 的患者其淋巴结转移的机会<10%。N 分期的金标准是开放或腹腔镜淋巴结切除术。

（3）M 分期：主要针对骨转移。全身核素骨显像、MRI 和 X 线是主要的检查方法。一旦 PCa 诊断确立，建议立即进行全身核素骨显像检查。如果检查发现可疑病灶但又不能明确诊断者，可选择 MRI 进一步检查。

2. 病理分级　PCa 的病理分级推荐采用 Gleason 评分系统，具体分级的病理形态见表 22-5。

二、诊断标准与诊断流程

PCa 多起始于前列腺外周带，早期较为隐匿，部分仅在直肠指诊时发现前列腺结节。大多数患者是通过前列腺特异性抗原（PSA）异常或影像学异常或直肠指检（DRE）异常（前列腺硬结或质地硬）而进一步就诊。较少患者是通过前列腺电切术后发现的。早期 PCa 通常没有症状，随着肿瘤的发展，引起的临床症状可表现为与良性前列腺增生导致的排尿功能障碍类似症状。因此，仅根据临床症状不能明确 PCa 的诊断。

（一）诊断标准

病理诊断是 PCa 诊断的"金标准"。其他诊断包括以下：

1. 血液检查　血清 PSA 作为单一的检测指标，与 DRE 相比，具有更高的 PCa 阳性诊断预测率。但血清 PSA 水平受年龄、种族及前列腺体积变化影响。不仅前列腺疾病如 PCa、前列腺增生及前列腺炎会影响 PSA，前列腺操作如前列腺按摩、前列腺穿刺、经尿道前列腺切除及尿潴留保留导尿管、睾丸切除术、服用 5α- 还原酶抑制剂等均会影响其结果。目前国内外推荐 PSA（tPSA）>4.0ng/ml 为异常。4～10ng/ml 为 PCa 判定灰区，结合血清游离 PSA（fPSA）水平能提高灰区 PCa 的检出率，因此推荐与 tPSA 同时检测。

2. DRE　DRE 对 PCa 的早期诊断和分期具有重要价值。典型的 PCa 直肠指检的征象为前列腺坚硬如石头、可扪及不规则结节、边界不清、无压痛、活动度差。由于易漏诊，尤其是<0.5cm 的肿瘤病灶难以触及，而且主观性大，因此常结合其他检查结果诊断。

3. 前列腺超声检查　超声诊断前列腺疾病有经腹部、经会阴、经尿道和经直肠。其中，经直肠超声检查（transrectal ultrasonography，TRUS）不仅能使前列腺和精囊得到更好的影像显示，而且还能精确引导穿刺针对前列腺进行穿刺活检。由于 PCa 的典型超声图像缺乏特异性，因此常用于可疑 PCa 的活检引导。

4. MRI 前列腺增强扫描　CT 或 MRI 检查均可显示前列腺的形态改变、是否有肿瘤及肿瘤是否转移。但 CT 不能发现局限于前列腺内的微小 PCa。MRI 可显示前列腺包膜的完整性、肿瘤是否侵犯前列腺周围组织及器官、盆腔淋巴结受侵犯的情况及骨转移的病灶，对临床分期有重要作用。

5. 前列腺穿刺活检　是诊断 PCa 最可靠的检查，可作为确诊的方法。

（二）诊断策略

PCa 的诊断包括病史、体格检查、实验室及影像学检查、前列腺穿刺活检及病理检查。具体诊断策略如下：

1. 早期筛查　鉴于早期 PCa 通常没有症状，筛查显得尤为重要，其目标是降低 PCa 死亡率，提高患者生存质量。对于预期寿命低于 10～15 年的人群，可以不做早期筛查。根据 EAU 指南推荐，应在患者知情同意的前提下，为患者制订个体化的筛查方案：建议年龄>50 岁或者有 PCa 家族史的男性>45 岁进行初次血 PSA 检测；如果年龄>45 岁，初次血 PSA>1ng/ml，建议每 2 年随访一次；对于年龄>60 岁，初次血 PSA>2ng/ml，随访可推迟至每 8 年一次。

2. 体格检查及实验室检查　直肠指检（DRE）联合 PSA 检测是早期发现可疑 PCa 的最佳筛查方法。

（1）检查时机：直肠指检应在抽血检查 PSA 后进行；PSA 检测应在前列腺按摩 1 周后，膀胱镜检查、导尿等操作 48 小时后,射精 24 小时后,前列腺穿刺 1 个月后进行。

（2）血清总 PSA（tPSA）：>4ng/ml 为异常,tPSA 值越高,则被检者患 PCa 的风险越高。根据最新的 EAU 指南,当 tPSA 低于 4ng/ml 时,PCa 风险如表 22-2 所示:

表 22-2 PSA 水平与 PCa 风险情况

PSA 水平 /ng·ml⁻¹	PCa 风险 /%
0.0～0.5	6.6
0.6～1.0	10.1
1.1～2.0	17.0
2.1～3.0	23.9
3.1～4.0	26.9

（3）游离 PSA（fPSA）：是提高 tPSA 水平处于灰区（4～10ng/ml）的 PCa 检出率的有效方法。国内推荐 fPSA/tPSA>0.16 为正常参考值。

（4）PSA 密度（PSAD）：即 tPSA 与前列腺体积的比值,前列腺体积可经直肠超声测定计算得出。PSAD 有助于区分前列腺增生和 PCa 造成的 PSA 升高,其正常值<0.15。

（5）PSA 速率（PSAV）：即连续观察血清 PSA 水平的变化。PSAV 适用于 PSA 值比较低的年轻患者,如果 PSAV>0.75ng/（ml·y）,应怀疑 PCa 的可能。对于 2 年内至少检测 3 次 PSA 的患者,PSAV 计算公式为:[（PSA2－PSA1）+（PSA3－PSA2）]/2。

（6）其他:对于 DRE 正常,PSA 介于 2～10ng/ml 且无症状的患者,为避免过度活检,可进行其他评估:风险计算器、PCa 健康指数（PHI）、4K 评分或 PCa 基因检测（PCA3）及影像学检查等。

3. 影像学检查　影像学检查在 PCa 诊断方面都存在局限性,最终明确诊断还需要穿刺活检取得组织病理学的诊断。

（1）经直肠超声检查（TRUS）：PCa 的典型征象是外周带的低回声结节,但诊断的特异性较低。

（2）CT：对早期 PCa 诊断的敏感性低于 MRI,主要用于肿瘤的临床分期。

（3）磁共振（MRI/MRS）：MRI 可以显示前列腺包膜完整性、周围组织和器官是否被侵犯,在临床分期上有重要作用,MRS 也有一定的的价值。

（4）全身核素骨显像（ECT）：PCa 最常见远处转移部位是骨骼,ECT 敏感性高但特异性差,有助于判定 PCa 的临床分期。

4. 前列腺穿刺活检　是目前最终确诊 PCa 的方法,通常在超声引导下经直肠或经会阴部进行。有证据表明,根据不同的 PSA 水平分层,两种径路穿刺活检的阳性率无显著性差异。

（1）穿刺时机:在行 MRI 后进行,避免穿刺出血影响影像学临床分期。

（2）穿刺指征:见表 22-3。

表 22-3 PCa 穿刺指征表

穿刺指征
1. DRE 发现结节,任何 PSA 值
2. B 超、CT 或 MRI 发现异常,任何 PSA 值
3. PSA>10ng/ml,任何 f/tPSA 和 PSAD 值
4. PSA 4～10ng/ml,f/tPSA 异常或 PSAD 值异常

（3）穿刺前准备:可选择经直肠或经会阴部穿刺。如行经直肠穿刺,推荐预防性口服抗生素 3 天,并做肠道准备。

（4）穿刺针数:10 针以上的穿刺阳性率明显高于 10 针以下,且并发症并不增加。也有研究者建议根据 PSA 水平和患者具体情况采取个体化的穿刺针数可能会提高阳性率。对于第一次穿刺阴性的患者，在以下情况需要重复穿刺（表 22-4）：

表 22-4　PCa 重复穿刺的指征

重复穿刺
1. 第一次穿刺发现非典型性增生或高级别 PIN
2. PSA > 10ng/ml，任何 f/tPSA 和 PSAD 值
3. PSA 4～10ng/ml，复查 f/tPSA 或 PSAD 值异常或 DRE/影像学异常
4. PSA 4～10ng/ml，复查 f/tPSA 和 PSAD 值、DRE 和影像学都正常，每 3 个月复查 PSA，如果连续两次 PSA > 10ng/ml 或 PSAV > 0.75ng/(ml•y)，应再复查
5.（1）重复穿刺的时机：间隔 1～3 个月 （2）对 2 次穿刺阴性的患者，属于以上 1～4 情况者，推荐进行 2 次以上穿刺。3 次以上穿刺应慎重。 （3）穿刺并发症：感染是最严重的并发症，甚至可能导致死亡。其他常见并发症包括血尿、血精和迷走神经反射等。

（三）PCa 诊断流程图

PCa 具体诊断分级流程见图 22-1。

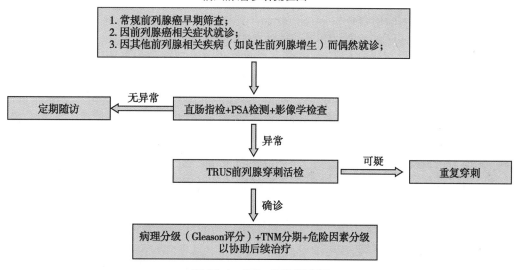

图 22-1　PCa 的诊断流程

三、PCa 病理

（一）标本处理

1. **超声引导下经直肠 / 会阴前列腺穿刺活检标本**　原则上穿刺活检的每一条前列腺组织需单独包埋，间隔 10～20μm 不连续切片 3～5 张进行病理诊断。

2. **TURP 标本的处理**　首先对送检组织进行称重，若送检组织 < 12g，建议将所有组织包埋成 6～8 个石蜡块。若送检组织 > 12g，建议至少随机包埋 6～8 个石蜡块。若在包埋组织中检出 PCa，且癌体积比例小于包埋组织的 5%，建议将剩余组织全部包埋。

3. **PCa 根治手术标本**　根治标本离体后用 10% 甲醛溶液固定至少 24 小时，参照精囊腺位置定位，对前列腺表面进行涂墨，建议至少使用两种颜色区分左、右叶（文末彩图 22-2A）。淋巴结全部送检，精囊腺主要选取毗邻前列腺部位（精囊腺基底部）进行取材。将前列腺尖部和基底部 4～5mm 处垂直于尿道切下来，沿与尿道平行方向间隔 2～3mm 切开，对尖部和基底部的每一个切面都进行观察（文末彩图 22-2B）。剩余前列腺组织沿垂直于尿道方向每隔 3～4mm 平行切开取材。根治标本的病理诊断报告需包括病理类型、Gleason 分级、肿瘤占比、肿瘤病理分期、精囊腺侵犯、包膜侵犯、切缘侵犯和淋巴结转移等内容。

（二）前列腺腺癌的基本形态特征

前列腺腺泡腺癌（acinar adenocarcinoma）是一种来源于前列腺分泌细胞（腺泡上皮）的肿瘤。前列腺腺癌的诊断基于腺上皮排列、细胞核、细胞质等的共同改变，诊断腺泡腺癌不能单独依据某一种形态，而应根据以下几方面综合考量。

1. 组织结构特点　典型的 PCa 腺体呈浸润性生长。浸润性生长的典型方式是在良性腺体之间出现不典型小腺体。在前列腺组织中发现拥挤的小腺体需怀疑 PCa。腺体融合形成筛状结构或腺体形成不良是 PCa 与良性前列腺腺体的重要区别。分化差的 PCa 表现为肿瘤细胞排列成实性片状、条索状或孤立的单个细胞。上述 PCa 的组织结构方式也是 PCa 分级的重要依据（详见 Gleason 分级系统）。

2. 细胞核特点　与良性前列腺相比，PCa 细胞核体积增大，但通常异型性不大，核分裂也不常见。核仁明显是 PCa 细胞核最重要的特征之一，可作为诊断 PCa 的重要依据之一。但并非所有的 PCa 细胞都有明显的核仁，如泡沫腺样型癌的核通常比较小且无明显核仁。而一些良性病变也可出现明显核仁，如基底细胞增生。

3. 细胞质特点　PCa 的腺腔腔面较光滑，而良性腺体腺腔常有皱褶或乳头状突起，腔面形状复杂。胞质特征对诊断 PCa 有一定的帮助。PCa 胞质常为双嗜性，而良性腺体胞质淡染或透明。丰富的胞质和僵直的腺腔是 PCa 的重要特征。

4. 腔内特点　低级别 PCa 一个较常见的特征是类晶体，而在高级别 PCa 中不常见。类晶体为强嗜酸性晶体结构，可形成矩形、六边形、三角形及棒状结构等多种形状。虽然类晶体不能作为 PCa 独立的诊断特征，但与良性腺体相比，其在 PCa 中更常见。PCa 腺腔中较易见到的另一特征是非细胞组分的粉色浓染分泌物或蓝染黏液样分泌物。相反，良性前列腺增生腺腔内常可见淀粉样小体，表现为具有同心圆排列的环层结构的境界清楚的圆形 - 卵圆形小体。

5. 恶性特异性特点　目前认为有 3 种特征性形态仅见于 PCa：黏液性纤维增生（胶原小结）（mucinous fibroplasia / collagenous micronodules）、神经侵犯（perineural invasion）和肾小球样结构（glomerulations）。黏液性纤维增生是一种位于腺腔内的无细胞性细纤维团块，可能为黏液外渗入间质再由间质突入腺腔所形成。良性腺体也可在神经的一侧缘形成压迹，而 PCa 的神经侵犯则侵犯神经四周，包绕整个神经。肾小球样结构是由筛状增生的腺体附于腺腔的一侧缘所形成（文末彩图 22-3）。

（三）腺泡腺癌组织学变异型

1. 萎缩性腺癌（atrophic variant）（文末彩图 22-4A）　形态学表现为 PCa 细胞胞质体积减小。约 2% 的穿刺活检标本和 16% 的根治标本中可检出萎缩性腺癌。萎缩性腺癌常由单个分离的腺体组成，与普通腺泡腺癌混合性生长，表现为浸润性生长方式，Gleason 分级多为 3 级。萎缩性腺癌的核常较扁平，没有明显的核体积增大和明显的核仁，形态与良性萎缩性腺体较难区别，必须仔细寻找邻近具有明显核不典型性的非萎缩性腺癌。有没有萎缩改变并不影响这些腺癌的 Gleason 评分和病理分期，所以萎缩性腺癌似乎没有明确的预后意义。

2. 假增生型腺癌（pseudohyperplastic variant）（文末彩图 22-4B）　常与普通型腺癌共存。主要表现为大中腺泡腺上皮增生，增生的腺泡背靠背，排列紧密，腺泡间间质减少。腺体形态多样，如腺体可分支，或伴有腔内乳头结构。腺泡上皮呈高柱状，胞质较丰富，呈双嗜性，核位于基底，圆形，无假复层排列，核仁不明显。常表现为结节状构象，仅在极少数病例可见浸润性生长，与良性前列腺增生难以鉴别，常需借助免疫组化辅助诊断。假增生型腺癌的 Gleason 分级通常为 3 级，预后意义尚不确定，通常认为其预后较好。

3. 微囊型腺癌（microcystic variant）（文末彩图 22-4C）　由中等大小呈囊性扩张的腺体组成。前列腺根治标本中约 11% 的病例可出现微囊型腺癌病灶。显微镜下，微囊型腺癌的腺体为普通腺泡腺癌小腺体的 10 倍大小，腺上皮细胞扁平，胞质较少，类似于囊性萎缩性腺体。几乎所有的微囊型腺

癌都表达 α- 甲基酰基辅酶 A 消旋酶（alpha-methylacyl-CoA racemase，AMACR），不表达基底细胞标记。Gleason 分级通常为 3 级。

4. 泡沫腺样癌（foamy gland variant）（文末彩图 22-4D） 也常与普通型腺癌共存，仅有 0.2%～2% 的病例为纯的泡沫腺样癌。泡沫腺样癌具有丰富的泡沫细胞样 / 黄色瘤样胞质，核小而圆，染色质浓染，核仁不明显。泡沫腺样癌最常见的 Gleason 评分是为 7 分，约见于 60% 的病例。

5. 黏液型 / 胶样型腺癌（mucinous /colloid variant）（文末彩图 22-4E） 本型定义为至少 25% 的肿瘤具有细胞外黏液。因此，只有根治前列腺标本才能准确诊断黏液型腺癌，活检标本可描述为腺癌伴有黏液样特征。基于这个标准，约 0.2% 的 PCa 可诊断为黏液型腺癌。这类肿瘤没有特别的流行病学特征。肿瘤切面呈黏液状外观，组织学上，肿瘤由漂浮在黏液中的单个腺体、融合腺体和筛状腺体构成。单个肿瘤细胞与普通腺泡腺癌形态类似，从多角状到低柱状，胞质嗜酸性或双嗜性，通常没有细胞内黏液。对黏液型腺癌进行 Gleason 分级应忽略其黏液，仅对其结构特征进行分级。大多数病例为 Gleason 评分 7 或 8，免疫表型与普通腺泡腺癌类似。早期文献认为这类腺癌侵袭性较强，近期也有文献认为其预后相对较好。

6. 印戒样 PCa（signet ring-like variant）（文末彩图 22-4F） 少见，估计在所有 PCa 中占比为 30/100 000。印戒样 PCa 与胃肠道印戒细胞癌不同，表现为细胞内空泡而不含细胞内黏液。至少 25% 的肿瘤细胞为印戒样细胞才能诊断印戒细胞样 PCa。这类肿瘤具有高度侵袭性，患者平均生存期仅 29 个月。诊断印戒样 PCa 时一定要先排除胃肠道转移性印戒细胞癌，免疫标记可帮助鉴别，前列腺原发的印戒样癌表达 PCa 标记如 PSA 等，而胃肠道转移性印戒细胞癌表达胃肠道来源标记如 CDX2 和 Villin 等。

7. 多形性巨细胞癌（pleomorphic giant cell variant） 是一种极其罕见的 PCa 亚型，目前文献报道不足 10 例。形态学表现为巨大的、怪异的含有多形性核的细胞，可见不典型核分裂，但不含梭形细胞成分。这种形态可类似于多形性尿路上皮癌。患者平均年龄 65 岁（45～77 岁）。目前报道的所有多形性巨细胞癌均与 Gleason 评分 9 分的经典型腺癌共存。部分患者在诊断多形性巨细胞癌前有患普通前列腺腺泡腺癌接受内分泌治疗或放疗的病史。这类肿瘤侵袭性较强。

8. 肉瘤样癌（sarcomatoid variant） 也称癌肉瘤，是一种上皮和间叶分化的双向型肿瘤。部分病例表现为肉瘤样成分和典型腺癌成分相混合。最近的分子研究显示这些成分具有相同的克隆起源。肉瘤样癌好发于老年患者，约一半的患者有 PCa 放疗或内分泌治疗的病史。组织学上，肉瘤样癌的上皮成分主要表现为 Gleason 评分较高的腺癌，间叶成分包括骨肉瘤、软骨肉瘤、横纹肌肉瘤、平滑肌肉瘤、脂肪肉瘤、血管肉瘤或多向分化的肉瘤等。上皮成分表达 PCK、PSA 和 PSAP 等，软组织成分则表达各种间叶源性标记。这类肿瘤通常预后较差，5 年生存率约 40%。

（四）前列腺腺癌其他病理类型

1. 前列腺导管内癌 前列腺导管内癌（intraductal carcinoma of the prostate，IDC-P）是一类发生在前列腺腺泡或导管内的肿瘤。它具有前列腺高级别上皮内瘤的某些特征，并表现出比高级别上皮内瘤更明显的结构和 / 或细胞的异型性，通常与高级别、高分期的前列腺浸润癌并存。Guo 和 Epstein 报道 45 000 例穿刺活检中只有 27 例仅见 IDC-P 而无浸润性癌（0.06%）。2016 年版 WHO 泌尿系肿瘤分类已将 IDC-P 列为独立的诊断实体，需在病理报告中常规报告。

无论前列腺穿刺活检标本或是根治标本中存在 IDC-P 均提示预后不良。前列腺根治标本中 IDC-P 与高级别浸润癌共存，与 Gleason 评分、肿瘤容积、前列腺外扩散、精囊腺侵犯和淋巴结转移均密切相关，为 PCa 总生存率的独立预测指标。IDC-P 的存在还提示患者对内分泌治疗和放化疗不敏感。即使晚期转移性 PCa，IDC-P 仍是 CRPC 和预后不良的独立预测指标。故在伴有高级别浸润性癌的病例中，仍有必要指出 IDC-P 的存在。

2016 版 WHO 分类中，IDC-P 的诊断标准是在具有基底细胞的导管内，出现以下任意一种模式：①实性结构；②致密筛状结构（腺体区 >50%）；③疏松筛状或微乳头状结构伴明显的核异型性（至少达正常前列腺上皮细胞核的 6 倍），或伴粉刺状坏死（文末彩图 22-5A）。

IDC-P 的鉴别诊断包括筛状 HGPIN、浸润性筛状癌、前列腺导管腺癌、尿路上皮癌播散入前列腺导管等。需免疫组化辅助诊断，IDC-P 的肿瘤细胞通常弥漫表达 AMACR，肿瘤周存在或部分存在 P63、34βE12 阳性的基底细胞（文末彩图 22-5B）。

2. 前列腺导管腺癌　前列腺导管腺癌（ductal adenocarcinoma, DA）是一种较少见的 PCa 组织学亚型。由于其形态学类似子宫内膜癌，最早的文献描述其为"宫内膜样癌"。现已经明确导管腺癌是一种起源于前列腺导管的具有特殊形态特征的 PCa。纯的导管腺癌罕见，占 PCa 的 0.2%～0.4%，混合性导管腺癌和腺泡腺癌相对常见，约占 PCa 的 3.0%。导管腺癌常发生于尿道周围的前列腺组织，患者易出现血尿或尿道梗阻症状。肿瘤侵袭性较强，易发生淋巴结和内脏器官转移。

前列腺导管腺癌由假复层高柱状上皮细胞组成，胞质丰富，常呈双嗜性，偶尔淡染。核伸长成卵圆形，排列拥挤并可相互重叠，多位于基底部，异型性明显。染色质较粗糙，核大、核仁明显、可见核分裂象，常伴坏死（文末彩图 22-5C, D）。肿瘤排列成乳头状、筛状、实体状、腺样或 PIN 样（prostatic intraepithelial-like）结构，多种结构可并存，乳头状和筛状结构最常见。乳头状结构中央具有纤维血管轴心，筛状结构由背靠背的大腺体构成，形成裂隙状的腔隙。乳头状结构是诊断导管腺癌最重要的特征之一，高级别异型性核、高柱状上皮和伸长的核也有助于导管腺癌的诊断。筛状结构和坏死对诊断导管腺癌没有特异性。

筛状和乳头状导管腺癌 Gleason 分级常为 4 级，如出现粉刺状坏死则为 5 级。而 PIN 样导管腺癌预后类似于 Gleason 分级 3＋3＝6，故定为 Gleason 3 级。

（五）免疫组化

1. 前列腺特异性酸性磷酸酶（prostate specific acid phosphatase, PSAP）　是一种组织特异性较高的前列腺上皮标记，可以标记前列腺来源而不能帮助鉴别良恶性。

2. α-甲酰-CoA-消旋酶（alpha-methylacyl-CoA racemase, AMACR）　是目前应用较为广泛的 PCa 标志物。正常前列腺上皮几乎不表达 AMACR，而 80%～100% 的 PCa 表达 AMACR，泡沫腺样癌、萎缩性癌、假增生性癌及治疗后 PCa 中 AMACR 阳性率相对较低。AMACR 并非 PCa 的特异性标记，尿路上皮癌、结肠癌以及乳头状肾细胞癌等都可表达 AMACR，需结合其他免疫标记共同协助诊断。

3. P63 和 34βE12　是最常使用的前列腺基底细胞标记，P63 定位于细胞核，34βE12 位于胞质。除 IDC-P 存在基底细胞外，其他 PCa 基底细胞均消失。因此临床上常联合使用 AMACR，P63 和 34βE12 免疫组化确诊 PCa。

（六）PCa 病理评分系统

1. Gleason 评分系统　Gleason 分级仅依常规 HE 切片判断，不需特殊染色和免疫组织化学。鉴于 PCa 的异质性，同一患者肿瘤组织可能存在不止一种 Gleason 结构类型，根据不同结构类型在肿瘤组织中所占比重，将 Gleason 分级分为主要类型和次要类型，患者的最终 Gleason 评分 = 主要类型 + 次要类型，因此理论上 Gleason 评分介于 2～10 分。若 PCa 组织仅具有一种结构类型，视为主要结构类型和次要结构类型相同（例：前列腺腺癌具有一种结构类型 3，Gleason 评分为 3＋3＝6）；具有 3 种 Gleason 结构类型且最高级别成分数量最少时，若为穿刺标本，报告主要级别类型 + 最高级别类型；若为根治标本，则报告主要级别类型 + 次要级别类型，数量最少但为最高级别成分需在报告中加注说明。若根治标本中最高级别结构类型所占比例最小但超过肿瘤体积的 5%，则其 Gleason 评分 = 主要结构类型 + 最高级别结构类型。穿刺标本几乎不诊断，Gleason 评分 2～5 分，而在极少数根治标本中可能报告。Gleason 各级组织形态学要点见表 22-5 和文末彩图 22-6。

2. ISUP/WHO 2016 分级分组系统　Gleason 评分系统后来进行了多次修订。2013 年国际泌尿病理协会（International Society of Urological Pathology, ISUP）在温哥华召开了有关 Gleason 评分的共识会议，并提出了新的病理分级系统。该系统已被 2016 版 WHO PCa 分类采纳，建议在病理报告中同时报告 Gleason 评分和新的分级分组评分。新的分级分组系统在保留 Gleason 评分基本原则基础上，将 Gleason 评分归纳为 5 组，见表 22-6：

表 22-5　2016 年 WHO 对 PCa 的 Gleason 分级的病理形态

Gleason 分级	病理形态
1	单个的腺体大小相对一致，形成边界清楚的结节。这个级别罕见
2	单个的腺体大小相对一致，但是形成的结节周围稍微不规则，肿瘤性腺体轻度浸润到周围的非肿瘤性前列腺组织。这个级别少见，主要见于移行区的腺癌
3	肿瘤细胞形成单个腺体，肿瘤性腺体浸润和穿插在正常的腺体之间。腺体的大小和形状变化大，一般腺体大小比 Gleason 1 级和 2 级的要小
4	融合的腺体 分化较差的腺体 筛状结构的腺体 肾小球样腺体 肿瘤细胞超肾样结构 筛状、乳头状前列腺导管腺癌不伴坏死
5	单个的肿瘤细胞或形成肿瘤细胞呈条索状生长 不形成腺腔即是成片生长的肿瘤细胞 筛状结构伴有粉刺样坏死 导管样 PCa 伴坏死

表 22-6　新 Gleason 评分分组情况

Gleason 评分	ISUP 分级
2～6	1
7(3+4)	2
7(4+3)	3
8(4+4 或 3+5 或 5+3)	4
9～10	5

（七）内分泌治疗后标本的病理评价

接受内分泌治疗后，前列腺肿瘤腺体会出现不同程度改变（文末彩图 22-7）：①组织结构变化，肿瘤缩小甚至消失，肿瘤性腺体结构破坏，腺腔消失，残余肿瘤呈条索样、巢状甚至单细胞样排列；基底细胞增生并可见鳞化；②癌细胞退变，可见透明样变和胞内空泡；核固缩、深染，核仁消失；③间质反应，包括间质纤维化、间质淋巴细胞、组织细胞（包括泡沫细胞）浸润。同时，良性腺体组织上皮呈多层萎缩，但基底细胞完整，并出现增生和鳞化。

伴有治疗反应的肿瘤有时难以辨认，但其仍表达 AMACR、PSA、AR 等标记，可借助免疫组化识别残留肿瘤。由于 Gleason 分级系统是以腺泡形态及浸润程度为评判标准，且治疗后单细胞、条索状的肿瘤细胞会造成高 Gleason 评分的假象，因此，伴有明显治疗反应的肿瘤不适宜再行 Gleason 评分，而仅对有轻度治疗反应或无治疗反应的肿瘤进行评分。

（魏　强）

第二十三章

尿路上皮肿瘤

肾盏、肾盂、输尿管、膀胱和前列腺部尿道的组织结构基本相同,均被覆尿路上皮。除膀胱具有储存尿液的作用外,其他各段的功能均为引流尿液。这些组织器官的胚胎学来源相同,上皮的细胞形态和功能也基本相同,因此统称为尿路上皮(urothelium)。起源于这些部位的肿瘤有相似的病因和病理过程,称为尿路上皮肿瘤(urothelial tumor of the urinary tract)。根据肿瘤位置的不同,可将尿路上皮肿瘤分为上尿路肿瘤(upper tract urinary cancer,UTUC)和膀胱肿瘤(tumor of bladder)。

第一节 上尿路肿瘤

一、疾病概论

(一)流行病学

上尿路肿瘤(UTUC)主要包括肾盂和输尿管肿瘤,占尿路上皮肿瘤的 5%~10%,而其中肾盂肿瘤的发病率约为输尿管肿瘤的 2 倍。下段输尿管肿瘤最多见,约占输尿管肿瘤的 70%;中段输尿管肿瘤只占 25%,仅 5% 发生在上段输尿管。UTUC 的好发年龄为 70~90 岁,男女比例 3∶1,大多发生于单侧,双侧同时发生者少见,约占 1.6%;约 17% 的 UTUC 患者可同时发生膀胱肿瘤。22%~47%的 UTUC 患者的复发部位在膀胱,仅 2%~6% 复发出现在对侧上尿路。初诊 UTUC 超过 60% 患者肿瘤为高侵袭性,而膀胱肿瘤诊断时仅 15%~25% 患者为侵袭性肿瘤。家族/遗传性 UTUC 少见,发病年龄一般小于 60 岁,往往与遗传性非息肉性结直肠癌(hereditary non-polyposis colorectal carcinoma,HNPCC)相关,其发病与 DNA 错配修复基因缺陷相关,可通过基因测序确诊。

(二)病因及危险因素

1. 马兜铃酸肾病/巴尔干肾病 多项研究表明马兜铃酸可以诱导 p53 发生基因突变,导致其蛋白 139 号氨基酸编码错误,主要发生在巴尔干肾病和中草药肾病患者。该病具有家族聚集性,无遗传性,受累家族上尿路肿瘤的发生率明显升高。

2. 吸烟 吸烟是上尿路肿瘤最重要的危险因素。吸烟者发病率是不吸烟者的 2.7~7 倍,且吸烟者更倾向于发生输尿管肿瘤而非肾盂肿瘤。

3. 职业/环境暴露 有文献报道,暴露于芳香族类化合物,特别是从事化学、石油和塑料产业的从业人员,上尿路肿瘤的发生风险显著增高。

4. 镇痛剂 长期服用镇痛剂也是一种已被证实的尿路上皮肿瘤的危险因素。有文献报道,22%的肾盂癌患者和 11% 的输尿管癌患者有近 2 年的镇痛剂滥用史。非那西汀(其化学结构与苯胺类相似)是记载最明确的镇痛剂肾病致病药物。

5. 慢性炎症、感染和化疗药物 与结石或梗阻相关的长期慢性感染也是尿路上皮肿瘤发生的危险因素,以鳞癌多见。使用烷化剂类化疗药或蒽环类化疗药也可导致肿瘤发生危险性增高。

(三)自然病程

上尿路肿瘤的预后通常较差。有 19% 的上尿路肿瘤患者在初诊时已经发生了转移。SEER 数据库数据显示上尿路肿瘤的 5 年总体疾病特异性生存率为 75%，原位癌（carcinoma in situ, CIS）、局限性上尿路肿瘤、区域性上尿路肿瘤和发生远处转移的上尿路肿瘤的 5 年疾病特异性生存率分别为95%、88.9%、62.5% 和 16.5%。有研究提示，肾盂癌的 5 年疾病特异性生存率和无复发生存率优于输尿管癌。然而，上尿路肿瘤的总体预后主要与肿瘤分级、肿瘤分期、淋巴血管侵犯、肿瘤切缘、尿路肿瘤病史、吸烟甚至手术方式等相关。

肾盂和输尿管的肌层较薄，与膀胱肿瘤相比，上尿路肿瘤穿透肌壁发展为浸润性肿瘤的时间更早。T2/3 期 UTUC 患者 5 年生存率约 50%，T4 期患者 5 年生存率则不足 10%。上尿路肿瘤的扩散方式主要包括沿尿路系统扩散、淋巴转移和血行转移。沿尿路系统扩散包括顺行和逆行两种方式，其中顺行种植更常见，被认为是肾切除后输尿管残端原位保留和输尿管不全切除患者高复发率最可能的解释。淋巴转移主要取决于原发肿瘤的位置和浸润深度，可经上尿路淋巴引流至主动脉周围、下腔静脉周围、同侧髂总和盆腔淋巴结。上尿路肿瘤血行转移的最常见部位为肝脏、肺和骨。

（四）临床表现

1. 血尿　尿路上皮肿瘤的典型血尿是全程、无痛、间歇性肉眼血尿。70%～90% 的肾盂输尿管肿瘤患者会出现血尿，部分患者甚至是镜下血尿。

2. 腰痛　30% 的上尿路肿瘤患者会出现腰痛，通常表现为钝痛，由逐渐发生的梗阻和肾盂积水扩张引起。在部分患者中，疼痛可表现为急性，类似肾绞痛，多由血凝块流经尿路系统导致梗阻所致。

3. 转移及并发症表现　晚期患者可出现消瘦、体重下降、贫血、衰弱等全身症状。肿瘤压迫盆腔血管、淋巴管可造成下肢水肿。出现这些症状的患者需进行全身评估以排除远处转移病灶。

二、诊断标准与诊断流程

（一）诊断标准（参照 2019 EAU 上尿路尿路上皮肿瘤诊治指南）

1. 病史及临床表现　中老年人出现无痛性肉眼血尿或镜下血尿，应考虑到上尿路肿瘤的可能性。然而，约 15% 的患者在初诊时无明显症状，需通过影像学检查等诊断。

2. 尿脱落细胞学／荧光原位杂交（fluorescence in situ hybridization, FISH）检查　在患者新鲜尿液中易发现脱落的肿瘤细胞，可作为尿路上皮肿瘤的诊断依据。其特异性高，但诊断敏感性较差。对于早期低度恶性倾向尿路上皮乳头状肿瘤、低级别肿瘤诊断敏感性较差，对高级别肿瘤及 CIS 则阳性率高。相对于膀胱肿瘤，尿脱落细胞学对 UTUC 的诊断阳性率更低。若在经输尿管导管引流出的肾盂尿中找到肿瘤细胞，则具有定位诊断意义。

FISH 同样是针对患者尿液中的肿瘤细胞，利用特异性探针对患者 3、7、9、17 号染色体的重排或缺失进行检测，对尿路上皮肿瘤的诊断敏感性高。但因其费用相对较高，目前更多用于检测 UTUC 患者术后肿瘤复发。

3. 基因检测　利用血液、组织液甚至尿液，进行尿路上皮肿瘤的相关基因检测，可能协助临床医师对肌层浸润性和非肌层浸润性尿路上皮肿瘤进行鉴别；同时根据基因检测结果，可以对尿路上皮肿瘤进行分型，如 TCGA 依据尿路上皮肿瘤的基因改变特征，将尿路上皮肿瘤分成：腔上皮乳头型、腔上皮浸润型、腔上皮型、基底细胞型和神经元样型。从而协助临床医生制订合适的治疗方案，最大可能实现精准治疗。

4. 影像学检查

（1）CT 尿路造影（computed tomography urography, CTU）：是目前诊断上尿路上皮肿瘤精确性最高的影像学检查。CTU 显示的继发肾积水征象通常提示晚期疾病和不良预后，肿大的淋巴结则高度提示上尿路肿瘤转移。

（2）磁共振尿路造影（magnetic resonance urography, MRU）：主要应用于因辐射或碘造影剂禁忌而不能进行 CTU 检查的患者。由于肾源性系统性纤维化的风险，合并严重肾功能损伤（肌酐清除率 <30ml/min）的患者应避免使用含钆造影剂的 MRU。

　　尿路造影主要用于观察肾盏、肾盂、输尿管和膀胱的内壁与内腔,分排泄性和逆行尿路造影(RGU)。排泄性尿路造影又称静脉尿路造影(IVU),碘造影剂于静脉注入后,经肾脏排泄,不但能显示肾盏、肾盂、输尿管及膀胱的内壁和内腔形态,还可大致了解双肾的排泄功能。RGU 是在膀胱镜下将导管插入输尿管内并注入碘造影剂从而使尿路显影的检查方法,属有创性检查,适用于有 IVU 禁忌证者。

　　5. 膀胱镜　约 17% 的 UTUC 患者可同时合并膀胱肿瘤,因此临床诊断中除了针对整个尿路系统进行影像学检查外,需要特别重视膀胱镜检查以发现膀胱微小早期病灶。

　　6. 诊断性输尿管镜检　可直接观察输尿管肿瘤并获取标本进行病理检查,活检准确性超过 90%,但属于有创性检查,且输尿管镜检似乎增加上尿路上皮肿瘤膀胱种植风险,临床诊断时需谨慎考虑。输尿管镜检建议选择输尿管软镜进行,必要时甚至可以借助新的显像技术,如 Narrow-band imaging 技术,以增加发现上尿路肿瘤的机会。

　　7. 肿瘤分期　肾盂 / 输尿管癌 TNM 分期,见表 23-1。

表 23-1　肾盂 / 输尿管癌 TNM 分期(AJCC, 2017)

分期标准	
原发肿瘤(T)	
Tx	原发肿瘤不能评估
T0	无原发肿瘤证据
Ta	非浸润性乳头状尿路上皮癌
Tis	原位癌
T1	肿瘤浸润至皮下结缔组织
T2	肿瘤浸润至肌层
T3	肿瘤浸润至肾周脂肪组织或肾实质(肾盂癌)
	肿瘤浸润至输尿管周围脂肪组织(输尿管癌)
T4	肿瘤浸润至邻近脏器,或经肾浸润至肾周脂肪组织
淋巴结(N)	
Nx	局部淋巴结无法评估
N0	无局部淋巴结转移
N1	单个淋巴结转移,最大直径≤2cm
N2	单个淋巴结转移,最大直径>2cm,或多个淋巴结转移
远处转移(M)	
M0	无远处转移
M1	有远处转移

(二)诊断流程

诊断流程见图 23-1。

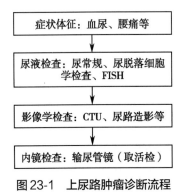

图 23-1　上尿路肿瘤诊断流程

第二节　膀　胱　肿　瘤

一、疾病概论

（一）流行病学

膀胱肿瘤是泌尿系统最常见的肿瘤，在全球范围内，其发病率位居所有恶性实体肿瘤的第 11 位，全球范围内男女性膀胱肿瘤的标化发病率分别为 9.0/（10 万•年）和 2.2/（10 万•年）。膀胱肿瘤的发生与年龄密切相关，其发病率随年龄增长而升高，好发年龄为 50～70 岁。

（二）病因及危险因素

1. 吸烟　是膀胱肿瘤发生的主要危险因素，吸烟量和吸烟时间与膀胱肿瘤发病呈正相关。吸烟者发病率是不吸烟者的 4 倍，50%～65% 男性患者膀胱癌、20%～30% 女性患者膀胱癌的发生与吸烟有关。

2. 职业/环境暴露　职业接触芳香胺、多环芳烃和氯代烃是膀胱肿瘤的第二大危险因素，与 10% 的膀胱肿瘤发生相关。这种职业暴露主要发生在与油漆、染料、金属和石油产品处理的职业中。

3. 炎症与感染　埃及血吸虫感染是膀胱鳞状细胞癌的危险因素。人乳头瘤病毒（HPV）可能与膀胱肿瘤发生相关。有研究提出，慢性细菌感染可能在膀胱肿瘤形成中发挥作用。临床上，结石和长期留置导尿管与膀胱肿瘤发病相关，其机制可能与致癌物质（如亚硝胺）的产生有关。

4. 放疗与化疗　因宫颈癌或卵巢癌接受放疗的患者比接受手术的患者相比，膀胱肿瘤的发生风险要高出 2～4 倍。接受外放射治疗（EBRT）、粒子植入内放射治疗（BT）及 EBRT 联合 BT 治疗的前列腺癌患者，膀胱肿瘤的发生风险分别为 1.42、1.10、1.39。

5. 性别与遗传因素　尽管膀胱肿瘤的发病率方面男性远多于女性，但女性罹患的膀胱肿瘤往往恶性程度更高、预后更差。有研究提示出现这一临床结果的原因可能与女性绝经后雌激素水平变化相关。有膀胱肿瘤家族史的膀胱肿瘤发病与某些基因改变可能有关，基因组学及二代测序技术的应用将最终确认与遗传性膀胱肿瘤发生的相关基因。

（三）自然病程

膀胱肿瘤的发生是环境因素、遗传因素和表观遗传学因素共同作用的结果。与膀胱肿瘤发生相关的主要环境因素已在上文列出。这些外部环境因素导致遗传和表观遗传不稳定，最终导致膀胱肿瘤的发生。目前，与膀胱肿瘤发生相关的重要癌基因为 *RAS* 基因，抑癌基因有 *TP53* 基因及细胞周期抑制因子 RB、P21、P27 和 P16。表皮生长因子（EGF）受体的过表达也与膀胱肿瘤的发生和进展相关。

70%～75% 的膀胱肿瘤患者在初诊时为非肌层浸润性膀胱癌（non-muscle invasive bladder cancer，NMIBC），其中 70% 为 Ta，20% 为 T1，10% 为 CIS。总体 NMIBC 在外科手术和膀胱局部灌注治疗后预后较好，5 年生存率可达 80%，但仍有 15% 的患者将会复发并进展为肌层浸润性膀胱肿瘤，并可能因此接受更积极的治疗。25%～30% 的患者在初诊时肿瘤已经侵犯膀胱肌层，考虑肌层浸润性膀胱癌（muscle invasive bladder cancer，MIBC），其中 10%～15% 的 MIBC 患者在诊断时即出现远处转移。膀胱根治性切除手术联合新辅助化疗是治疗 MIBC 的标准方案，患者 5 年总体生存率为 35%～70%。

膀胱肿瘤主要的转移扩散方式包括淋巴、血行和种植转移。膀胱肿瘤最常见的转移部位是盆腔淋巴结。血行转移最常见的部位包括肝（38%）、肺（36%）、骨（27%）、肾上腺（21%）、小肠（13%）等。膀胱肿瘤也通过局部种植于腹部切口、裸露的尿路上皮、切除的前列腺窝或损伤的尿道来扩散。种植最容易发生于高级别的肿瘤。

（四）临床表现

1. 血尿　间歇性、无痛性全程肉眼血尿是膀胱肿瘤的主要症状，发生于 85% 的患者中。几乎所有患者都会出现镜下血尿。出血量的多少与肿瘤大小、数目、恶性程度并不一致。

2. 尿路刺激症状　尿频、尿急、尿痛可能是膀胱肿瘤晚期的常见症状，常由肿瘤坏死、溃疡或合并感染所致。少数膀胱广泛 CIS 或浸润癌起始即有尿路刺激症状，预后不良。

3. 梗阻　膀胱三角区和膀胱颈部肿瘤阻塞膀胱出口，可造成排尿困难，甚至发生尿潴留。

4. 转移及并发症表现　晚期浸润癌，在下腹部耻骨上区可触及肿块，坚硬，排尿后不消退。广泛浸润盆腔或转移时，出现腰骶部疼痛；阻塞输尿管可致肾积水、肾功能不全；下肢水肿、贫血、体重下降、衰弱等症状。

二、诊断标准与诊断流程

（一）诊断标准（参照 2019 EAU 上尿路尿路上皮肿瘤诊治指南）

1. 病史及体格检查　中老年人出现无痛性肉眼血尿，应考虑到泌尿系肿瘤的可能，尤其以膀胱肿瘤多见。膀胱双合诊可了解膀胱肿瘤的大小、浸润范围、深度及与盆壁的关系。检查时患者腹肌放松，检查者动作应轻柔，以免引起肿瘤出血或转移。男性膀胱肿瘤患者需要特别排查可能同时发生的前列腺癌。

2. 实验室检查　尿液检查为无创性检查手段，临床常用，主要包括尿常规、尿脱落细胞学及 FISH 检查。FDA 近年来先后批准了多种针对尿液的膀胱肿瘤检测试剂，包括 NMP22、BTA、Cytokeratin 及 MSI 等，尝试提高膀胱肿瘤的早期诊断率。但各种不同的尿液检测手段仍然存在各自的缺陷，联合诊断相互弥补可能进一步提高诊断的敏感性和特异性。

3. 影像学检查

（1）超声检查：在膀胱充盈良好的情况下，超声能发现直径 5mm 以上的肿瘤，能了解肿瘤的位置、大小、数目及浸润深度，可作为患者的初筛影像学检查。

（2）CTU：是目前常用的发现尿路系统肿瘤的影像检查手段，但其对扁平状肿瘤和 CIS 的诊断效能欠佳。

（3）CT 和 MRI：增强 CT 和 MRI 多用于对肌层浸润性膀胱肿瘤分期，其中 MRI 对膀胱肿瘤的分期准确率可达 73%～96%，增强 CT 则对 T3a 期以上的膀胱肿瘤分期较为准确。利用 CT 对胸腹部脏器进行排查是临床常用的检查手段，患者如出现骨痛或神经系统症状时，或者活检提示小细胞癌时，需要对骨骼和脑进行相关检查，排除这些组织器官的转移。

（4）IVU：可了解上尿路有无肿瘤及膀胱肿瘤对上尿路的影响。

4. 膀胱镜检查　是膀胱肿瘤的重要检查手段，通常在局部麻醉条件下进行。镜下需要观察并描述膀胱肿瘤所在部位、数目、大小、形态、有血管蒂还是广基，与膀胱颈口、输尿管开口之间的相互关系等。检查中应注意肿瘤与输尿管口及膀胱颈的关系，还应注意有无膀胱憩室及憩室内有无肿瘤。若见输尿管口喷血，还应考虑输尿管肿瘤的可能。镜下取活检送病理检查是最可靠的诊断方法。

5. 经尿道膀胱肿瘤诊断性电切（TURBT）　对于 NMIBC 患者既是一种诊断也是治疗手段，对于 MIBC 患者的主要目的则是明确病理诊断和分期，以便于制订下一步治疗方案。

6. 肿瘤分期　见表 23-2。

表 23-2　膀胱癌 TNM 分期（AJCC，2017）

分期标准	
原发肿瘤（T）	
Tx	原发肿瘤不能评估
T0	无原发肿瘤证据
Ta	非浸润性乳头状细胞癌
Tis	原位癌
T1	肿瘤浸润黏膜固有层

分期标准
T2　肿瘤浸润至肌层
pT2a　肿瘤浸润至浅肌层（肌层内 1/2）
pT2b　肿瘤浸润至深肌层（肌层外 1/2）
T3　肿瘤浸润至膀胱周围组织
pT3a　显微镜下发现肿瘤浸润至膀胱周围组织
pT3b　肉眼可见肿瘤浸润至膀胱周围组织
T4　肿瘤浸润至前列腺、精囊、子宫、阴道、盆壁或腹壁中的任意一处
pT4a　肿瘤浸润至前列腺、精囊、子宫或阴道
pT4b　肿瘤浸润至盆壁或腹壁
淋巴结（N）
Nx　局部淋巴结无法评估
N0　无淋巴结转移
N1　真骨盆内单个淋巴结转移（膀胱周、闭孔、髂内、髂外或骶骨淋巴结）
N2　真骨盆内多个淋巴结转移（膀胱周、闭孔、髂内、髂外或骶骨淋巴结）
N3　髂总淋巴结转移
远处转移（M）
M0　无远处转移
M1　有远处转移
M1a　淋巴结转移超出髂总淋巴结
M1b　非淋巴结转移的远处转移

（二）诊断流程

诊断流程见图 23-2。

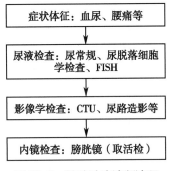

图 23-2　膀胱肿瘤诊断流程

第三节　尿路上皮肿瘤的检验与病理

一、临床检验在尿路上皮肿瘤中的选择与作用

1. 尿常规检测　无痛性肉眼血尿或镜下血尿。多为全程血尿，也可表现为初期或终末期血尿。血尿严重时有血块，或排出洗肉水样尿液及腐肉组织。

2. 尿膀胱肿瘤相关抗原检测　尿膀胱肿瘤抗原（bladder tumor antigen，BTA）是由肿瘤细胞释放的补体因子 H 相关蛋白，其升高可用于辅助尿路上皮细胞癌的早期诊断，也有助于判断肿瘤进展状态。目前 FDA 批准的有两种检测 BTA 的试剂，BTA-stat 试剂用于定性分析，BTA-Trak 试剂用于定量分析。

3. 尿液中人核基质蛋白 22（NMP-22）、端粒酶、存活素、透明质酸酶（HAase）等检测。

4. 传统肿瘤标志物检查　癌胚抗原（CEA）和糖链类抗原（CA125）升高也可作为尿路上皮肿瘤的参考指标。

5. 尿脱落细胞学　检测脱落的肿瘤细胞。

二、临床病理在尿路上皮肿瘤中的选择与作用

根据浸润情况，可将尿路上皮肿瘤分为非浸润性尿路上皮肿瘤（non-infiltrating urothelial tumors）和浸润性尿路上皮癌（infiltrating urothelial carcinoma）。

1. 非浸润性尿路上皮肿瘤　指发生于尿路黏膜层，未穿透基底膜的尿路上皮肿瘤，包括：尿路上皮乳头状瘤、内翻性乳头状瘤、低度恶性潜能的乳头状尿路上皮肿瘤、尿路上皮原位癌、低级别非浸润性乳头状尿路上皮癌和高级别非浸润性乳头状尿路上皮癌（文末彩图 23-3）。详述如下：

（1）尿路上皮乳头状瘤（urothelial papilloma）：一种相对少见的良性尿路上皮肿瘤，多发生于 50 岁以下。大体表现为单发乳头状肿物，直径多 <1cm。镜下为具有纤维血管轴心的乳头状结构，上覆正常尿路上皮（通常少于 5 层），伞盖细胞明显，细胞无明显异型性，核分裂象罕见。

（2）内翻性乳头状瘤（inverted urothelial papilloma）：约占膀胱所有尿路上皮肿瘤的 1%，男性多见，患者多以血尿就诊。肿瘤表面光滑，可呈有蒂或无蒂的息肉样隆起，直径一般 <3cm。镜下见肿瘤呈内生性生长，肿瘤细胞排列成条索状、小梁状或迷路样并相互吻合，表面被覆正常尿路上皮，没有外生性乳头结构。内翻性生长的细胞无异型性，核分裂象罕见。

（3）低度恶性潜能的乳头状尿路上皮肿瘤（papillary urothelial neoplasia of low malignant potential, PUNLMP）：一种少见的具有轻度细胞不典型性的乳头状尿路上皮肿瘤，大体形态与乳头状瘤类似。镜下见细胞无明显异型性，细胞层数明显增多，超过正常的尿路上皮厚度，细胞密集，但极向正常，核分裂象罕见。有时与低级别乳头状尿路上皮癌难以鉴别。低度恶性潜能的乳头状尿路上皮肿瘤依然有复发的风险，临床上应按照低级别乳头状尿路上皮癌的治疗方式进行监测。

（4）尿路上皮原位癌：一种扁平的尿路上皮病变，不形成乳头结构。单纯的尿路上皮原位癌少见，多见于高级别尿路上皮癌的边缘区。该病变属于高级别尿路上皮病变，多见于膀胱。大体表现为黏膜充血、水肿、糜烂，常表现为多灶或弥漫性病变。镜下见肿瘤细胞异型性明显，核大，深染，常可见一个或多个不规则核仁，可见正常或异常核分裂象。细胞排列无极性，伞盖细胞消失。

（5）低级别非浸润性乳头状尿路上皮癌（non-invasive papillary urothelial carcinoma, low grade）：大体观肿瘤呈外生性生长，可单发或多发。镜下见肿瘤排列成乳头状结构，乳头纤细，中央可见纤维血管轴心，乳头可见分支或融合，细胞层次不一。与 PUNLMP 相比，低级别非浸润性乳头状尿路上皮癌细胞异型性增加，细胞核增大，极向部分消失，核分裂象以底层细胞多见，亦可出现于全层细胞，病理性核分裂象罕见。

（6）高级别非浸润性乳头状尿路上皮癌（non-invasive papillary urothelial carcinoma, high grade）：肉眼为乳头状、结节状肿物，可单发或多发。高级别病变中，乳头常出现融合，呈实性外生性生长。细胞层次多少不一，细胞极向完全或大部分消失，核大小不一，低倍或中倍放大即可见不规则或多形性的核。核仁明显，核分裂象易见，可见病理性核分裂象。在低级别尿路上皮癌中若 >5% 的区域出现高级别尿路上皮癌的改变，应诊断为高级别尿路上皮癌。

2. 浸润性尿路上皮癌　指浸润至基底膜以下的尿路上皮癌。与 TNM 分期中所指的肌层浸润性尿路上皮肿瘤稍有差别。大体上，浸润性尿路上皮癌可呈乳头状、息肉状、结节状、溃疡性肿物，或呈弥漫透壁性生长。病灶可单发，亦可多发。周围黏膜正常或充血水肿，有时可出现原位癌。

大多数浸润性尿路上皮癌为高级别尿路上皮癌。肿瘤细胞核较大、染色质丰富，可见奇异核或

多形性核,具有单个或多个小核仁,或较大的嗜酸性核仁。核分裂象常见,部分可见病理性核分裂象。也有少部分低级别尿路上皮癌可浸润至基底膜以下。浸润性癌巢之间可出现促纤维结缔组织增生的间质反应,偶尔类似于恶性梭形细胞成分。肿瘤可伴有多少不等的浆细胞、淋巴细胞浸润,但通常是轻至中度炎症,重度炎症反应少见。

浸润性尿路上皮癌可出现多种变异型。这些变异型有时与良性病变或其他类型的肿瘤难以鉴别,大部分变异型尿路上皮癌侵袭能力更强。病理报告中应常规指出这些变异型,以便临床医生在治疗决策与监测中予以考虑(文末彩图23-4)。

(1)伴鳞状分化及腺分化的尿路上皮癌(urothelial carcinoma with squamous or glandular differentiation):尿路上皮癌可出现多向分化,最常见的分化方向是尿路上皮癌伴鳞状分化,其次是伴腺分化。鳞状分化是指肿瘤细胞间存在细胞间桥或角化,腺分化则是出现腺样结构。一些研究显示伴有鳞状分化或腺分化的尿路上皮癌侵袭性更强、预后更差,应采取更积极的治疗。

(2)微乳头型尿路上皮癌(micropapillary urothelial carcinoma):需与伴有微乳头形态的转移癌相鉴别。该亚型在诊断时常常已有肌层浸润,且20%伴淋巴结转移,根治标本中淋巴结的转移率可达64%。不论微乳头状成分是局灶还是弥漫分布,均提示预后较差。

(3)巢状变异型尿路上皮癌(nested urothelial carcinoma):组织形态可类似旺炽增生的布氏巢或腺性膀胱炎,故诊断陷阱较大。该亚型侵袭性强,70%的患者在TURBT标本中即可见固有肌层浸润,大部分患者在诊断时即有淋巴结转移。但亦有报道显示,相同病理分期的巢状变异型与普通型尿路上皮癌行膀胱根治术后,无复发生存率和肿瘤特异性生存率差异不明显。

大巢状变异型(large nested variant)是最近报道的一种新的变异型。肿瘤细胞形态较温和,成大巢状浸润性生长,常浸润肌层,癌巢间可见间质反应。但由于癌巢周围边界可较光滑,易被误认为非浸润性尿路上皮肿瘤或病变。2016版WHO泌尿系肿瘤分类将其列入巢状变异型尿路上皮癌中。

(4)浆细胞样尿路上皮癌(plasmacytiod urothelial carcinoma):预后较差的变异型。其形态学特点是肿瘤细胞核偏位,黏附性差,呈浆细胞样,可表达CD138,需要与浆细胞瘤鉴别。膀胱镜检时,黏膜表面病变可不明显,但该亚型侵袭性强,易沿腹膜后间隙浸润。确诊时多为pT3~4期,淋巴结转移率达72%,手术切缘阳性率约40%,高于其他尿路上皮癌亚型,预后不佳。

(5)肉瘤样尿路上皮癌(sarcomatoid urothelial carcinoma):表现为上皮及间叶分化的双相特征。间叶成分可为高级别未分化的梭形细胞肉瘤,也可为异源性成分,如骨肉瘤、软骨肉瘤、横纹肌肉瘤、平滑肌肉瘤等。研究显示癌及肉瘤样成分具有相同克隆起源。该亚型预后差,初诊时常伴有转移,平均生存时间约14个月,5年肿瘤特异性生存率约20%,伴有异源性成分时预后更差。

(6)淋巴上皮瘤样尿路上皮癌(lymphoepithelioma-like urothelial carcinoma):形态类似鼻咽部非角化性癌,但无EB病毒感染的证据。该亚型少见,目前最大宗的研究纳入了34例,其免疫表型类似于经典的高级别尿路上皮癌,但几乎不表达CK20。预后也与经典的尿路上皮癌相似。纯的淋巴上皮瘤样癌或以该成分为主的尿路上皮癌对化疗相对敏感。

(7)富于脂质的尿路上皮癌(lipid-rich urothelial carcinoma):该变异型癌细胞胞质中含有空泡。电镜检查及新鲜组织脂肪染色证实胞质内空泡为脂质。该亚型常与普通的高级别尿路上皮癌并存,免疫表型亦相似。形态上需与印戒细胞癌、异源性成分为脂肪肉瘤的肉瘤样癌等相鉴别。45%的患者诊断时即有淋巴结转移,60%患者在16~58个月内死亡。

3. 尿路上皮癌的免疫组化指标　大部分尿路上皮病变可通过HE染色切片诊断,部分疑难病例则需借助免疫组化标记来帮助判断。尿路上皮可表达CK5/6和p63等鳞状上皮标记,同时也表达部分腺上皮标记,如CK7和CK20等。但这些标记并不特异。尿路上皮癌分化差时,这些标记的敏感性也降低。下面介绍几种近年来发现的可辅助诊断尿路上皮肿瘤的免疫标记。

(1)GATA3:GATA转录因子家族成员。基因表达谱筛选发现GATA3是尿路上皮的分化标记,表达于67%~91.7%的尿路上皮癌。在非浸润性尿路上皮癌中的阳性率稍高于浸润性尿路上皮癌。在浸润性尿路上皮癌及各种变异型中,普通型尿路上皮癌 GATA3 阳性率最高,其次为微乳头型和浆细胞样型,肉瘤样型尿路上皮癌 GATA3 阳性率报道差异较大,多形性未分化肉瘤样区域或明显的异源性成分通常不表达 GATA3。

（2）Uroplakin 2 和 Uroplakin3：Uroplakin 蛋白家族成员,特异性表达于尿路上皮腔游离面,具有较高的组织特异性,但敏感性不足。

（3）S100P（胎盘 S100）：在普通型尿路上皮癌和各种变异型尿路上皮癌中阳性率均较高。但 S100P 除在尿路上皮中表达外,在胎盘、胰腺导管、腺癌、胆管癌、乳腺癌、结肠癌、非小细胞肺癌和前列腺癌等组织中也有表达,特异性不足。

4. FISH   为检查筛查膀胱癌的常用方法,具有无创、易行、快速等优点,但敏感性不高。UroVysion 是美国 FDA 批准使用的一组 FISH 探针组合,用于尿液标本监测肿瘤复发或对以前没有尿路上皮癌病史、出现血尿的患者进行筛查。该组合包含 4 种荧光标记 DNA 探针的混合物,分别是位于 9p21 位点的 p16 特异性探针和 3 号、7 号、17 号染色体的着丝粒探针。FISH 检测的敏感性和特异性均高于尿脱落细胞学。其中,3 号、7 号、17 号染色体着丝粒探针对尿路上皮癌的敏感性分别为 73.7%,76.2% 和 61.9%,p16 缺失对尿路上皮癌的敏感性为 28.6%。应注意膀胱的炎症病变可干扰 FISH 检测结果的评价。

小　结

在我国,尿路上皮肿瘤的发病率远较西方国家低,但近年来也呈逐年上升的趋势。目前,尿路上皮肿瘤已经成为严重影响国人健康的泌尿系统恶性肿瘤。本章将尿路上皮肿瘤分为上尿路肿瘤和膀胱肿瘤两部分,详细地对流行病学、病因和危险因素、自然病程和临床表现进行了介绍,并根据最新的国际指南介绍了尿路上皮肿瘤的诊断方法、分期标准、临床检验和病理分类。

（曾　浩）

第二十四章

睾丸肿瘤

睾丸肿瘤是20～40岁男性最常见的恶性肿瘤，也是15～19岁男性发病率第2位的恶性肿瘤（仅次于白血病）。睾丸肿瘤发病率有3个高峰期：新生儿期，30～34岁及60岁左右，双侧罹患肿瘤的概率约为2.5%。发病的区域差别也很明显：斯堪的纳维亚、西欧、新西兰及澳大利亚发病率最高，美国和英国次之，非洲和亚洲最低。需要关注的是，近年来睾丸肿瘤全球发病率都呈逐渐升高趋势。

一、疾病概论

（一）分类特点

睾丸肿瘤包含一系列形态和临床特征各异的肿瘤（表24-1），可以分为生殖细胞肿瘤和非生殖细胞肿瘤，其中95%以上为生殖细胞肿瘤（germ cell tumors，GCTs），占男性恶性肿瘤的1%～2%；生殖细胞肿瘤多来源于睾丸（95%），少数来源于性腺外（5%），但对其处理与睾丸生殖细胞肿瘤相同。睾丸生殖细胞肿瘤构成了20～34岁男性最常见的实体肿瘤，并且其发病率在过去20年间持续升高。睾丸的非生殖细胞肿瘤罕见，包括性索间质肿瘤、淋巴造血系统肿瘤、睾丸网肿瘤，以及睾丸附件肿瘤。

睾丸生殖细胞肿瘤根据与生殖细胞原位肿瘤（germ cell neoplasia in situ，GCNIS）的相关性，又可以分为GCNIS相关的生殖细胞肿瘤和GCNIS非相关的生殖细胞肿瘤。GCNIS相关的生殖细胞肿瘤起源于原始生殖细胞，主要发生年龄为青春期后。根据病程和治疗的不同，分为精原细胞瘤和非精原细胞瘤（NSGCT）。非精原细胞瘤型肿瘤通常包括多种细胞类型，如：胚胎性癌，卵黄囊瘤、青春期后型，滋养细胞肿瘤，畸胎瘤、青春期后型，伴有体细胞恶性成分的畸胎瘤，混合性生殖细胞肿瘤以及消退性生殖细胞肿瘤。GCNIS非相关的生殖细胞肿瘤起源于胚胎型干细胞或原始生殖细胞，一般发生于儿童和老年人，包括精母细胞肿瘤，畸胎瘤、青春期前型，卵黄囊瘤、青春期前型。随着基于顺铂的化疗的应用及手术治疗的引入，生殖细胞肿瘤逐渐成为一种可治愈的肿瘤，并成为一种由多学科综合治疗的疾病典范。在顺铂化疗前时代，晚期GCT的治愈率为5%～10%，而目前转移性生殖细胞肿瘤患者的长期存活率高达80%～90%。

表24-1　睾丸肿瘤分类

睾丸肿瘤分类	
1. 生殖细胞肿瘤 ● 生殖细胞原位肿瘤（GCNIS） 2. 来源于生殖细胞原位肿瘤 ● 精原细胞瘤 ● 胚胎性癌 ● 卵黄囊瘤，青春期后型 ● 恶性滋养叶肿瘤 ● 畸胎瘤，青春期后型 ● 畸胎瘤伴体细胞型恶性肿瘤 ● 混合型生殖细胞肿瘤	3. 与GCNIS无关的生殖细胞肿瘤 ● 精原细胞瘤 ● 卵黄囊瘤，青春期前型 ● 混合型生殖细胞肿瘤，青春期前型 4. 生殖索/间质细胞肿瘤 ● Leydig细胞肿瘤 ● 支持细胞肿瘤 ● 颗粒细胞肿瘤

（二）主要临床表现

睾丸肿瘤一般表现为患侧阴囊内无痛性肿块，也有30%～40%患者出现阴囊钝痛或者下腹坠胀不适。10%左右患者出现远处转移的相关表现，如颈部肿块、咳嗽或呼吸困难等呼吸系统症状，食欲减退、恶心、呕吐和消化道出血等胃肠功能异常，腰背痛和骨痛，外周神经系统异常以及单侧或双侧的下肢水肿等。7%的睾丸肿瘤患者还会出现男子乳房发育（gynecomastia），尤其是非精原细胞瘤。少数患者以男性不育就诊或因外伤后随访而意外发现。

部分睾丸肿瘤患者为偶然发现，约10%患者由于表现为睾丸附睾炎症状而延误诊断，因此对于可疑病例应进行B超检查。体格检查方面除检查双侧阴囊以了解肿块特点以及对侧睾丸外，还要进行全身情况检查，以便发现可能存在的远处转移。

二、诊断标准与诊断流程

（一）诊断标准指南

1. 临床表现　睾丸肿瘤多表现为无痛的单侧阴囊肿块，常因超声检查或阴囊外伤而被发现；20%的患者因阴囊疼痛而被发现；约11%的患者因为肿瘤转移而表现为腰背部疼痛；而约7%的患者因乳腺女性化而被发现。

2. 影像学检查　超声检查对于诊断睾丸肿瘤，其敏感性高（约100%）且费用低廉。对于有腹膜后包块、内脏肿瘤、血hCG和/或AFP水平升高、因不育就诊的青年男性，无论触诊有无睾丸包块，均应常规行睾丸超声检查；MRI比超声具有更高的敏感性和特异性，但费用高昂，不作为常规推荐（EAU Guideline on Testicular Cancer 2019）。

3. 肿瘤标志物　血清肿瘤标志物包括AFP，hCG及LDH，可用于诊断（术前）、分期（术前）及预后判断（术后）。应在术前及术后5～7天常规检查这些肿瘤标志物水平。

4. 睾丸活检　为排除对侧睾丸生殖细胞原位肿瘤（GCNIS），建议行对侧睾丸活检。

（二）诊断流程

睾丸肿瘤诊断流程图，见图24-1。

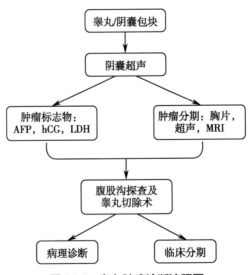

图24-1　睾丸肿瘤诊断流程图

三、临床检验与病理检查

（一）临床检验

血清肿瘤标志物如甲胎蛋白（AFP），人绒毛膜促性腺激素（hCG）及乳酸脱氢酶（LDH）对于睾丸肿瘤的诊断、分期（术前水平）及预后判定（术后水平）具有重要意义。在非精原细胞瘤患者，50%~70% 和 40%~60% 的患者可出现 AFP 及 hCG 水平升高。约 30% 精原细胞瘤出现 hCG 水平升高，因此血清标志物在睾丸肿瘤的诊断中具有重要价值（表 24-2）；此外，肿瘤标志物不高的患者也不能完全排除存在睾丸肿瘤的可能。

表 24-2　肿瘤标志物与睾丸肿瘤预后关系（International Germ Cell Cancer Collaborative Group）

预后较好	
非精原细胞瘤 5 年疾病无进展存活率 89% 5 年总存活率 92%	满足以下所有标准： AFP<1 000ng/ml hCG<5 000U/L LDH<1.5ULN 睾丸 / 腹膜后原发病灶 无肺部以外的内脏转移
精原细胞瘤 5 年疾病无进展存活率 82% 5 年总存活率 86%	满足以下所有标准： 正常 AFP 任何 hCG 任何 LDH 任何部位原发病灶 无肺部以外的内脏转移
预后中等	
非精原细胞瘤 5 年疾病无进展存活率 75% 5 年总存活率 80%	满足以下任何标准： AFP 1 000~10 000ng/ml hCG 5 000~50 000U/L LDH 1.5~10ULN 睾丸 / 腹膜后原发病灶 无肺部以外的内脏转移
精原细胞瘤 5 年疾病无进展存活率 67% 5 年总存活率 72%	满足以下所有标准： 正常 AFP 任何 hCG 任何 LDH 任何部位原发病灶 无肺部以外的内脏转移
预后较差	
非精原细胞瘤 5 年疾病无进展存活率 41% 5 年总存活率 48%	满足以下任何标准： AFP>10 000ng/ml hCG>50 000U/L LDH>10ULN 纵隔原发病灶 肺部以外的内脏转移
精原细胞瘤	无

（二）病理检查

1. GCNIS 相关的生殖细胞肿瘤

（1）精原细胞瘤：常为一致的肿瘤细胞被纤细的纤维分隔成片状、条索状，伴有淋巴细胞浸润或形成淋巴滤泡，常伴有肉芽肿性反应和纤维化；偶见水肿引起的囊腔结构和致密的纤维条索结构。

瘤细胞胞膜清晰,含有大量糖原(PAS 特殊染色阳性),通常透明样或者泡沫样,核大而规则,染色质较粗,可见一个或者多个不规则形态的核仁。瘤细胞可排列成假腺样 / 腺泡状 / 筛状结构,其内有时可见合体滋养层细胞样形态,称为精原细胞瘤伴有合体滋养层细胞。瘤细胞具有合体滋养层细胞的组织形态特点,具有多个核;当细胞异型性明显,核分裂增多而间质淋巴细胞较少时,称为间变型精原细胞瘤。通常,肿瘤周边可以查见生殖细胞原位肿瘤成分。另外,免疫组化:OCT3/4、PLAP 及CD117 阳性,Inhibin、AFP 和 CD30 阴性有助于精原细胞瘤的确诊。

(2)胚胎性癌:由未分化的上皮细胞组成,细胞质较为丰富,呈透明状或者颗粒状,肿瘤排列多样,有实性、伴或不伴间质纤维血管束的乳头结构、裂隙或腺样结构。瘤细胞较大,多角形或柱状,核不规则呈空泡状,一个或多个大的不规则核仁,核膜清楚。胞质丰富,呈细颗粒或透明状,胞质嗜碱性、酸性或双色性。细胞界限不清,细胞拥挤。合体滋养层细胞单个或小堆散在分别于瘤细胞中。间质含量多少不等,在肿瘤的周围,纤维成分更加丰富,肿瘤周边可见曲细精管内胚胎性癌。免疫组化CK 和 CD30 阳性是其与其他生殖细胞肿瘤的有力鉴别点。胚胎性癌通常作为一种成分存在于混合性生殖细胞肿瘤中。

(3)卵黄囊瘤,青春期后型:卵黄囊瘤是一种具有大量的卵黄囊样结构、尿囊和胚外间充质的肿瘤,组织结构复杂多样,可形成微囊或网状结构、巨囊结构、实性结构,经典形态可见内胚窦结构或乳头状结构,还可以形成黏液瘤样或肝组织样结构,有时可以形成肠型结构,常常多种结构混合存在。卵黄囊瘤最具特征的病理特点为 Schiller-Duval 小体,形成血管套样结构,并有多量细胞内、外透明小球,免疫组化肿瘤表达 AFP。

(4)滋养细胞肿瘤:包括绒毛膜上皮癌和非绒毛膜癌的滋养细胞肿瘤,后者又包括:胎盘部位滋养细胞肿瘤(PSTT)、上皮样滋养细胞肿瘤、囊性滋养细胞肿瘤。绒毛膜上皮癌由合体滋养层细胞、细胞滋养层细胞及中间型滋养层细胞组成,患者年轻,平均年龄 25～30 岁,合体滋养层细胞表达 hCG、inhibin 亚单位和 EMA。非绒毛膜上皮癌的滋养细胞肿瘤罕见,仅各有个别报道,有的是在混合性生殖细胞肿瘤化疗后的转移灶。

(5)畸胎瘤青春期后型:由几种不同胚层(内、中和外胚层)组织构成,有人认为是从其他类型的生殖细胞肿瘤分化而来,所有的青春期后型与生殖细胞原位肿瘤(GCNIS)相关的畸胎瘤均为恶性肿瘤,不再推荐进行成熟型和未成熟型的进一步分类。

(6)伴有体细胞恶性成分的畸胎瘤:畸胎瘤形成一种特定的次级成分,相似于体细胞型恶性肿瘤,和其他器官和组织中发生的恶性肿瘤类似(肉瘤和癌)。肿瘤由纯的非典型间叶性成分或上皮性成分构成,占据至少 1 个低倍镜视野的面积。

(7)混合性生殖细胞肿瘤青春期后型:含有 1 种以上生殖细胞肿瘤成分的肿瘤。

(8)消退性生殖细胞肿瘤:为部分或完全消退的生殖细胞肿瘤,睾丸残留 GCNIS、瘢痕 / 纤维性结节状病灶和特征性的小管内粗大钙化,多伴有淋巴浆细胞浸润、含铁血黄素吞噬细胞和肉芽肿等。多为睾丸外肿瘤(尤其是后腹膜转移瘤)的首发症状,临床意义在于明确睾丸为原发部位,以切除睾丸、降低肿瘤复发风险。

2. GCNIS 非相关的生殖细胞肿瘤

(1)精母细胞肿瘤:肿瘤细胞形态多样,有特征性的 3 类肿瘤细胞。①小的淋巴样细胞,核圆,染色质致密;②中等大小细胞,染色质细颗粒状或细丝状,可见核仁;③多核巨细胞,细胞核结构与中等大小细胞相似。

(2)卵黄囊瘤,青春期前型。

(3)畸胎瘤,青春期前型:包括表皮样囊肿,皮样囊肿,以及高分化神经内分泌肿瘤(单胚层畸胎瘤)。

(4)混合性畸胎瘤和卵黄囊瘤青春期前型。

小　结

　　本章基于临床诊疗指南,从流行病学、临床症状及病理分型分期等方面介绍了睾丸肿瘤的分型和诊断标准。本章内容总体依据2014年中国泌尿外科疾病诊疗指南。

(杨中华　覃业军　卢忠心)

第二十五章

阴 茎 癌

阴茎癌是起源于阴茎头、冠状沟和包皮内板黏膜以及阴茎皮肤的恶性肿瘤，是阴茎最常见的恶性肿瘤，占阴茎肿瘤的90%以上。最常见的病理类型是阴茎鳞状细胞癌，约占阴茎癌的95%。由于国家、民族、宗教信仰以及卫生习惯的不同，阴茎癌的发病率有明显的差异。亚、非、拉丁美洲发展中国家阴茎癌的发病率比较高，欧、美发达国家发病率较低。20世纪50年代以前，阴茎癌曾是我国男性泌尿生殖系统最常见的恶性肿瘤之一，随着人民卫生条件的不断改善，阴茎癌的发病率迅速下降，尤其是改革开放以后下降更加明显，阴茎癌已经成为罕见肿瘤。

一、疾病概论

（一）病因

阴茎癌病因尚不明确。多发于40~60岁男性，多数发生于包茎或包皮过长的患者，新生儿行包皮环切术能有效防止此病。人乳头瘤病毒（HPV）16型与18型与阴茎癌发病密切相关。除此之外，吸烟、外生殖器疣、阴茎皮疹、阴茎裂伤、性伴侣数量与阴茎癌的发病也有一定关系。

（二）发病特点

阴茎癌多从阴茎头或包皮内板发生。由于阴茎筋膜和白膜坚韧，除晚期病例外，阴茎癌很少浸润尿道海绵体，亦不影响排尿。淋巴结转移较常见，可转移到腹股沟、髂血管旁、直肠周围淋巴结等处，亦可转移到对侧。癌侵入海绵体，可经血行转移到肺、肝、骨、脑等处。

（三）临床表现

阴茎癌可发生于阴茎任何部位，最初长在龟头者最多，占71.8%；冠状沟、包皮内板者次之。病变早期常无任何症状或仅有轻微的不适，如瘙痒、热灼或隐痛。如果患者有包茎或包皮过长，早期病变常不易被发现。早期病变开始为丘疹或湿疹样改变，以后形成结节、溃疡或菜花样斑块，肿瘤增大融合、表面溃破有脓性分泌物、恶臭。晚期肿瘤可突出包皮口或穿破包皮呈菜花样。肿瘤继续发展可侵犯整个阴茎海绵体和尿道海绵体。大多数阴茎癌患者就诊时有腹股沟淋巴结肿大，可能是转移，也可能是癌合并感染引起急性淋巴结肿大。

二、诊断标准与诊断流程

典型的阴茎癌患者，通过临床检查诊断并不困难。任何情况下，阴茎头或包皮存在溃疡或肿块时都应怀疑有阴茎癌，如通过长期抗生素治疗无效时，应行病理活检以明确诊断。阴茎癌可出现腹股沟淋巴结转移，表现为淋巴结坚硬、固定、无压痛，而炎性淋巴结肿大则稍软、有压痛。位于大隐静脉进入股静脉上内侧的淋巴结成为"前哨淋巴结"，常为阴茎癌最早转移的部位。

（一）诊断标准

早期阴茎癌可以表现为阴茎头或包皮上皮肥厚，但不易被发现。继之阴茎头部出现丘疹、疣和菜花样斑块以及溃疡，随后发生糜烂，边缘硬而不整齐，会引起刺痛或灼痛，有脓性恶臭分泌物。晚期可以呈菜花样从包皮口穿出。对于有包茎的患者，因早期阴茎癌深藏于包皮深面而肉眼不能察觉，故当阴茎出现刺痒、疼痛以及阴茎前端有脓性分泌物流出时应高度警惕。如果隔着包皮仔细触诊，可以触及肿块或结节感,局部有触痛。晚期肿瘤溃破海绵体筋膜及包皮向外突出,即出现阴茎癌的典型表现。

根据以上典型表现,如发现阴茎头部肿块、溃疡伴有恶臭分泌物,溃疡边缘隆起,经久不愈,日趋扩展,则诊断阴茎癌多无困难。对于有包茎或包皮过长者,如隔着包皮触摸到可疑肿块的患者,必须施行包皮环切术,同时对肿块进行病理活检以确诊。为了明确阴茎癌的转移情况,可行腹股沟淋巴结活检或淋巴管造影。

根据欧洲泌尿外科学会(EAU)阴茎癌指南2016版,阴茎癌按淋巴管浸润程度和分级,TNM分期将T1分为两个组。向囊外扩展的淋巴结转移被分为pN3,而腹膜后淋巴结转移被划为器官外远处转移(表25-1)。

表25-1 阴茎癌TNM临床分期

临床分期	
T-原发肿瘤	
Tx	原发肿瘤不能评估
T0	无原发肿瘤依据
Tis	原位癌
Ta	非浸润性原位癌
T1	肿瘤侵犯皮下结缔组织
T1a	肿瘤侵犯皮下结缔组织而无淋巴血管浸润,且非分化不良或未分化(T1G1-2)
T1b	肿瘤侵犯皮下结缔组织合并淋巴血管浸润,且分化不良或未分化(T1G3-4)
T2	肿瘤侵犯尿道海绵体和/或全部海绵体
T3	肿瘤侵犯尿道
T4	肿瘤侵犯邻近组织
N-区域淋巴结	
Nx	区域淋巴结不能评估
N0	没有明显的或明显肿大的腹股沟淋巴结
N1	明显的移动单侧腹股沟淋巴结
N2	明显的可移动的多个单边或双边腹股沟淋巴结
N3	固定的腹股沟区或盆腔淋巴结,单侧或双侧
M-远处转移	
M0	无远处转移
M1	远处转移
G-病理分级	
Gx	无法评估分化程度
G1	分化良好
G2	中分化
G3-4	低分化/未分化

（二）阴茎癌的诊断流程

阴茎癌的具体诊断流程见图25-1。

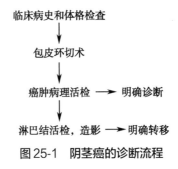

临床病史和体格检查

↓

包皮环切术

↓

癌肿病理活检 —→ 明确诊断

↓

淋巴结活检，造影 —→ 明确转移

图25-1 阴茎癌的诊断流程

三、阴茎癌的检验与病理

根据临床表现，体格检查，病理活检是阴茎癌的诊断和评价最重要的依据，能够提供从疾病分析确定、诊断和鉴别诊断、分型分期、疗效分析、预后判断及状态评估全方位的数据支持。

（一）临床检验在诊疗中的作用和选择

首先，对可疑病变应进行详细体格检查，明确病变或可疑病变的位置、大小、数量、形态、颜色、边界、活动度、阴茎长度等；另外，必须仔细检查双侧腹股沟的淋巴结，明确有无转移。

在遇到疑难病例或实施非根治性治疗时，必须要有组织学证据。小病变需全部取出，大病变处则至少需取 3～4 块，淋巴结及手术边缘需全部取样。活检取样大小平均为 0.1cm。大多数情况下评估侵犯深度有难度，尽管针取活检组织已足够，但仍建议切除活检。病理学报告需包括组织学分型、分期、神经和血管侵犯情况以及手术切缘情况。

影像学检查如超声，CT，MRI 可帮助辨别肿瘤原发灶的浸润深度，有利于判断是否侵犯阴茎海绵体，是否有淋巴结转移，以决定手术治疗方案。对于肿瘤远处转移的评估，常规的胸片、骨扫描等均可选择，评估盆腔和远处淋巴结的转移，可选择 PET-CT 检查。

（二）临床病理在阴茎癌中的作用和选择

按 2004 年 WHO 阴茎恶性上皮性恶性肿瘤组织学分类，将阴茎癌病理类型分为阴茎鳞状细胞癌、Merkel 细胞癌、神经内分泌小细胞癌、皮脂腺癌、透明细胞癌和基底细胞癌。其中绝大多数为鳞状细胞癌，基底细胞癌和腺癌罕见。另外已将阴茎 Bowen 病和阴茎 Paget 病归于癌前病变，其实这 2 种病也都属于特殊类型的阴茎癌。从肿瘤形态上可以分为原位癌、乳头状癌及浸润癌。原位癌可发生在阴茎头、包皮、阴茎体，呈红色斑状突起，有溃疡、脱屑、糜烂。乳头状癌呈菜花样突出，伴有脓性分泌物和恶臭。浸润癌呈湿疹样，有硬块基底，中央有溃疡。

小　结

本章首先从阴茎癌的临床病因学、临床症状分期，依据 EAU 阴茎癌指南，介绍阴茎癌的分期和分级标准，并依据指南结合临床，介绍了阴茎癌的诊断策略，最后介绍了临床检验、病理及影像技术在阴茎癌的风险分析，诊断和鉴别诊断中的应用。本章内容总体依据 EAU 2016 年指南，并没有改变指南，结合教科书对该病的临床检验及病理分类进行了介绍。

（吴开杰　卢忠心　覃业军）

第二十六章

肾上腺皮质癌

肾上腺皮质癌是发生于肾上腺皮质的恶性肿瘤，发病率远低于肾上腺良性肿瘤，年发病率为（0.7～2.0）/100 万人，最近 15 年来呈越来越低龄化趋势。其发生在年龄分布上有 2 个高发年龄段，即小于 5 岁的幼儿和 40～60 岁的成年人，女性发病率高于男性，约为 1.5:1。多为单侧受累，左侧多于右侧，约占 55%。肾上腺皮质癌恶性程度高，侵袭性强，患者生存时间为从确诊之日起 4～30 个月，5 年生存率为 37%～47%。容易向肝脏、肺、后腹膜及淋巴转移。目前，由于肾上腺皮质癌临床罕见且缺乏特异性诊断标准，其早期确诊率仍较低。

一、疾病概论

（一）临床特点

肾上腺皮质癌根据是否分泌过量肾上腺皮质激素，分为功能性与无功能性肾上腺皮质癌，具体分型见表 26-1。50%～60% 的患者为功能性肾上腺皮质癌，以皮质醇增多症（库欣综合征）的症状和体征最为常见，但由于疾病进展迅速，一些患者可能并没有明显的体重增加和向心性肥胖等，而以肌肉萎缩、严重高血压、糖尿病为主要临床表现。过量分泌的糖皮质激素可与 11β- 羟基类固醇脱氢酶 Ⅱ 结合而使其达到饱和，进而与盐皮质激素受体结合而导致低钾血症。一些女性患者除具有皮质醇增多的临床表现外，过量分泌的雄激素导致女性男性化也较为常见，如痤疮、多毛、月经稀少、男性样脱发等。约 6% 的男性肾上腺皮质癌患者存在雌激素分泌过量而导致男性女性化，如男性乳腺发育、性欲低下、睾丸萎缩等。其机制可能与肿瘤细胞合成和过表达 19- 羟化酶有关。值得注意的是，目前报道的伴男性女性化的肾上腺皮质癌患者均有男性乳腺发育病史，时间为数个月至 5 年，且很多时候无痛性男性乳腺发育可能是患者唯一的临床体征，而无其他任何不适。

分泌过量醛固酮的肾上腺皮质癌相对少见，以高血压和低血钾为主要表现。在一些肾上腺皮质癌患者的主诉中常有反复发作的低血糖，这主要与肿瘤细胞大量分泌胰岛素样生长因子 -2（insulin like growth factor-2，IGF-2），使葡萄糖利用增加有关。

无功能性肾上腺皮质癌患者临床表现多不典型，多以肿瘤引起的局部症状及全身症状为主，表现为腰胀、腰痛、腹胀、发热、消瘦、乏力、疲劳及腹部肿物等。少数患者因肿瘤自发破裂而引起腹膜后出血为首发症状。

表 26-1　肾上腺皮质癌临床特点分型

21%～50%	非功能性
50%～79%	功能性
33%～53%	库欣综合征
20%～24%	库欣综合征 + 男性化
10%～20%	男性化为唯一表现
6%～10%	女性化
2.5%～5%	醛固酮增多症

（二）发病机制与基因改变

肾上腺皮质癌发病原因目前尚不十分清楚。大量研究表明，多种遗传性肿瘤综合征有关的致病基因与肾上腺皮质癌的发生密切相关。2/3 肾上腺皮质癌患者为散发病例，在这些患者中利用比较基因组学方法证明，1p、17p、22p、22q、2q 和 11q 染色体存在完全或部分基因缺失；利用微卫星方法发现，绝大多数患者 11q13、17p13 和 2p16 染色体存在杂合性缺失或等位基因失衡。致癌基因的过表达和抑癌基因的突变被认为是肾上腺皮质癌发生的主要原因。与肾上腺皮质癌的发生密切相关的致癌基因主要包括 IGF-2、β- 连环蛋白、类固醇生长因子 -1（steroid growth factor-1，SF-1）、生长因子等。IGF 信号通路与肾上腺发育及功能的维持密切相关。IGF-2 基因为父本表达的等位基因，位于染色体 11p15，当丢失来自母本的等位基因，即发生父本单亲二体型，而导致 IGF-2 成倍表达，大量自分泌或旁分泌的 IGF-2 与胰岛素样生长因子 -1 受体（insulin-like growth factor-1 receptor，IGF-1R）相互作用，促进病变细胞大量增殖，最终导致肾上腺皮质癌的发生。

另外，Wnt 信号通路与多种肿瘤的发生相关，在缺少 Wnt 信号的情况下，糖原合成酶激酶 -3β（glycogensynthasekinase-3 beta，GSK-3β）可通过轴抑制蛋白（axis inhibition protein，AXIN）与腺瘤病蛋白形成的复合物结合，使 β- 连环蛋白氨基末端磷酸化，促进其被降解。Wnt 可使 GSK-3β 失活，从而增强 β- 连环蛋白的稳定性。β- 连环蛋白进入核内，与 T 细胞因子 / 淋巴增强因子（T-cell factor/lymphoid enhancer factor，TCF/LEF）结合，促进下游基因的表达。而 β- 连环蛋白的突变亦可消除或减少 GSK-3β 对其的磷酸化；同时，有研究发现，在转基因小鼠中 β- 连环蛋白的持续产生可促进肾上腺皮质的增生及肾上腺皮质癌的发生。

SF-1 在胚胎期开始便参与了肾上腺的发育，SF-1 缺陷会导致先天性肾上腺增生，众多研究发现，在儿童肾上腺皮质癌患者中存在 SF-1 过表达。在体外试验中发现，SF-1 还可促进肾上腺皮质细胞增殖；并且 SF-1 被认为是区别肾上腺皮质细胞与非皮质细胞的标志物。除 IFG 外，成纤维生长因子 -2、转录生长因子、血管内皮生长因子在肾上腺皮质癌中的表达也有升高的趋势。Else 等发现，表皮生长因子受体在肾上腺皮质癌中表达，而在肾上腺皮质腺瘤中几乎不表达；同时，抑癌基因——TP53、促肾上腺皮质激素（adrenocorticotropic hormone，ACTH）受体基因突变也被认为是肾上腺皮质癌发生的另一类原因。

二、诊断标准与诊断流程

肾上腺皮质癌的术前诊断主要依靠实验室及影像学检查。2017 年，欧洲内分泌外科学会（European Society of Endocrine Surgeons，ESES）及欧洲肾上腺肿瘤研究网络（European Network for the Study of Adrenal Tumors，ENSAT）建议，对疑似肾上腺皮质癌患者应完善术前相关实验室检查。值得注意的是，对疑似肾上腺皮质癌患者，即便无库欣综合征的临床表现，也应于术前进行午夜 1mg 地塞米松抑制试验以排除皮质醇增多，以避免术后肾上腺皮质危象的发生。

对肾上腺皮质癌患者首选薄层 CT 扫描，磁共振扫描对静脉癌栓的显示明显优于 CT。另外，一些新的影像学检查技术，如 ^{18}F- 脱氧葡萄糖 PET 在区分肾上腺良、恶性病变方面具有良好的效果；^{11}C- 美托咪酯正电子发射断层扫描可清楚地分辨复发性还是转移性肾上腺皮质癌。

由于肾上腺皮质癌临床罕见且缺乏特异性诊断标准，早期确诊率较低，目前还没有一个公认的诊断标准与流程。对于临床上疑似肾上腺皮质癌患者，主要根据影像学（CT 和 MRI）评估其大小，结合穿刺活检区分肾上腺癌和腺瘤。近几年来，显微解剖技术也逐渐被用于肾上腺良、恶性肿瘤的区分鉴别。另外，Weiss 等根据组织学提出的肾上腺组织学标准，可以对肾上腺皮质肿瘤的预后起到预测作用。

三、临床检验与病理检查

（一）临床检验

原发性肾上腺皮质癌按照有无内分泌功能，分为有内分泌功能和无内分泌功能两大类，前者主要产生皮质醇、醛固酮和性激素等，从而临床表现为高血压、向心性肥胖、皮肤菲薄、紫纹、骨质疏松、糖尿病等；而无内分泌功能性肾上腺皮质癌通常以肿瘤引起的局部症状及全身症状为主。因皮质癌分泌过多皮质醇激素导致的相应症状占库欣综合征发病率的 8% 左右。

肾上腺皮质癌常用的实验室检查：低剂量皮质醇抑制试验（LDDST）、24 小时尿游离皮质醇定量、血清皮质醇、雌二醇、睾酮、醛固酮和血浆肾素活性、24 小时尿儿茶酚胺等，但需注意全面考虑排除嗜铬细胞瘤及神经母细胞瘤。

（二）临床病理

肾上腺皮质癌和皮质腺瘤在细胞形态上缺乏特征性改变，一些组织学上看似良性的病变最后却出现转移。为了更好地判断病变性质，预测病变预后与转移能力，Weiss 提出了 9 条组织学指标作为区别肾上腺皮质良、恶性肿瘤的标准：①核异型大小；②核分裂指数≥5/50 高倍视野；③不典型核分裂；④透明细胞占全部细胞≤25%；⑤肿瘤细胞呈弥漫性分布；⑥肿瘤坏死；⑦静脉侵犯；⑧窦状样结构浸润；⑨包膜浸润。以上 9 条组织学检查标准各赋值 1 分，>3 分则被分类为恶性。其中核分裂指数、不典型核分裂、静脉或包膜侵犯及肿瘤坏死是典型的病理组织学检查的恶性指标。而疾病预后又与核分裂指数和浸润的关系最为密切。

在众多与肾上腺皮质癌预后相关的分子标志物中，Ki67 指数不仅可用于区分皮质癌与皮质腺瘤，还可用于判断预后，Ki67 指数越高，提示预后越差；Snail 与皮质癌的转移与预后密切相关，有研究发现，在临床分期为Ⅲ、Ⅳ期的皮质癌患者中 95% 以上表达阳性；雌激素受体（estrogen receptor，ER）阳性的皮质癌患者 5 年生存率较 ER 阴性者高，且不容易发生转移；BUB1B 和 PINK1 均高表达则提示预后良好；基质金属蛋白酶 -2 阳性与肾上腺皮质癌复发相关；葡萄糖转运蛋白 1 阳性预示皮质癌患者无病生存期较短；切除修复交叉互补基因阳性的皮质癌患者提示其生存期较短；98% 皮质癌患者 SF-1 阳性，且生存率明显低于 SF-1 阴性者。此外，影响肾上腺皮质癌预后的主要因素还包括肿瘤临床分期、患者年龄、出现症状后就诊时间、肿瘤质量等，而肿瘤直径可能与预后无关。

（三）肾上腺皮质癌的治疗

肾上腺皮质癌的治疗仍首选手术治疗，同时辅以药物治疗及放疗。肾上腺皮质癌中，除了睾酮分泌型肿瘤，其他分型的肾上腺皮质癌恶性程度均较高，肾上腺肿瘤常常直接扩散至邻近组织以及器官，如肾脏和下腔静脉。此外还存在局部和血行播散，Richie 和 Gittes 研究表明，其中转移最常见部位有：肺、肝脏和淋巴结。因此，在肾上腺皮质癌手术切除过程中，应尽量将整个病变灶切除，必要时还要将局部淋巴结或邻近器官一并切除，如肾和脾，并清除所有的腔静脉瘤栓。据 Schulick 等报道，相比于总生存率（16%～37%），接受外科手术切除的患者 5 年存活率（38%～62%）有所提高。

内科治疗方面，米托坦（氯苯二氯乙烷）是一种杀虫剂（滴滴涕）类似物，具有肾上腺皮质毒性作用，是目前治疗肾上腺皮质癌最有效的药物，主要作用于肾上腺皮质束状带和网状带细胞线粒体，诱导其变性、坏死。欧洲肾上腺肿瘤研究网络（ENSAT）推荐的肾上腺皮质癌的临床路径：对于能够行根治术的肾上腺皮质癌患者首选手术切除，术后根据病理检查结果辅以米托坦及依托泊苷、多柔比星、顺铂（EDP）或链脲霉素（链佐星）等化疗及放疗，每 3 个月复查影像学及肿瘤标志物；不能进行手术根治的肾上腺皮质癌患者仍推荐首选减瘤手术，术后辅以米托坦化疗及放疗，每 3 个月进行复查。米托坦治疗期间需监测血药浓度，米托坦的最佳血药浓度为 14～20mg/L。米托坦可增强 CYP3A4 活性，可迅速灭活糖皮质激素，故有别于一般情况下的糖皮质激素替代治疗，在米托坦治疗期间应辅以大剂量或个体化氢化可的松替代治疗。Chortis 等还发现，米托坦可抑制 5α- 还原酶及雄激素活性，故可根据患者临床表现及实验室检查结果进行活性雄激素替代治疗；米托坦还可提高血液中结合蛋白水平，应根据游离甲状腺素水平及患者临床症状，考虑给予甲状腺激素替代治疗。

除米托坦外，一些新的治疗策略，如 IGF-1R 抑制剂被认为是未来治疗肾上腺皮质癌的新方法。然而诸多的肾上腺皮质癌治疗药物疗效均限于缓解因糖皮质激素或盐皮质激素增多而引起的严重症状，在大多数的病例研究中并无证据表明这些药物可以延长疾病生存期。

小　结

肾上腺皮质癌极为罕见，且临床表现多种多样，恶性程度高，容易发生转移，但早期确诊率较低，临床医生需提高对其的认知。肾上腺皮质癌的发病机制尚不明确，目前研究表明，IGF-2 过表达及 β-连环蛋白的持续激活是肾上腺皮质癌发生的关键分子机制。越来越多的研究发现，基因突变及异常蛋白的表达与该病的发生、发展及预后密切相关。术前内分泌实验室及影像学检查对诊断至关重要，病理诊断中的分子标志物对该病预后、复发及转移具有重要的提示作用。由于肾上腺皮质癌患者术后复发率非常高，因此，术后仍需给予辅助治疗。米托坦是目前最有效的治疗肾上腺皮质癌的药物，但在用药过程中需监测血药浓度及药物不良反应。

（王行环　卢忠心　覃业军）

第二十七章

肾 损 伤

肾损伤(injury of kidney)通常指由锐器、直接或间接暴力等所致的肾实质损伤。多与交通事故、剧烈运动及暴力性犯罪有关。其中72%见于16～44岁的男性青壮年,男女比例约3:1,在泌尿系统损伤中仅次于尿道损伤,居第2位,占所有外伤的1%～5%,腹部损伤的10%。以闭合性损伤多见,1/3常合并有其他脏器损伤。当肾脏存在积水、结石、囊肿、肿瘤等病理改变时,发生损伤的可能性更大。

一、疾病概论

(一)分类特点

肾损伤通常根据病因发生的不同,可分为开放性损伤、闭合性损伤及医源性损伤。

1. 开放性损伤　主要是锐器损伤、枪弹伤等引起。有94.6%的穿通伤合并邻近器官的损伤,且67%为Ⅲ级或Ⅲ级以上的损伤。高速穿通伤(速度 > 350m/s)引起的组织损伤程度较低速穿通伤更为严重。

2. 闭合性损伤　90%是因为车祸,摔落,对抗性运动,暴力攻击引起。肾脏是腰腹部闭合性损伤中第2位容易受伤的器官,大部分损伤程度较轻,Ⅲ级或Ⅲ级以上的损伤占4%,其中肾裂伤、肾血管损伤占10%～15%,单纯的肾血管损伤 < 0.1%。快速减速性损伤可能引起肾动脉闭塞。

3. 医源性损伤　常发生在开放手术游离目标器官时误伤或各类腔镜及碎石操作时的损伤,如经皮肾镜碎石、肾造瘘、输尿管镜、体外冲击波碎石等。严格分类条件下,医源性损伤亦属于闭合性损伤。

另外,当肾原有病变达到一定程度时,可发生自发性肾破裂,或者在轻微的外力作用下可造成较严重的肾损伤,如肾积水、肾血管平滑肌脂肪瘤、肾肿瘤、肾结核及肾囊性病变等。

(二)临床分级

目前国际上通用的肾损伤分级法是由美国创伤外科协会器官损伤定级委员会(AAST)于1996年制定(表27-1,图27-1)。该分级法已为大多数治疗机构所采用,主要根据肾损伤程度及临床表现来分级,该方法与治疗密切相关。

表27-1　美国创伤外科协会肾损伤分级

分级	类型	表现
Ⅰ	挫伤	镜下或肉眼血尿,泌尿系统检查正常
	血肿	包膜下血肿,无实质损伤
Ⅱ	血肿	局限于腹膜后肾区的肾周血肿
	挫伤	肾实质裂伤深度不超过1.0cm,无尿外渗
Ⅲ	裂伤	肾实质裂伤深度超过1.0cm,无集合系统破裂或尿外渗
Ⅳ	裂伤	肾损伤贯穿肾皮质、髓质和集合系统血管损伤,肾动脉、静脉主要分支损伤伴出血
Ⅴ	裂伤	肾脏碎裂血管损伤,肾门血管撕裂、离断伴肾脏无血供

注:对于Ⅲ级损伤,如双侧肾损伤,应评为Ⅳ级。

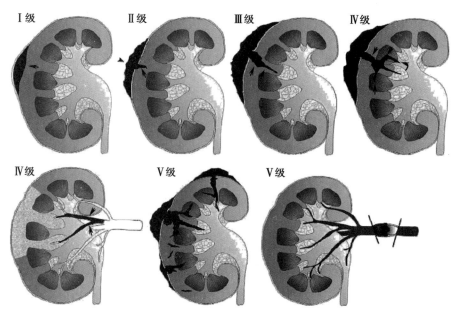

图 27-1　AAST 肾损伤分级示意图

我国亦参考此方法进行分级，一般将肾挫伤及肾部分裂伤归为轻度肾损伤，其他为重度肾损伤。

二、诊断标准与诊断流程

由于肾损伤时患者常较危重并伴有其他脏器损伤，应快速做出诊断并准确分级，以更好地对患者进行救治。

（一）诊断标准

由于造成肾损伤的原因多样，临床表现形式差异性大，且与肾损伤程度往往不完全一致，目前尚无可以量化且统一的诊断标准。主要依据临床表现、实验室检查及影像学检查进行综合判断。

1. 临床表现

（1）病史：是诊断的重要依据，但对病情严重者，应首先采取有效的急救措施。任何腹部、背部、下胸部外伤或受对冲力损伤的患者，无论是否有典型的腰部疼痛、肿块、血尿等情况，均应注意有无肾损伤。病史包括：受伤史、救治史 / 既往病史等。应注意症状与肾损伤严重程度不一致的情况。

（2）血尿：是非常重要的临床表现，多由肾实质损伤后引起，是肾损伤的重要标志。多数为肉眼血尿，仅为镜下血尿者少见。但应注意血尿的严重程度不一定与肾脏损伤的程度一致，在输尿管完全离断、肾蒂血管损伤、休克等情况下，肾脏损伤可无血尿出现。

（3）疼痛：当腰腹部软组织损伤、肾包膜下血肿形成、出血、感染、尿外渗，可引起腰腹部疼痛；当血液、尿液进入腹腔或者腹腔内有脏器损伤时，可出现全腹疼痛及腹膜刺激征；当肾损伤出血致输尿管完全阻塞或者血块通过输尿管时，可发生肾绞痛。

（4）体格检查：应进行全面的体格检查，严密监测生命体征变化情况，仔细检查包括循环、呼吸、神经、消化、肌肉骨骼等各系统，以确定有无合并伤。如果发现腰背部有伤口或瘀斑，应考虑肾脏损伤出血的可能；若出血量大，血肿形成，可出现腹肌及腰肌强直，腰部可触及肿块并不规则增大，腹围亦不断增加。

（5）休克：当出现严重暴力致伤时，肾损伤往往伴随肾蒂血管损伤或者合并其他腹部脏器损伤，此时出血凶猛，在短时间内出现血容量不足进而出现失血性休克，危及生命。

2. 实验室检查

（1）血液检查：血红蛋白、红细胞计数、血细胞比容测定。持续的血红蛋白及血细胞比容降低提示大量失血。

（2）尿液及沉渣检查：受伤后不能自行排尿者应进行导尿检查。严重休克无尿者，往往要在抗休克、血压恢复正常后方能见到血尿。

（3）血清肌酐测定：伤后1小时内的测定结果主要反映受伤前的肾功能情况。

3．影像检查

（1）腹部平片：轻度肾损伤可无明显发现，重度肾损伤可见肾影模糊不清，腰大肌影不清楚，脊柱凹向伤侧，有时可见合并肋骨或腰椎骨折，但由于提供信息较少，敏感度不高，临床使用受限。

（2）B超：对观察肾损伤程度，血、尿外渗范围及病情进展情况有帮助，但在肾损伤临床分类评估中的作用尚有争议。适合：①对伤情作初步评估；②连续监测腹膜后血肿及尿外渗情况。

（3）静脉尿路造影（IVU）：可了解肾脏损伤的程度及对侧肾功能情况，同时还可了解有无肾脏原发性疾病。但因检查时须压迫腹部，对急诊外伤患者不适宜，故有人主张行大剂量静脉造影。无CT的单位可行此项检查。对血压不稳定、需要急诊手术探查的患者可在手术室行术中IVU检查（单次静脉注射造影剂2mg/kg）。

（4）CT：增强扫描是肾脏损伤影像学检查的"金标准"。能迅速、准确地了解肾实质损伤情况，尿外渗、肾周血肿范围；动脉和静脉相扫描可以显示血管损伤情况；分泌相（注射造影剂10～20分钟后）扫描可显示集合系统损伤情况，是肾损伤临床分级的重要依据。同时还可了解对侧肾功能、肝、脾、胰及大血管情况。必要时可重复CT检查评估伤情变化。

（5）磁共振（MRI）：对造影剂过敏的患者可选择MRI检查，1.0T以上的MRI检查可以明确肾脏损伤及血肿的情况。一般不作为常规检查。

（6）肾动脉造影：能显示肾血管及分支的损伤情况。因该检查费时且为有创检查，因此，仅在疑有肾动脉分支损伤导致持续或继发出血，并有条件行选择性肾动脉栓塞时进行该项检查。

（7）核素扫描：核素扫描对严重碘过敏患者判断肾血流状况有较多帮助，但一般不需进行该项检查。

（二）肾损伤的诊断流程

具体诊断分级流程见图27-2。

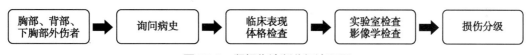

图27-2　肾损伤诊断分级流程图

三、临床检验与病理检查

实验室检查是肾损伤诊断和判断治疗效果的重要依据，能够提供从疾病诊断、风险评估、损伤分级、疗效分析、预后判断及状态评估全方位的信息支持。特别是在损伤早期，若能及时评估做出判断，则能快速做出相应治疗，避免病情不可挽回的恶化。

（一）临床检验在肾损伤诊疗中的作用和选择

1．病史与体格检查　临床中肾损伤以闭合性损伤为主，临床评估时需要仔细询问外伤史，进行全面的体格检查，但当患者病情危重时，应立即采取必要的急救措施。体格检查应包括：基本生命体征，心、脑、肺各主要系统检查。结合实验室及影像检查应快速做出诊断，进行损伤分级，以此指导临床治疗。

2．实验室检查　主要包括血常规、尿常规、生化检查，同时对出凝血、血型等术前常规进行检查。动态的血常规检查在病情早期可判断患者是否有活动性出血、是否出现失血性休克，可提示临床医生是否需要立即手术干预或者保守输血治疗。该检查亦可对治疗效果及预后进行评估，若血常规各指标趋于稳定说明目前治疗方法有效，反之则需进一步治疗。

通常情况下肾损伤可出现肉眼血尿,若患者保留导尿,应观察尿色变化情况,少部分轻微损伤可通过尿常规检查进行判断。血尿时应结合血常规、尿常规及影像检查对患者的损伤状态做出综合判断。另外,亦应积极了解患者基本生化状态,评估水、电解质情况,通过血肌酐水平初步估计肾功能情况,但应注意伤后 1 小时内肌酐的测定结果主要反映受伤前的肾功能情况。

(二)病理分类在肾损伤诊疗中的作用和选择

肾损伤主要是在强大外力的作用下产生的肾脏本身解剖结构的破坏,继而引发一系列临床表现。由于外力形式多样,致使肾脏所受到的破坏亦千差万别,故肾损伤有多种类型,临床上以闭合性肾损伤为主,由于外力损伤的不确定性,可出现多种损伤类型同时出现的情况。

目前根据肾损伤的程度作为病理分类的依据,主要有以下几种:

1. 肾挫伤 损伤仅局限于部分肾实质,形成肾瘀斑和 / 或包膜下血肿,肾包膜及肾盏、肾盂黏膜完整。可无血尿,涉及肾集合系统时可出现少量血尿。

2. 肾部分裂伤 肾实质部分裂伤,多近包膜,常伴有包膜破裂,致肾周血肿。时有肾盏、肾盂黏膜损伤,或有肾集合系统裂伤,可有明显血尿。

3. 肾全层裂伤 肾实质深度裂伤,外及包膜,内达肾盂肾盏黏膜,形似贯通,常引起广泛的肾周血肿、血尿和尿外渗。肾横贯伤出现或碎裂化时,受损肾组织可缺血坏死。

4. 肾蒂血管损伤 此类型较少见,肾蒂血管或肾段血管的部分和全部撕裂;也可能因为肾动脉突然被牵拉,致内膜断裂,形成血栓,肾动脉梗塞,可造成肾梗死,进而发生肾功能不全。

另外,随着疾病的进展,后期可出现由于持久尿外渗形成尿囊肿;血肿及尿液的长时间作用可引起组织纤维化,可压迫刺激肾盂输尿管连接处引起肾积水;开放性肾损伤可使肾蒂血管发生改变,如出血动静脉瘘、假性动脉瘤等,此情况较少见;部分肾实质缺血或肾蒂周围发生纤维化进而压迫肾动脉,可产生肾血管性高血压。

小 结

本章首先介绍了肾损伤的病因学分类特点。随后依据美国创伤外科协会器官损伤定级委员会的分级标准,介绍了肾损伤的具体分级情况;结合临床,介绍了肾损伤的诊断策略。最后介绍了临床检验、病理在肾损伤的临床诊治及预后评估中的应用。总体来说,由于肾损伤的临床表现形式多样,且往往与肾损伤程度不一致,目前暂无可量化的统一诊断标准,其诊断、治疗及预后评价主要依据临床表现、实验室及影像学检查的综合判断。

(陈凌武)

第二十八章

输尿管损伤

输尿管全长位于腹膜后间隙,周围的脊柱、肌肉、腹壁及脏器等可起到保护作用,并且输尿管本身具有一定活动度,所以极少受到外界暴力损伤。输尿管损伤多为医源性,见于盆腹腔开放性手术及泌尿外科和妇科的腔镜操作等。输尿管损伤可导致血尿、尿外渗、尿漏、梗阻、感染和腹膜炎等症状,远期可产生输尿管狭窄甚至同侧肾衰竭。但常因损伤初期症状不明显易被忽视而延误诊治,因此早期发现和及时处理十分重要。

一、疾病概论

(一)病因

1. **开放性手术损伤** 多见于盆腔和下腹部开放性手术,如根治性或次全性子宫切除术、巨大卵巢囊肿或肿瘤切除术、结直肠癌根治术等,术中由于解剖复杂,止血匆忙,在盲目结扎或钳夹大块组织时误伤输尿管;尤其是在输尿管有畸形、移位或粘连时更易发生。损伤一般发生于输尿管下段,术中不易发现,术后有相关症状时才察觉。

2. **腔内器械损伤** 多见于泌尿外科输尿管插管和输尿管镜术中,器械操作引起输尿管黏膜浅表创伤,可伴有少量血尿或疼痛,多可自愈而无临床意义。在妇科腹腔镜手术中,输尿管损伤常发生在子宫骶骨韧带处,由于输尿管的管径较小,或当输尿管存在炎症、狭窄或扭曲等病变时,损伤更易发生;如果操作过于粗暴,会导致输尿管撕裂或离断,需要谨慎处理。

3. **外伤性创伤** 较为少见。可见于枪伤、交通事故、高空坠落等,偶见于锐器刺伤。常伴有腹腔脏器或全身损伤,导致输尿管损伤症状被掩盖而延误诊断和治疗。

4. **放射性损伤** 比较罕见。见于宫颈癌或前列腺癌患者,高强度的放射性物质照射导致输尿管管壁充血、水肿、出血、坏死,形成尿瘘;或因输尿管及周围组织纤维瘢痕形成,粘连狭窄,造成输尿管梗阻、肾积水和肾功能损害。

5. **自发性输尿管破裂** 较罕见,多继发于输尿管疾病。

(二)损伤分类

1. **钳夹伤** 轻者无不良后果,严重者因缺血和机械损伤造成狭窄及坏死,形成输尿管瘘。

2. **结扎伤** 结扎一般引起该处输尿管缺血坏死,需要切除坏死段,行端端吻合。单侧结扎,若对侧肾正常,少部分患者可无明显症状,待数年后肾脏积水或肾功能障碍才被发现。双侧输尿管结扎,可立即发生无尿而被发现。

3. **贯通伤** 尿液漏至腹膜后引起腹痛腹胀,腹膜腔破裂可致腹膜炎。小的穿孔一般可以自愈。

4. **离断或切开伤** 导致尿液外溢,若术中发现,处理及时得当,一般无后遗症;少数可发生狭窄或梗阻,导致同侧肾功能损伤。如术中未及时发现和处理,会导致腹膜炎、败血症、输尿管皮肤瘘或阴道瘘等严重后果。

5. **扭曲** 输尿管周围组织因手术缝合或瘢痕收缩等,可导致输尿管受牵拉而扭曲,引起尿液引流不畅和相应的梗阻症状。

6. **缺血性坏死** 手术破坏部分输尿管鞘膜及血液循环,致使该部分输尿管术后缺血、蠕动减弱,逐渐发生坏死和穿孔等。

（三）临床表现

1. 血尿　器械擦伤输尿管黏膜可引起血尿，一般可自行缓解和消失。手术中输尿管结扎的早期不会有严重血尿，完全离断者也不一定出现血尿。而外伤性输尿管损伤中血尿的发生率很高。故血尿的有无或轻重，不能完全反映输尿管损伤程度。

2. 尿外渗或尿瘘　为输尿管完整性破坏（如切开、穿孔或离断）的最早症状之一，根据发生时间分为急性和慢性。

（1）急性尿外渗或尿瘘：手术后即刻或数日内出现伤口漏尿，尿液聚集形成肿块，合并感染形成脓肿，尿液漏入腹膜腔可造成腹膜炎，甚至脓毒症。

（2）慢性尿瘘：发生于输尿管创伤后 2～3 周。多为输尿管钳夹伤或结扎伤后，局部慢性缺血坏死，继而破裂导致尿瘘形成，尿液漏入阴道、肠道创口或腹壁创口，经久不愈。

3. 梗阻

（1）完全性梗阻：由单侧输尿管被缝扎或结扎引起，导致肾盂压力增高，可表现为患侧腰部胀痛、肾区叩痛等，部分患者症状轻微。长期完全性梗阻会导致患侧肾脏萎缩。若孤立肾或双侧输尿管结扎，则立即发生无尿。

（2）不完全性梗阻：见于各种输尿管创伤后，均可因炎症、粘连和纤维化等导致输尿管狭窄，引起梗阻。表现为腰部胀痛、肾积水、发热和肾功能损害。

4. 感染　输尿管损伤后出现炎症、坏死、黏膜脱落，导致尿液外渗至组织间隙或腹膜腔，很快继发感染，形成脓肿或腹膜炎，引起相应症状。

二、诊断要点和诊断流程

诊断要点主要参考《中国泌尿外科疾病诊断治疗指南》（2014 版）。输尿管损伤的早期诊断和处理十分重要。根据创伤的原因、性质、单侧或双侧、发现创伤的时间及有无并发症，所表现的症状和体征不同，误诊率较高。

（一）术中诊断

输尿管损伤的早期诊断十分重要。在进行腹部、盆腔手术或处理外伤时，若能够及时明确诊断和正确处理，多数患者预后良好，无后遗症。术中注意以下事项，有助于早期诊断和及时处理输尿管损伤。

1. 有输尿管损伤风险手术术中需注意事项

（1）检查操作层面是否经过输尿管走行范围，尤其是易损伤的输尿管盆段。术中需检查有无尿液外溢。如果术中发现水样液体不断涌入手术野或盆底部，或有液体不断从某处涌出，应考虑到有输尿管损伤的可能，应立即检查输尿管和寻找液体来源。

（2）术中发现上段输尿管突然充盈，呈囊状扩张，触之饱满感，则提示下段输尿管梗阻，可能被钳夹或结扎。

（3）术中怀疑输尿管损伤的处理：静脉注射靛胭脂，可见蓝色尿液从输尿管损伤处流出。或行术中膀胱镜检查，并做靛胭脂静脉注射，可发现伤侧输尿管口无蓝色尿液喷出。

2. 可能导致输尿管损伤的外伤及处置　枪击或锐器刺伤等导致贯穿性腹部损伤，严重的加速或减速伤，腰椎横突骨折，躯体过度屈伸，腰侧有压痛或肿块等。按照首先纠正全身情况和优先处理重要器官损伤的原则，先纠正休克、严重失血等情况，待有条件再进行输尿管损伤的诊断和修复。

（二）后期诊断

外科手术后数天或数周出现血尿、尿瘘、输尿管梗阻或感染症状时，应考虑到输尿管梗阻的可能，需要进一步检查。

1. 腹部引流管或伤口溢尿或阴道漏尿　应立即检查，通过导尿管注入亚甲蓝溶液，可鉴别输尿管瘘与膀胱瘘。若膀胱或阴道伤口流出液体无染色,可排除膀胱瘘。

2. 无尿患者　排除创伤性休克、急性肾衰竭或急性肾小管坏死后,需要做膀胱镜检查及双侧输尿管插管,明确有无梗阻;或做放射性核素肾显像显示结扎侧上尿路梗阻。

3. 影像学检查

(1) B超检查:可发现肾盂积水和上段输尿管扩张。肾周、腹膜后间隙及腹腔有无积液。

(2) 逆行输尿管插管造影检查:可发现梗阻和造影剂外溢。

(3) 排泄性尿路造影和CT:均可显示输尿管损伤处的尿外渗、尿瘘和梗阻。

(4) 磁共振尿路成像(MRU)配合常规MRI扫描:广泛应用于临床诊断输尿管创伤,无须造影剂,可无创性评价尿路的病变,尤其应用于儿童、孕妇及其他需要避免辐射的情况。

（三）诊断流程

输尿管损伤的具体诊断流程见图28-1。

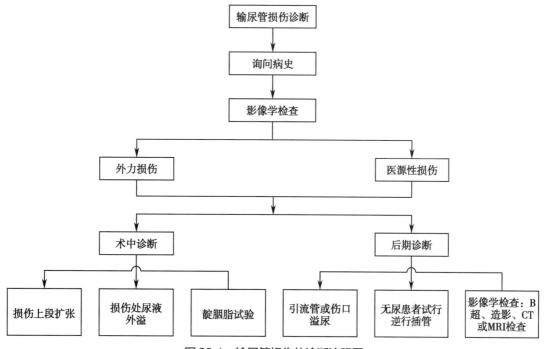

图28-1　输尿管损伤的诊断流程图

三、输尿管损伤的检验与病理

（一）临床检验在诊疗中的作用和选择

输尿管的功能是输送尿液,所以在发生损伤时多引起尿液外渗或梗阻症状。尿常规检查可见血尿;血常规有助于判断是否合并全身感染。在孤立肾或双侧输尿管结扎时,可造成肾功能受损,使用肾功能检查可帮助评价肾功能情况,参考肾脏损伤相关章节。

（二）临床病理在诊疗中的作用和选择

术后常规送检缺血、坏死的输尿管,镜下见输尿管呈不同程度坏死,病变区正常结构消失,代之以红染的无定形物质,其周围充血、出血和炎症细胞浸润。病程较长者可见纤维组织增生和玻璃样变。

（三）影像超声在诊疗中的价值

腹部B超和CT可观察有无梗阻、积水和组织间隙积液。逆行输尿管插管造影可确定梗阻位置等。肾动态功能显像可为尿路梗阻提供定位、判断分侧肾功能状态以及帮助决定治疗方案和评估疗效。磁共振尿路成像(MRU)配合常规MRI扫描可实现无造影剂和无创诊断输尿管损伤。

小　　结

　　本章首先介绍输尿管损伤的临床病因学、损伤分类及临床表现,随之介绍输尿管损伤的诊断要点和诊断流程,最后介绍了临床检验、病理及影像技术在输尿管损伤诊断和鉴别诊断中的应用。输尿管损伤的早期诊断和处理十分重要。外伤导致的输尿管损伤,首先要纠正全身情况和处理重要器官损伤,有条件再行输尿管损伤的修复。

(程红霞　郭爱桃　梅传忠)

第二十九章

膀 胱 损 伤

成人膀胱是一个腹膜间位器官,位于盆腔深部,耻骨联合后方,其四周有骨盆保护。腹膜覆盖膀胱的顶部及后上部。膀胱空虚时,腹膜下降至耻骨联合处,位于骨盆内,由于有骨盆及周围肌肉组织的保护,一般不易受到损伤;膀胱充盈时,腹膜随膀胱上升,使其前部直接与腹前壁相贴,失去了骨盆的保护作用,同时因充盈膀胱体积增大、膀胱壁变薄而紧张,故容易受到损伤,尤其是患有下尿路梗阻性疾病造成膀胱潴留患者。儿童膀胱位置较高,部分位于腹膜内,稍有充盈就可能突出至下腹部,故儿童较成人更易发生膀胱损伤。

一、疾病概论

(一)膀胱损伤的分类

根据美国创伤外科协会分级量表,膀胱损伤可分为5级(表29-1)。

表 29-1 美国创伤外科协会膀胱损伤分级

分级	类型	表现
I	挫伤	膀胱壁血肿
	裂伤	未穿透膀胱壁
II	裂伤	腹膜外膀胱壁裂口<2cm
III	裂伤	腹膜外膀胱壁裂口>2cm 或腹膜内膀胱壁裂口<2cm
IV	裂伤	腹膜内膀胱壁裂口>2cm
V	裂伤	腹膜外或腹膜内膀胱壁裂口扩大至膀胱颈或输尿管口

根据致伤原因,膀胱损伤可分为外伤性膀胱损伤、自发性膀胱损伤、医源性膀胱损伤等。

1. 外伤性膀胱损伤　是最常见的类型,由于强大外力作用导致,例如摔伤、撞伤、袭击或下腹撞击等引起。当膀胱充盈时,高于耻骨联合上方,突然受到下腹部外力打击时,内部压力骤然升高,可能导致膀胱损伤或破裂。当骨盆受强大外力作用引起骨盆骨折时,骨折断端可能刺破膀胱,导致膀胱损伤或破裂。膀胱经过多次手术或病理性膀胱,例如肿瘤、结核、放疗后等,发生外伤性膀胱损伤的概率增加。任何可引起尿潴留的疾病,如尿道狭窄、前列腺增生、神经源性膀胱也都可成为膀胱破裂的诱因。

2. 自发性膀胱损伤　多见于病理性膀胱,膀胱破裂甚至可无明显外界暴力作用时即发生。

3. 医源性膀胱损伤　也是常见的膀胱损伤原因,常见于盆腹腔手术,例如腹腔镜放置戳卡时误伤膀胱,盆腔手术、疝修补手术误伤膀胱等。由于卵巢、子宫与膀胱解剖关系较为邻近,妇产科手术及难产也是医源性膀胱损伤的重要原因。主要原因是操作不当,而膀胱本身病变更增加了这类损伤的可能。

根据膀胱破裂部位与腹膜的关系,分为腹膜外膀胱破裂、腹膜内膀胱破裂或混合性膀胱破裂。

1. 腹膜外膀胱破裂　较常见,多发生于骨盆骨折时,常合并尿道损伤。骨盆骨折的范围、程度与膀胱破裂的发生有密切关系。多发性及粉碎性骨折伴骨断端严重移位或有游离骨片，最易引起膀胱破裂。

2. 腹膜内膀胱破裂　较少见，常由于穿刺性损伤或充盈膀胱受到下腹部直接撞击，引起压力突然上升引起。该类型膀胱破裂的后果较腹膜外膀胱破裂严重。自发性膀胱破裂几乎均为腹膜内膀胱破裂。破裂口位于膀胱顶：膀胱顶邻近腹膜的区域为整个膀胱最薄弱的部位，当膀胱位于充盈状态时，突然受到暴力打击，作用力通过膀胱内尿液的传导，导致膀胱破裂。

3. 混合性膀胱破裂　指同时发生腹膜外和腹膜内膀胱破裂，约见于 10% 的膀胱破裂患者。由强大的外力作用导致，常见火器、利刃所致的穿通伤，往往合并多脏器损伤，死亡率高达 60%。

（二）临床表现

膀胱挫伤可无明显症状，或仅有下腹部隐痛不适及轻微血尿，有时因膀胱黏膜受刺激而出现尿频，短期内可自行消失。

膀胱破裂的临床表现包括血尿及排尿困难、腹痛腹胀、尿瘘、休克和氮质血症。

1. 血尿和排尿困难　肉眼血尿是膀胱损伤患者的主要症状，占 82%～95%，5%～15% 的膀胱破裂患者仅有镜下血尿。尿液流至膀胱周围或腹腔内时，患者可有尿意，但不能排尿或仅排出少量血尿。

2. 腹痛、腹胀　腹膜外膀胱破裂时，尿液经膀胱破口溢出，与血液混合积聚于盆腔疏松组织间隙中，表现为下腹部疼痛，但程度较急腹症（如阑尾炎、肠系膜动脉栓塞等）为轻，而疼痛范围广，有时可发展至阴囊、会阴、前腹壁、大腿等处，出现肿胀、疼痛。伴有骨盆骨折时疼痛更加明显。腹膜内膀胱破裂病程初期，尿液流入腹腔所造成的腹膜刺激征可能很轻，容易造成漏诊。只有当发展为感染性尿液性腹膜炎时，腹痛、腹肌紧张等急腹症症状才变得明显。尿性腹水情况下可出现腹部膨胀。

3. 尿瘘　开放性损伤时，可有体表伤口与膀胱相通，而出现漏尿，如膀胱直肠瘘或膀胱阴道瘘。闭合性损伤尿外渗继发感染破溃后，也会出现尿瘘。

4. 休克　常由其他脏器的合并伤或骨盆骨折等引起大出血所致。感染性尿液外渗或腹膜炎治疗不彻底，继发感染，则可引起感染中毒性休克。

5. 氮质血症　当发生腹腔内膀胱破裂时，大量尿液流入腹腔，由于腹膜有较强的吸收能力，短时间内可出现氮质血症。

病理性的自发性膀胱破裂属于腹膜内膀胱破裂，其早期症状也可能很轻微，只有轻度血尿，2～3天后才出现腹痛、腹肌紧张等急腹症症状。

医源性膀胱损伤外部可出现尿液外渗、可见的膀胱撕裂、手术区域明确积液等；医源性膀胱内部损伤时，内镜下可见脂肪组织、逼尿肌纤维之间的暗区、肠管等结构，可表现为膀胱膨胀能力丧失、灌注液低位反流以及腹部膨胀。

（三）膀胱破裂的并发症

膀胱破裂引起的严重并发症多是由于漏诊或尿外渗早期未得到及时处理，导致广泛的盆腔和腹腔脓肿形成。较轻的并发症包括膀胱造瘘管脱出、伤口漏尿及膀胱痉挛等。

二、诊断标准与诊断流程

膀胱损伤根据有无外伤史、暴力性质、是否有手术史、有无病理性膀胱，以及体检、导尿、膀胱造影等检查明确诊断。外伤性膀胱损伤常合并骨盆骨折、内脏及血管损伤，医源性膀胱损伤常可于手术中发现。

1. 病史　膀胱损伤患者常有明确的外伤史，如骨盆部或下腹部暴力或刺伤史，伤后出现腹痛，有尿意，但不能排尿或仅能排出少量血尿。严重时患者可出现休克。自发性膀胱破裂常有膀胱结核、肿瘤等原发病或下尿路梗阻病史，多在用力排尿、排便等使腹压急剧升高的情况下发生。医源性膀胱损伤有经尿道的手术操作、腹腔镜操作、妇产科手术史或难产等病史。

2. 体格检查　膀胱挫伤患者多无明显体征。腹膜外膀胱破裂时，可发现膀胱空虚，局部可能有瘀斑,瘀斑的严重程度不一定与膀胱破口呈正比。触诊耻骨上区压痛及肌紧张,直肠指检有触痛及前壁饱满感。腹膜内膀胱破裂时,全腹疼痛及肌紧张,伴压痛及反跳痛,并有移动性浊音。开放性膀胱损伤,可发现尿液自伤口流出。

3. 小便检查　膀胱损伤最可靠的体征为肉眼血尿。通过自解、导尿、穿刺等方法,大多数患者可发现肉眼血尿,几乎所有的患者都有镜下血尿。

4. 导尿检查　采用软导尿管进行导尿,若能导出大量清亮尿液,可初步排除膀胱破裂。若不能导出尿液或仅能导出少量尿液,应考虑膀胱破裂。通过导尿管注入 300ml 无菌生理盐水,5 分钟后放出,若出入量相等或相近,则提示无膀胱破裂;若流出量少或无流出,则提示膀胱可能发生破裂。

5. 膀胱造影　在怀疑膀胱损伤、出现血尿或骨盆骨折的情况下,应选择膀胱影像学检测。膀胱造影是诊断膀胱破裂最有价值的方法。膀胱受到外部钝挫伤后,进行造影的绝对适应证是骨盆骨折伴肉眼血尿,相对适应证是非骨盆骨折导致的肉眼血尿、骨盆骨折伴镜下血尿或单独的镜下血尿。臀部、盆腔或下腹部穿刺伤伴任何程度的血尿时,均应进行膀胱造影。

膀胱造影检查通过经尿道放入导尿管,向膀胱内逆行灌注至少 350ml 造影剂(15%～30%)。当尿道断裂无法置入导尿管时,也可经耻骨上膀胱造瘘来完成检查。摄片包括灌注造影剂前摄片、充盈膀胱的前后位摄片、排尿期摄片。根据造影剂外溢情况,确切判断有无膀胱破裂。腹膜外膀胱破裂可见造影剂溢出到膀胱颈周围的骨盆间隙,造影剂呈火焰样浓集,常由于骨盆骨折,膀胱颈周围大血肿,使膀胱形态发生如泪滴状改变。腹膜内膀胱破裂可见外溢的造影剂在肠系膜间相对低位处或膈下积聚,显示肠袢和腹腔内脏器官的轮廓。

CT 膀胱造影具有与膀胱造影平片类似的灵敏度和特异度,且其在诊断复合伤或寻找腹痛原因中具有独特优势,是目前常用的评估膀胱损伤的手段。

6. 膀胱镜检查　膀胱镜检查是诊断手术中发生膀胱损伤的首选方法。经耻骨后行微创尿道下吊带术后,检查膀胱或尿道穿孔,妇科手术后怀疑存在膀胱损伤,推荐使用膀胱镜检查。检查时需充分扩张膀胱,可清晰显示破裂部位并判断其与三角区、输尿管口的位置关系。膀胱镜检查中出现膀胱扩张能力丧失,则提示有大穿孔。

7. 超声检查　超声检查可探测膀胱形状,如无膀胱破裂,可探测到完整膀胱。如有膀胱破裂,膀胱既不能充盈,膀胱形态也会改变。腹膜外膀胱破裂可见腹膜外积液,腹膜内膀胱破裂可见腹腔积液。

8. 腹腔穿刺抽液检查　患者有腹膜炎体征或经膀胱造影疑有腹膜内膀胱破裂者,可行腹腔穿刺。穿刺取到液体,可做常规检查,也可测定尿素氮含量,与血、尿中尿素氮相比较,以判定是否有尿液流入腹腔。

三、临床检验与病理检查

(一)临床检验

1. 血常规　急性期白细胞计数升高,大量失血则有贫血。血红蛋白与血细胞比容持续降低,则说明有活动性出血。

2. 尿常规　几乎所有患者都有镜下血尿或肉眼血尿,尿中含有大量红细胞,尿隐血试验阳性。

3. 血生化　尿素氮、肌酐升高。

4. 腹腔穿刺液检查常规　尿素氮含量与尿中尿素氮相近。

(二)病理检查

膀胱损伤主要通过临床诊断,极少取组织活检确诊,故病理检查在膀胱损伤中不是必要手段。

膀胱挫伤是指膀胱黏膜或肌肉损伤,而膀胱保持完整性。组织学上主要表现为膀胱黏膜或平滑肌间灶性出血或血肿形成,伴中性粒细胞浸润。

膀胱破裂时,大体检查于膀胱表面可见破裂口,贯穿膀胱壁达膀胱腔内。于破裂处进行取材,组织学上可见出血伴中性粒细胞浸润,可伴黏膜及平滑肌组织坏死。

病理性膀胱引起的自发性膀胱破裂，需要仔细检查膀胱有无肿瘤、结核等膀胱疾病存在。

小　结

本章介绍膀胱损伤的分类、病因、临床表现及并发症，介绍膀胱损伤的临床诊断常用手段及影像、检验、病理等技术在膀胱损伤诊断中的应用。膀胱损伤分为外伤性膀胱损伤、自发性膀胱损伤和医源性膀胱损伤。外伤性膀胱损伤为最常见的类型，自发性膀胱破裂多由病理性膀胱引起，需要仔细检查膀胱有无肿瘤、结核等膀胱疾病存在。临床表现主要为血尿及排尿困难、腹痛腹胀等。膀胱造影是诊断膀胱破裂最有价值的方法。

（叶子茵　梅传忠）

第三十章

尿 道 损 伤

尿道损伤（urethral injury）是泌尿系统最常见的损伤，多发生于男性，分为开放性和闭合性两类。开放性损伤多见于锐器伤、战场弹片等所伤，常伴有会阴部、阴囊、阴茎的贯通伤。闭合性损伤为挫伤、撕裂伤或腔内器械损伤。

男性尿道在解剖上以尿生殖膈为界，分为前、后尿道。前尿道包括尿道球部和阴茎体，后尿道包括膜部和前列腺部。其中，以球部和膜部损伤最为多见。男性尿道损伤是泌尿外科常见急症，早期处理不当会产生尿道狭窄、尿瘘等并发症。

一、疾病概论

（一）前尿道损伤

男性前尿道损伤多见于球部，由于尿道球部固定在会阴部，受伤机制多为直接损伤。具体受伤原因主要为以下几种类型：

1. 钝性损伤 绝大多数的前尿道损伤是由跌落伤、交通意外等引起。最常见的是骑跨伤，由高处跌下或摔倒时，会阴部骑跨于硬物上，将尿道挤向耻骨联合下方，引起尿道球部损伤。

2. 医源性损伤 各种经尿道腔镜的操作及留置导尿管操作均有可能引起不同程度的尿道损伤。

3. 性活动时损伤 性交时不慎引起阴茎海绵体折断，大概有20%的概率合并有尿道损伤。插入异物是导致前部损伤的另一个罕见原因。它通常是异物自慰的结果，或可能与精神疾病有关。

4. 开放性损伤 主要是枪伤，其次是刺伤和截断伤，也可见于动物撕咬。

5. 缺血性损伤 截瘫患者使用阴茎夹控制尿失禁，可因为阴茎感觉降低和缺失而导致阴茎和尿道的缺血性损伤。

（二）后尿道损伤

1. 钝性损伤 主要与骨盆骨折有关的尿道损伤，原因包括高空坠落、交通意外、工业事故等。约10%的骨盆骨折合并有后尿道损伤。此类尿道损伤多合并骨盆骨折和其他脏器的损伤，很少单独尿道损伤，因此骨盆骨折尿道损伤时要注意其他脏器的损伤。尿道损伤的风险因骨折类型而异。高风险损伤包括同时发生的所有4个耻骨骨折或同侧骨折伴有骶骨、骶髂关节或髂骨的后部破坏。低风险损伤包括单支耻骨骨折和同侧耻骨骨折无后环破坏。而髋臼、髂骨和骶骨的孤立性骨折，尿道损伤的风险接近于零。

2. 医源性损伤 发生于尿道内镜操作或者手术，通常是部分尿道撕裂伤。

3. 穿通伤 刀刺伤、枪伤等。

（三）临床表现

1. 疼痛 局部可有疼痛。前尿道损伤者，排尿时疼痛加重并向阴茎头及会阴放射。后尿道损伤疼痛可放射至耻骨后、下腹部及肛门周围。

2. 排尿困难或者尿潴留 排尿困难程度与尿道损伤程度有关。尿道损伤后由于局部水肿、疼痛、尿道括约肌痉挛及尿外渗等，可表现为排尿困难或尿潴留；尿道完全断裂的患者由于尿道的连续性被破坏，而膀胱颈部又保持完整时亦可表现为尿潴留。

3. 出血及血肿

（1）尿道外口出血：尿道外口出血是提示尿道损伤的主要征兆，至少75%的前尿道和37%～93%的后尿道损伤患者会有尿道外口出血。然而缺乏它并不排除尿道损伤，尿道出血程度和尿道损伤严重程度不一定一致。如尿道黏膜挫伤或尿道壁小部分撕裂可伴发大量出血，而尿道完全断裂则可能仅有少量出血。

（2）阴道口出血：女性患者因骨盆骨折造成尿道损伤，可出现阴道口出血。

（3）局部血肿：骑跨伤等外伤常在会阴部、阴囊处出现瘀斑、肿胀及血肿等。

4. 尿外渗　尿道破裂或者断裂可发生尿外渗，其范围因损伤部位不同而异。

（1）阴茎部尿道损伤：局限于Buck筋膜内，表现为阴茎肿胀，合并出血时呈紫褐色。如Buck筋膜破裂，则尿外渗的范围和球部尿道损伤尿外渗范围相同。

（2）球部尿道损伤：尿外渗进入会阴浅筋膜与尿生殖膈形成的会阴浅袋，并可向下腹部蔓延，表现为阴茎、会阴及下腹部肿胀。

（3）膜部尿道损伤：尿外渗可聚积于尿生殖膈上、下筋膜之间。膜部尿道损伤同时合并尿生殖器膈下筋膜破裂，尿外渗至会阴浅袋，表现与球部尿道损伤相同。合并尿生殖膈上破裂，尿外渗至膀胱周围，向上沿腹膜外及腹膜后间隙蔓延，可表现为腹膜刺激症状，合并感染时可出现全身中毒症状。如尿生殖膈上、下筋膜完全破裂，尿外渗可以向深、浅两个方向蔓延。

（4）前列腺部尿道损伤：尿外渗于膀胱周围，向上可沿腹膜外及腹膜后间隙蔓延。

（5）女性发生严重骨盆骨折时，阴唇肿胀提示可能存在尿道损伤。

5. 休克　严重尿道损伤，特别是骨盆骨折后尿道损伤或者合并其他脏器损伤，常发生休克。

二、诊断标准与诊断流程

尿道损伤是基于临床症状和体格检查，以及受伤机制来诊断。

（一）诊断标准

根据2004年尿道创伤共识小组的共识声明，当出现以下临床症状和体征时，应高度怀疑存在尿道损伤：

1. 阴茎、阴囊、腹膜或下腹部明显受伤，无论是钝性损伤还是穿透性损伤。

2. 尿道口流血。

3. 无法排尿。

4. 会阴部血肿的存在。

5. 直肠指检发现高位前列腺。

当怀疑存在尿道损伤时，需要进一步行逆行尿道造影，这是评估急性尿道损伤的标准手段。基于逆行尿道造影的结果，尿道损伤可进行以下分类（表30-1）：

表30-1　尿道损伤分期（2004年尿道创伤共识小组）

部位	描述
前尿道	部分断裂
	完全断裂
后尿道	后尿道被拉伸但无破裂
	部分断裂
	完全断裂
	复杂性（涉及膀胱、直肠）

（二）诊断策略

当怀疑有尿道损伤，需要明确是否为尿道损伤，确定尿道损伤的部位；估计尿道损伤的程度；有无合并其他脏器损伤等。

1．直肠指检 直肠指检是一项重要检查，不应被忽略，以排除相关的直肠损伤，可能还能发现"高位"前列腺，检查手套带血和／或可触及的裂伤表明存在直肠损伤。但是如果临床情况不允许，可以在开始检查期间适当推迟直肠指检。

2．诊断性导尿 导尿困难或无法导尿，提示尿道损伤。但它可加重尿道损伤，使部分性裂伤成为完全断裂、加重出血，并易造成血肿继发感染，所以仍有争议。但目前临床仍有使用，因为对于部分裂伤的患者，若一次试插成功则可免于手术。注意如导尿失败，不可反复试插。

3．逆行尿道造影 此检查是评估疑似损伤患者尿道完整性的主要手段，可以诊断尿道损伤并确定损伤等级（表 30-2）。

表 30-2 尿道损伤等级［美国创伤外科协会（AAST）］

等级	类型	描述
I	挫伤	尿道口有血；尿道造影正常
II	拉伤	在尿道造影中没有造影剂外渗的尿道伸长
III	部分断裂	损伤部位造影剂外渗，但能够进入近端尿道
IV	完全断裂	损伤部位造影剂外渗，但不能进入近端尿道、前尿道以及膀胱，尿道分离 <2cm
V	完全断裂	完成横断，尿道分离 ≥2cm，或延伸至前列腺或阴道

4．膀胱镜检查 灵活的膀胱镜检查是诊断急性尿道损伤的一种选择，可以区分完全破裂和不完全破裂。此外，它可以通过导丝早期进行导尿，还可对尿道部分断裂者行尿道会师术，使诊断与治疗融为一体。但是在骨盆骨折导致的后尿道损伤早期不推荐采用，因为它有可能使部分裂伤变为完全断裂，加重损伤或耽误休克的救治。女性患者尿道较短，可试行尿道镜检查以判断尿道损伤的存在和损伤程度。

5．超声 急性期，超声科在耻骨上膀胱造瘘时可确定盆腔血肿和前列腺的位置及引导穿刺。

6．CT 和 MRI 可观察严重损伤后骨盆变形的解剖情况和相关脏器（膀胱、肾脏、腹腔内器官等）的损伤。

（三）尿道损伤的诊断流程

1．男性前尿道损伤诊断流程 见图 30-1。

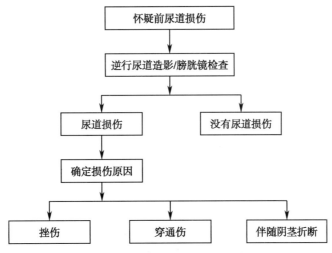

图 30-1 男性前尿道损伤诊断流程

2. 男性后尿道损伤诊断流程　见图30-2。

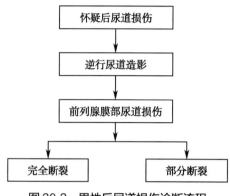

图 30-2　男性后尿道损伤诊断流程

三、尿道损伤的检验与病理

实验室指标可作为尿道损伤患者伤情的评估以及感染的监测等。

（一）临床检验在诊疗中的作用和选择

临床检验在尿道损伤的诊断方面作用不大，但可评估整体伤情以及监测感染情况。特别是合并其他脏器损伤，应监测血常规，及时了解红细胞、血红蛋白、血小板的变化，掌握伤者的血容量情况。而对有发热怀疑感染的患者，检测血常规、降钙素原及尿细菌培养和耐药，并根据感染控制情况选择进一步处置方法。

（二）临床病理在尿道损伤中的作用

尿道损伤的诊断不依靠临床病理。

（三）影像超声在尿道损伤中的价值

尿道逆行造影是评估急性尿道损伤的标准手段，可对尿道损伤进行分类和分型。CT 和 MRI 可观察严重损伤后骨盆变形的解剖情况和相关脏器（膀胱、肾脏、腹腔内器官等）的损伤。超声在急性期则可以用在耻骨上膀胱造瘘时引导穿刺。

小　结

本章内容，总体依据 2004 年尿道创伤共识、2017 年欧洲泌尿外科学会（EAU）指南和 2014 年中国泌尿外科疾病诊断治疗指南，介绍尿道损伤的分类、受伤机制、临床表现、诊断，以及尿道损伤的分期和分型，并结合临床，介绍了尿道损伤的诊断流程，最后介绍了临床检验、病理及影像技术在尿道损伤诊断中的价值。

（陈凌武）

第三十一章

急性肾损伤

急性肾损伤(acute kidney injury，AKI)过去又称急性肾衰竭(acute renal failure，ARF)，是因各种病因引起的肾功能在短时间内(几小时至几周)快速下降而出现的临床综合征。AKI既可以发生在有慢性肾脏疾病如慢性肾小球肾炎等患者，也可以出现在无既往肾脏病者如急性缺血或尿路梗阻等，特点是肾脏功能快速下降。据统计，约有5%住院患者可发生AKI，在重症监护室可达30%或者更高。

一、疾病概论

(一)分类特点

AKI病因多样，根据病因的发生与肾脏解剖位置关系分为肾前性、肾性和肾后性三大类。

1. **肾前性AKI**　最常见，是由于肾脏血流量灌注不足所致，见于包括血容量减少、有效动脉血容量减少和肾内血流动力学改变的某些疾病。常见病因包括：①有效血容量不足；②心排血量降低；③全身血管扩张；④肾动脉收缩；⑤肾脏自主调节受损。

2. **肾性AKI**　有肾实质损伤，包括肾小球、肾小管、肾间质、肾血管等疾病导致的损伤。肾缺血或肾毒性物质是导致肾小管性AKI常见的病因。其中外源性毒素如生物毒素、化学毒素、抗生素、对比剂、抗肿瘤药物等和内源性毒素如血红蛋白、肌红蛋白、自身抗体等损伤肾小管上皮细胞，可引起急性肾小管坏死(acute tubular necrosis，ATN)。本章将以ATN为主，介绍AKI的临床分型。

3. **肾后性AKI**　多源于尿路梗阻，从肾盂到尿路任意一处梗阻都可能导致肾后性AKI。主要机制是：双侧尿路或者孤立肾患者单侧尿路梗阻，尿路压力导致肾脏皮质出现无灌注或者低灌注状态。

(二)临床分期分型

ATN是肾性AKI最常见的类型，通常按其病因分为缺血性和肾毒性。但临床上常是多因素，如发生在危重疾病时，它综合包括了脓毒血症、肾脏低灌注和肾毒性药物等因素。

根据病程，ATN可分为三期：

1. **起始期**　患者常有已知导致ATN的病因，如低血压、缺血、脓毒血症和肾毒素等，此时尚未发生明显的肾实质损伤。属于可预防的阶段。但随着肾小管上皮细胞发生明显损伤，肾小球滤过率(GFR)突然下降，临床上AKI综合征的表现变得明显，则进入维持期。

2. **维持期**　又称少尿期。典型的为7~14天，但也可短至几天，长至4~6周。许多患者可出现少尿(<400ml/d)甚至无尿(<100ml/d)。但也有些患者尿量可维持在400ml/d以上，称为非少尿型AKI，其病情大多较轻，预后较好。尿量改变、尿毒症的临床症状、酸碱平衡紊乱、感染及多器官功能衰竭是这一期常见的并发症。

3. **恢复期**　通常持续1~3周，继而逐渐恢复。肾小管细胞再生、修复，肾小管完整性恢复。GFR逐渐恢复正常或接近正常范围。少尿型患者开始出现利尿，可有多尿表现，在不使用利尿药的情况下，每日尿量可达3 000~5 000ml，或更多。与GFR相比，肾小管上皮细胞功能(溶质和水的重吸收)的恢复相对延迟，常需数个月后才能恢复。少数患者可最终遗留不同程度的肾脏结构和功能缺陷。

二、诊断标准与诊断流程

AKI 诊断目前依据的是全球改善肾脏病预后组织（KDIGO）2012 年指南推荐的标准。同时该指南还提出了分级诊断的流程。

（一）诊断标准

KDIGO 定义的 AKI 标准是：48 小时内血肌酐（serum creatinine，Scr）增高≥26.5μmol/L；或 7 天内 Scr 增高至基础值的 1.5 倍以上；或持续 6 小时尿量 <0.5mL/（kg·h）。分期标准见表 31-1。该指南在 RIFLE 和 AKIN 标准的基础上提出，仍采用 Scr 和尿量作为主要标准，指南还建议当患者的 Scr 和尿量分别符合不同分期时，应采纳高分期。

表 31-1　AKI 诊断和分期标准（KDIGO 2012）

分期	血肌酐标准	尿量标准
1	升高达基础值的 1.5～1.9 倍；或升高值≥26.5μmol/L	<0.5ml/（kg·h），持续 6～12h
2	升高达基础值的 2.0～2.9 倍	<0.5ml/（kg·h），持续≥12h
3	升高达基础值的 3.0 倍；或升高值≥353.6μmol/L；或开始肾脏替代治疗法[或 <18 岁的患者 GFR 下降至 <35ml/（min·1.73m^2）]	<0.3ml/（kg·h），持续时间≥24h；或无尿≥12h

（二）诊断策略

按照指南定义，AKI 的诊断需要 48 小时内检测 2 次血肌酐，同时依据尿量的变化进行诊断并分期。需要引起注意的几种情况如下：①尿量判断时必须排除尿路梗阻和其他引起尿量减少的可逆因素，而且是充分补液治疗后的尿量变化；②但对那些不知道既往血清肌酐水平、初次就诊的血清肌酐升高的，以及不伴有少尿的 AKI，该 AKI 的诊断标准则不能诊断；③临床上如果存在内生肌酐清除率（Ccr）<60ml/min 和或 Scr>133μmol/L，血尿素氮（blood urea nitrogen，BUN）>20mmol/L，仅合并轻中度贫血、双侧肾脏增大，则也可诊断 AKI。

按照基本进程，AKI 的诊断内容需要包括：确定风险 / 易感 / 危险因素、诊断和分期、鉴别诊断、确定并发症、疗效评价、预后判断等内容。具体诊断策略如下：

（1）高危人群、危险因子、诱因的寻找和确定：建立 AKI 筛查问诊和体检的规范流程，依据问诊和体检发现，排除致 AKI 的各种因素。

（2）建立 AKI 预警检查指标体系：选择敏感和有针对性的临床实验室和 / 或影像及其他检查，建立 AKI 预警指标体系，并根据检测结果初步判定 AKI 风险高低，以便早期发现和处置。

（3）诊断并分期分型：密切动态观察 Scr 和尿量改变，并依据其改变进行诊断和分期。

（4）鉴别诊断：依据不同疾病临床症状和体征，实验室和影像等检查结果及对治疗的反应等进行鉴别诊断。

（5）原发疾病 / 诱因的诊断：根据对危险因子的判定和检测结果，分析确定原发疾病或者诱因。

（6）确定有无并发症：根据常见并发症的临床表现选择合适的检测 / 检查指标，判定有无并发症及严重程度。

（7）疗效评估及预后判断：结合临床症状、实验室指标尤其是肌酐水平和尿量改变情况，判定疗效和预后。

（三）AKI 的诊断流程

AKI 的具体诊断分级流程见图 31-1。

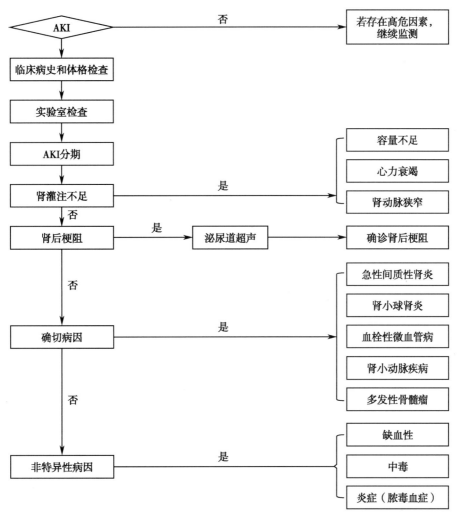

图31-1 AKI的分级诊断流程

三、AKI 的检验与病理

根据临床指南,实验室指标是 AKI 的诊断和评价最重要的依据,能够提供从疾病分析、诊断和鉴别诊断、分型分期、疗效分析、预后判断及状态评估全方位的数据支持。

（一）临床检验在诊疗中的作用和选择

临床检验在 AKI 的风险评估、预警、早期诊断、诊断和鉴别诊断、疗效及预后各方面发挥不同作用,具体介绍如下:

AKI 的临床评估需要仔细询问病史和体格检查,同时需要询问用药史包括非处方制剂、草药、毒品等。其他如暴露于热带病如疟疾,下水道或者污水系统,或者接触鼠类(钩端螺旋体病、汉坦病毒)。体检应包括:体液状态、急慢性心力衰竭、感染、脓毒症、心输出量、负荷试验、负荷反应、腹压等。

1. 风险因子评估 帮助确定高危人群和发现危险因子。严格意义上讲,AKI 不是一种疾病,更合适的归类是一种多因素的综合征,其风险评估应该是多层次的,实验室检查能够在一定层面上提供帮助。

（1）有创操作前的损害风险评估:如心脏手术或其他手术前的心脏功能评价;对这些风险评价,建议心脏手术患者及心脏功能存在障碍的患者,常规检测脑钠肽,根据心脏功能分级确定是否手术;同时对这类患者,需要常规检测 Scr 和检测尿量变化。

（2）骨髓瘤或其他疾病需要进行放疗或者化疗会对肾脏产生毒性损伤的:术前常规评估肾小球和肾小管的功能状态,建议检测 Scr、尿肌酐（urinary creatinine，Ucr）、GFR、β_2- 微球蛋白水平、尿常规和细胞学,根据评估结果确定是否及如何进行手术。

(3)对有发热怀疑感染的患者:检测血常规、降钙素原、细菌培养和耐药性检测,并根据感染控制情况进一步选择处置方法。

(4)对怀疑存在血容量降低患者:检测血液中的胶体和晶体渗透压、离子浓度等以评价缺水类型并及时补充,根据纠正后实验室的结果决定手术与否。

(5)有慢性肾脏病(CKD)的患者尤其是糖尿病肾病患者:增加了无法从 AKI 恢复的风险,死亡率要高出没有 CKD 的 30%,即使是微小的 Scr 升高或者 GFR 降低,可能都会导致无法逆转的 AKI,因此,对这类患者要动态检测 Scr、尿量,必要时可以用更加敏感的 GFR 指标如胱抑素 C(CysC)。

(6)对不同导致原发疾病的状况:实验室应该与临床医生一起,根据可能导致 AKI 风险的高低,选择合适的评估体系,这个体系中应该包括肾脏功能评估,建议选择相对灵敏的血和尿 CysC,同时动态检测尿量。

2. AKI 的预警指标体系 AKI 发生过程启动后,虽然采取措施,积极治疗,但是效果往往不好。一方面,AKI 早期可能并无功能改变,目前指南依据的是 Scr 和尿量改变,或许不能准确反映肾脏损伤的过程和程度。建立更加敏感和特异的反映肾脏早期损伤的预警指标体系,能够为临床医生提供参考依据。建议的指标包括中性粒细胞明胶酶相关脂质运载蛋白(NGAL)、肾损伤分子 1(Kim1)、白介素 -8、NAG,也有研究认为 CysC 上升也能反映早期肾损伤。预警系统只需要检测血和尿 NGAL,不需要同时检测几个指标。虽然尿液 NGAL 上升是灵敏指标,但是因肾损伤或其他创伤如血容量降低的患者一方面因血容量改变尿量减少,另外一方面,肾脏功能降低,排尿减少,故血液 NGAL 检测可能更加方便和快捷。

(1)AKI 的诊断和分型:按照指南,AKI 的诊断和分型是依据 Scr 和尿量动态改变确定的,因此,动态检测 Scr 和 Ucr,并动态记录尿量能够帮助 AKI 的诊断和分型。同时可以根据标准鉴别 AKI、AKD、CKD(表 31-2)。CKD 可存在双侧肾缩小、贫血、尿毒症面容、肾性骨病和神经病变等。

表 31-2 AKI、AKD 和 CKD 的鉴别

	功能标准	结构标准
AKI	7 天内 Scr 增加 50%,或 2 天内增加 0.3mg/dl,或少尿	无
AKD	AKI,或 3 个月内 GFR < 60ml/(min·1.73m²),或 3 个月内 GFR 下降≥35% 或 Scr 增加 > 50%	肾结构损伤小于 3 个月
CKD	GFR < 60ml/(min·1.73m²),持续至少 3 个月	肾结构损伤超 3 个月

(2)鉴别肾前性 AKI 和肾性 ATN:由于 AKI 的原因不同,实验室可以提供鉴别的指标。肾前性 AKI 和肾性 ATN 实验室指标变化如表 31-3 所示。

表 31-3 肾前性 AKI 和肾性 ATN 的血液和尿液鉴别指标

诊断指标	肾前性 AKI	肾性 ATN
尿沉渣	透明管型	棕色颗粒管型
尿比重	> 1.020	< 1.010
尿渗透压 /mOsm·kgH₂O⁻¹	> 500	< 350
血尿素氮 / 血肌酐	> 20	< 10~15
尿肌酐 / 血肌酐	> 40	< 20
尿钠浓度 /mmol·L⁻¹	< 20	> 40
肾衰竭指数	< 1	> 1
钠排泄分数	< 1	> 1

注:肾衰竭指数 = $\dfrac{尿钠}{尿肌酐/血肌酐}$、排泄分数 = $\dfrac{尿钠/血钠}{尿肌酐/血肌酐}$。

（3）ATN 维持期症状及检测

1）血液系统：轻度贫血和出血倾向，血红蛋白轻微降低（如果是 CKD 导致，可能会到中度），凝血指标检测。

2）水电解质和酸碱平衡：①代谢性酸中毒，血 pH 偏酸，血液 HCO_3^- 减少；②高钾血症，肾排钾减少和组织分解加速，血钾升高，如果是严重创伤或者烧伤，每日钾升高可达 $1.0\sim2.0mmol/L$；③低钠血症：主要是水潴留造成稀释性低钠；可有轻度的低钙、高磷。

3）感染确定：对有发热患者，尤其需要检测有无感染，感染类型、部位及药敏试验结果，选择白细胞、CRP、降钙素原等指标判定有无感染及严重程度；细菌感染可以做血、尿、痰及分泌物等培养和药敏试验，确定感染细菌类型及敏感药物筛查，目前也可以用质谱技术鉴定感染种类。

3. 疗效和预后判断指标　根据 AKI 的临床分期、标准，判断疗效的实验室指标包括 AKI 本身的疗效和原发疾病处理的疗效。AKI 疗效依据的是 Scr 和尿量改变，随着原发因素的祛除，Scr 逐步降低，尿量逐渐上升，对疾病过程中尿量减少不明显的患者，大多病情比较轻，预后相对要好。NGAL 的水平也是预后判断一个重要指标，病情初期 NGAL 高水平的患者大多预后较差，需要密切关注。

4. 替代治疗的确定和选择及检测　严重高钾血症（>6.5mmol/L）、代谢性酸中毒（pH<7.15）、容量负荷过重对利尿药无效者、心包炎和严重脑病等都是透析的指征。

（二）临床病理在 AKI 中的作用和选择

由于病因及病变的严重程度不同，AKI 患者的病理改变可有显著差异。组织学检查通常显示肾小球正常，肾小管腔内存在一些管型，间质水肿。严重、持续的缺血性 AKI 光镜检查可见肾小管上皮细胞坏死、脱落，基底膜裸露，肾小管管腔内可见管型堵塞。管型由未受损或变性的肾小管上皮细胞、细胞碎片、Tamm-Horsfall 黏蛋白和色素组成。肾缺血严重者，肾小管基底膜常遭破坏。如基底膜完整性存在，则肾小管上皮细胞可迅速再生，否则上皮细胞不能再生。

肾毒性 AKI 形态学变化最明显的部位在近端肾小管的曲部和直部。肾小管上皮细胞坏死不如缺血性 AKI 明显。在排除了肾前性及肾后性原因后，没有明确致病原因（肾缺血或肾毒素）的肾性 AKI 都有肾活检指征。活检结果可确定包括急性肾小球肾炎、系统性血管炎、急进性肾小球肾炎及急性过敏性间质性肾炎等肾脏疾病。

（三）影像超声在 AKI 中的价值

尿路超声显像对排除尿路梗阻很有帮助。必要时行 CT 等检查判定是否存在着与压力相关的扩张。如有足够的理由怀疑由梗阻所致，可做逆行性或下行性肾盂造影。CT 血管造影、MRI 或放射性核素检查对判断尿路有无阻塞有帮助，但要明确诊断仍需行肾血管造影。

小　结

本章主要介绍了 AKI 的临床病因学、临床症状分期，依据 KDIGO 的诊疗指南，讲述 AKI 的分期和分型的标准，并依据指南结合临床，介绍了 AKI 的诊断策略。最后介绍了临床检验、病理及影像技术在 AKI 的风险分析，诊断和鉴别诊断中的应用。本章内容，总体依据 2012 年指南，但是近年实验室指标有新的进展，因此在检验应用中添加了预警指标 NGAL、Kim1 等作为预警系统介绍，既没有改变指南，又将目前共识的检验指标纳入系统。

（涂建成）

第三十二章

慢性肾衰竭

慢性肾衰竭（chronic renal failure，CRF）是由多种慢性疾病引起肾脏损害和进行性恶化的结果，为各种慢性肾脏病持续进展的共同结局。它是以代谢产物、水、电解质及酸碱代谢失衡和全身各系统症状为表现的一种临床综合征。

一、疾病概论

（一）定义和分期

慢性肾衰竭（CRF）是指各种慢性肾脏病引起的肾小球滤过率（GFR）严重下降及与此相关的代谢紊乱和全身各系统受累为主要表现的临床综合征。各种原因引起的肾脏结构和功能障碍≥3个月，包括肾小球滤过率正常和不正常的病理损伤、血液或者尿液成分异常，及影像学检查异常；或不明原因的 GFR 下降（＜60ml/min）超过 3 个月，称为慢性肾脏病（CKD）。目前国际公认的慢性肾脏病分期依据美国肾脏基金会指南分为 1-5 期。慢性肾衰竭代表慢性肾脏病中 GFR 下降失代偿期的那一部分，主要为 CKD4-5 期。

（二）患病率与病因

慢性肾脏病的防治已经成为世界各国所面临的重要公共卫生问题，近年来慢性肾脏病的患病率有明显上升趋势。流行病学调查数据显示，2011 年美国成年人慢性肾脏病患病率已高达 15.1%，终末期肾病（ESRD）患病率为 1 738/ 百万人口。我国目前慢性肾脏病患病率为 10.8%。男女发病率分别占 55% 和 45%，高发年龄为 40～50 岁。

慢性肾脏病与慢性肾衰竭病因主要有糖尿病、高血压肾小动脉硬化、原发性与继发性肾小球肾炎、肾小管间质疾病（慢性间质性肾炎、慢性肾盂肾炎、尿酸性肾病、梗阻性肾病等）、肾血管疾病、遗传性肾病（多囊肾病、遗传性肾炎）等。在发达国家，糖尿病、高血压肾小动脉硬化是慢性肾衰竭的主要原因；包括中国在内的发展中国家，近年来也有明显增高趋势，尤其在老年人群。另有部分 CKD 患者起病隐匿，直到慢性肾衰竭晚期才就诊，此时双肾已萎缩，往往很难确定其病因。

（三）慢性肾衰竭进展的危险因素

慢性肾衰竭通常进展缓慢，但在某些诱因下短期内可急剧加重。因此，临床上一方面需要积极控制渐进性发展的危险因素，延缓病情进展；另一方面需要注意短期内是否存在急性加重的诱因，以便消除可逆性诱因，争取肾功能有一定程度的好转。

1. 慢性肾衰竭渐进性进展的危险因素　包括高血糖、高血压、蛋白尿、低蛋白血症、吸烟等。此外，贫血、高脂血症、高同型半胱氨酸血症、老年、营养不良、尿毒症毒素（如甲基胍、甲状旁腺激素、酚类）蓄积等，在慢性肾衰竭病程进展中也起一定作用。

2. 慢性肾衰竭急性加重的危险因素　主要有：累及肾脏的疾病（原发性或继发性肾小球肾炎、高血压、糖尿病、缺血性肾病等）复发或加重；有效血容量不足（低血压、脱水、大出血或休克等）；肾脏局部血供急剧减少（如肾动脉狭窄患者应用 ACEI、ARB 等药物）；严重高血压未能控制；肾毒性药物；泌尿道梗阻；其他：严重感染、高钙血症、肝衰竭、心力衰竭等。在上述因素中，因有效血容量不足或肾脏局部血供急剧减少，残余肾单位低灌注、低滤过状态，是导致肾功能急剧恶化的主要原因之一；

肾毒性药物特别是非甾体抗炎药、氨基糖苷类抗生素、造影剂等的不当应用,也是导致肾功能恶化的常见原因。在慢性肾衰竭病程中出现的肾功能急剧恶化,如处理及时得当,可使病情有一定程度的逆转;但如诊治延误,或这种急剧恶化极为严重,则病情呈不可逆发展。

二、诊断标准与诊断流程

慢性肾衰竭诊断并不困难,主要依据病史、肾功能检查及相关临床表现。但临床表现复杂,各系统表现均可称为首发症状,因此临床医师应当十分熟悉慢性肾衰竭的病史特点,仔细询问病史和查体,并重视肾功能的检查,以尽早明确诊断,防止误诊。对既往史不明或存在近期急性加重诱因的患者,需与急性肾损伤鉴别,是否存在贫血、低钙血症、高磷血症、血 PTH 升高、肾脏缩小等,有助于本病与急性肾损伤鉴别。如有条件,可行肾活检以尽量明确导致肾衰竭的基础肾病。

(一)诊断标准

慢性肾衰竭是 CKD 的失代偿阶段,是 CKD 持续进展的结果,主要为 CKD4-5 期。主要依据病史、肾功能检查及相关临床表现做出诊断。慢性肾衰竭晚期称为尿毒症。目前国际公认的慢性肾脏病分期依据 2009 年美国肾脏基金会指南分为 1-5 期,见表 32-1。该分期方法将 GFR 正常(≥90ml/min)的慢性肾脏病称为 CKD1 期,其目的是为了早期识别和防治 CKD;同时将终末期肾病(ESRD)的诊断放宽到 GFR<15ml/min,有助于晚期 CFR 的及时诊治。

表 32-1　慢性肾脏病分期

分期	特征	GFR/ml·min^{-1}·1.73m^{-2}
1	GFR 正常或升高	≥90
2	GFR 轻度降低	60～89
3a	GFR 轻到中度降低	45～59
3b	GFR 中到重度降低	30～44
4	GFR 重度降低	15～29
5	ESRD	<15 或透析

(二)诊断治疗流程

慢性肾衰竭的具体诊断分级流程见图 32-1。

三、慢性肾衰竭的检验与病理

根据临床指南,实验室指标是慢性肾衰竭诊断和评价的重要依据,对疾病的诊断和鉴别诊断、分期、预后判断及状态评估有重要作用。

(一)临床检验在慢性肾衰竭诊疗中的作用和选择

1. 肾功能检测　血尿素氮和血肌酐升高,排除急性肾损伤,GRF 下降至失代偿期,临床诊断慢性肾衰竭。但是 BUN 水平不仅受残存肾功能影响,还与饮食蛋白的摄入相关。血清肌酐则与机体的肾脏功能及肌酐产生情况密切相关,后者往往由干体重及饮食肉类摄入情况决定。由于肾脏强大的代偿功能,只有当超过 50% 肾功能丢失后才出现血清肌酐水平的升高,因此血尿素氮和血肌酐对于慢性肾衰竭的诊断是滞后的。

2. 胱抑素 C(Cys C)　Cys C 在体内浓度非常恒定,不受年龄、性别、饮食、炎症、肌肉量、药物等因素的影响,仅有少数情况会影响 Cys C 水平,如大剂量糖皮质激素或甲状腺功能异常。Cys C 可以自由通过肾小球滤过膜的机械屏障与电荷屏障,并几乎全部在近曲小管重吸收和降解,也不被肾小管分泌,因此血 Cys C 浓度主要由肾小球滤过率决定。使用 Cys C 评价 GFR 的敏感性及特异性分别达到 94% 和 95%。与血肌酐相比,Cys C 是能够更加准确反映 GFR 的内源性标志物。此外,Cys C 能

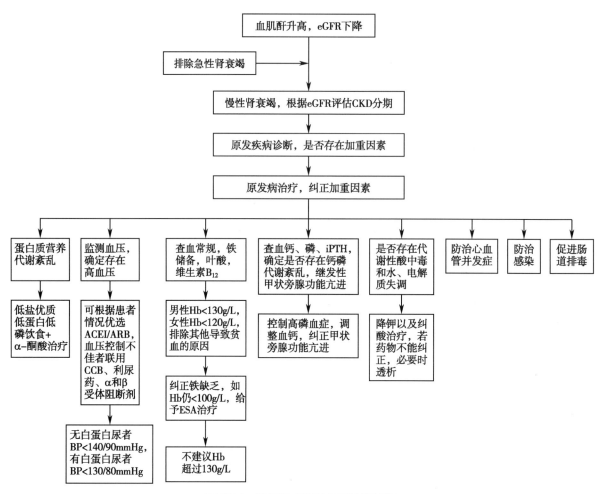

图 32-1   慢性肾衰竭的分级诊治流程

更迅速地反映出 GFR 的变化，而血肌酐只有在 GFR 降至 50% 以下时才会开始升高。Cys C 在"肌酐盲区"所表现出的准确性能够帮助临床医生更早地发现肾功能异常的患者。因此，Cys C 是优于血清肌酐的反映 GFR 的内源性标志物。

3. 中性粒细胞明胶酶相关性脂质运载蛋白（NGAL）   慢性肾脏疾病的晚期阶段均出现肾小管间质损害，NGAL 作为肾小管损伤的早期标志物，在 CKD 的病理过程中同样发挥重要作用，并可作为 CKD 风险评估、疾病分期、血液透析充分性等独立的生物学指标。

4. GFR 的评估   通常情况下，GFR 受血肌酐水平、年龄、体重、性别、种族等因素的影响，此外，受自身可变因素的影响，单纯的血清肌酐难以作为 GFR 的评估手段。GFR 的评估方法较多，可采用双肾 ECT、血尿肌酐清除率、MDRD 公式计算。采用公式估算的 GFR，简称 eGFR。2013 年 KDIGO 制定的 CKD 指南中，推荐用血清肌酐和 1 个 GFR 估算公式作为最初评估。用血肌酐计算得出 GFR_{creat}，而不是依赖于单独用血肌酐浓度。并建议成人 $eGFR_{creat}$ 应用 2009 年 CKD-EPI 公式进行评估（表 32-2）。

表 32-2   CKD-EPI 公式（2009）

性别	血肌酐 /$\mu mol \cdot L^{-1}$	CKD-EPI 公式
女	≤62	$eGFR = 144 \times (Scr/62)^{-0.329} \times (0.993)^{年龄}$
	>62	$eGFR = 144 \times (Scr/62)^{-1.209} \times (0.993)^{年龄}$
男	≤80	$eGFR = 144 \times (Scr/62)^{-0.411} \times (0.993)^{年龄}$
	>80	$eGFR = 144 \times (Scr/62)^{-1.209} \times (0.993)^{年龄}$

（二）临床检验在慢性肾衰竭临床表现中的作用

在慢性肾脏病和慢性肾衰竭的不同阶段，临床表现各异。CKD1-3 期患者可以无任何症状，少数可有代谢性酸中毒及轻度贫血。进入 CKD4 期后，症状更明显，到 CKD5 期，可出现高钾血症、消化道出血等。

1. 水、电解质代谢紊乱，酸碱平衡失调　慢性肾衰竭时常出现各种电解质代谢紊乱和酸碱平衡失调，其中以代谢性酸中毒和水、钠平衡紊乱最为常见。临床需检测尿渗透压，24 小时尿钠、24 小时尿钾，血液生化检查包括血钠、血钾、血氯、碳酸盐、血钙、血磷和血镁检测。

2. 蛋白质、糖类、脂类和维生素代谢紊乱　慢性肾衰竭表现为蛋白质代谢产物蓄积（氮质血症），有白蛋白下降、糖耐量减低、低血糖、高脂血症和维生素 A 增高，维生素 B_6 缺乏等。临床需检测尿糖、血糖、糖耐量测定、糖化血红蛋白、胰岛素分泌功能，C 肽分泌功能，血脂、血清维生素 A、B_6 和叶酸。

3. 心血管系统表现　心血管病变是慢性肾衰竭的最主要死因，临床表现为高血压、左心室肥厚、心力衰竭、尿毒症心肌病、心包病变、血管钙化及动脉粥样硬化等。临床需检测脑钠肽和脑钠肽前体，心肌酶学，超敏肌钙蛋白、心包积液常规和血生化。

4. 呼吸系统症状　慢性肾衰竭可引起肺水肿或胸腔积液，合并肺部感染。临床需检测降钙素原、红细胞沉降率、胸腔积液常规和生化。

5. 胃肠道症状　常合并消化道出血，临床需检测粪便常规和隐血。

6. 血液系统症状　主要为肾性贫血和出血倾向。由于促红素产生减少和 / 或铁缺乏，贫血往往在轻度肾功能受损时即出现，且随着 CKD 进展加重，因此需注意评估及监测血细胞比容和 / 或血红蛋白水平。当血清铁水平偏低，血清铁蛋白浓度低于 200ng/ml 及转铁蛋白饱和度低于 20% 时提示铁缺乏。临床需检测血常规、血清铁、血清铁蛋白、转铁蛋白饱和度、凝血常规。

7. 神经肌肉系统症状　CKD 患者因为毒物潴留、中毒、代谢紊乱等，可出现神经系统损害，表现为意识障碍、抽搐、不自主运动、脑神经及脑干症状、脑膜症状、周围多神经病及自主神经症状等。必要时检测脑脊液，表现为蛋白增多，少数病例淋巴细胞增多，脑脊液尿素值与血清值相等。神经系统症状与肾功能及生化指标的关系：中枢及周围神经受累的症状和体征是随着肾功能的恶化而增多，生化指标（尿素氮及肌酐升高，二氧化碳结合力下降，酸中毒）变化加重，但与血钠、血钾、血氯、血钙和血磷的变化无关。

8. 骨骼病变　慢性肾脏病患者存在钙、磷等矿物质代谢和内分泌紊乱[如 PTH 升高，1, 25-$(OH)_2D_3$ 不足等]，导致矿物质异常、骨病、血管钙化等临床综合征。慢性肾衰竭出现的骨矿化和代谢异常称为肾性骨营养不良，包括高转化骨病、低转化骨病和混合性骨病。患者因维生素 D 缺乏，甲状旁腺功能亢进可导致肾性骨营养不良。临床需检测 PTH、碱性磷酸酶、血钙、血磷。

（三）临床检验在慢性肾衰竭肾脏替代治疗中的作用

当 GFR＜15ml/min 并有明显尿毒症表现，则进行肾脏替代治疗。肾脏替代治疗包括血液透析、腹膜透析和肾脏移植。临床检验对于透析充分性和肾脏移植术前的评估疗效必不可少。

1. 临床检验在血液透析充分性中的作用　目前临床所用的透析充分性概念以蛋白质代谢为核心，尿素清除指数（Kt/V）是最常见的量化指标，其中 K 代表透析器尿素清除率，t 代表单次透析时间，V 为尿素分布容积（约等于干体重的 0.57）。Kt 乘积即尿素清除容积，除以 V 则表示在该次透析中透析器清除尿素容积占体内尿素分布容积的比例，因此 Kt/V 可看作是透析剂量的一个指标，以 1.2～1.4 较为理想。

2. 临床检验在腹膜透析充分性中的作用

（1）腹膜转运功能评估：常采用腹膜平衡试验（PET），标准化 PET 程序通过测定血清和腹膜透析液尿素氮、肌酐和葡萄糖比值，将腹膜转运功能分为高转运、高平均转运、低平均转运、低转运 4 种类型。高转运者往往溶质清除较好，但超滤困难，容易出现容量负荷过多，低转运者反之。对高转运者,可缩短留腹时间或采用自动化腹膜透析(APD)以保证超滤;对低转运者可适当增加透析剂量以增加溶质清除。

(2)透析充分性评估:目前公认的透析充分性标准为CAPD每周尿素清除指数(Kt/V)≥1.7,每周肌酐清除率(Ccr)≥50L/1.73m²,且患者无毒素蓄积或容量潴留症状,营养状况良好。

3. 慢性肾衰竭肾移植术前的临床检验

(1)常规术前实验室检查:血型检查(ABO、Rh系统)、交叉合血,尿、粪常规,血生化检查,凝血功能检查,血气分析,人类白细胞抗原HLA分型、群体反应性抗体PRA、淋巴毒交叉试验CDC等。

(2)术前感染性疾病筛查:乙型肝炎(乙肝病毒标志物及HBV-DNA检测),丙型肝炎(抗HCV及HCV-RNA检测),HIV抗体,梅毒抗体,巨细胞病毒(CMV)。

(3)术前选择性实验室检查

1)尿糖和/或空腹血糖异常的受者:餐后2小时血糖,糖耐量测定,糖化血红蛋白,胰岛素分泌功能,C肽分泌功能。

2)有结核病病史或怀疑患有结核病者:结核菌素纯蛋白衍生物(PPD)皮试,结核分枝杆菌分离染色,结核分枝杆菌培养。

3)肿瘤标志物。

4)肾移植患者相关基因检测:他克莫司个体化治疗基因检测,乙肝病毒基因检测,高血压用药个体化基因检测,高血脂个体化基因检测。

5)近期有感染病史并应用抗生素的患者,可行相关筛查,如真菌、衣原体、支原体等。

6)其他相关病毒学检查(如EB病毒、BK病毒、JC病毒等)。

(四)临床病理在慢性肾衰竭中的作用和选择

慢性肾衰竭是多种慢性肾脏病发展的终末表现,肾活检可帮助明确导致肾衰竭的基础肾病。如果双肾尚未缩小,且推测基础疾病仍有活动或有可逆的可能性,做肾活检有利于明确诊断和指导治疗。慢性肾衰竭的诊断主要依据病史、肾功能检查及相关临床表现,因此肾活检不是常规诊断手段。

小　结

慢性肾衰竭为各种慢性肾脏病持续进展的共同结局,主要依据病史、临床表现、血常规、肾功能、凝血象、电解质、PTH等检测明确诊断。Kt/V是血液透析和腹膜透析充分性的一个指标,对于肾移植的患者,常规术前实验室检查、术前感染性疾病筛查和术前选择性实验室检查是评估移植能否实施的重要标准。

(水　华)

第三十三章

良性前列腺增生

良性前列腺增生（benign prostatic hyperplasia，BPH）或称前列腺结节状增生，是由于前列腺上皮或间质纤维平滑肌组织过度生长所致，主要发生在移行区或尿道周围。早期 BPH 可仅表现为镜下腺体或间质增生（enlarged prostate gland，EPG），此阶段前列腺体积尚无明显增大。如果 BPH 导致前列腺体积增大，则称为良性前列腺增大（benign prostatic enlargement，BPE），此时患者一般因膀胱出口梗阻引起的下尿路症状（lower urinary tract symptoms，LUTS）就诊。

一、疾病概论

（一）流行病学

BPH 通常发生在 50 岁以后，其患病率随年龄增长而增加。BPH 的患病率与地区、城乡、职业等因素有关。BPH 所引起的临床症状亦随年龄增长而进行性加重。亚洲人群的尿路梗阻症状发生率高于欧美人群，尤其是中至重度下尿路症状。

（二）病因学

BPH 的发病机制尚不完全清楚。年龄增大和具备正常功能的睾丸可能是导致 BPH 的两个重要因素。前列腺必须依靠雄激素来维持其生长、发育和发挥作用。有研究发现，青少年时期切除睾丸者前列腺不发育，老年后也不会发生前列腺增生。在前列腺中，睾酮在 5α- 还原酶的作用下转化为生物活性更强的双氢睾酮后发挥作用。应用 5α- 还原酶抑制剂可以降低患者双氢睾酮的水平，抑制前列腺增生，缩小前列腺体积。此外，雄激素 - 雌激素比例紊乱、前列腺间质 - 上皮细胞相互作用、生长因子及炎症等，可能是前列腺增生的重要病因。

（三）病理生理

1. 前列腺梗阻的病理生理　BPH 主要发生在前列腺移行带和尿道周围腺体区。增生前列腺组织突向后尿道，使前列腺尿道受压变窄，尿道阻力增加，引起排尿困难。此外，增生的前列腺平滑肌组织含有丰富的 α- 肾上腺受体，这些受体的激活可明显增加前列腺尿道的压力，造成患者排尿期和排尿后期的梗阻症状。

2. 前列腺梗阻膀胱的病理生理　BPH 对尿道的压迫及 α- 肾上腺受体激活引起的尿道平滑肌收缩可造成膀胱出口梗阻。逼尿肌为增强收缩力以克服排尿阻力，可发生代偿性肥大；但长期膀胱高压可导致逼尿肌退变、不稳定收缩，患者发生尿频、尿急、尿失禁等储尿期症状。梗阻加重到一定程度后，膀胱逼尿肌受损并失代偿，逼尿肌收缩力下降，膀胱内尿液不能有效被排出，残余尿逐渐增多，继而发生慢性尿潴留。膀胱过度充盈达到极限时，尿液从尿道口溢出，出现充盈性尿失禁，并可继发上尿路积水、肾功能损害、尿路感染和膀胱结石等。

（四）主要症状

BPH 一般在 50 岁以后出现症状。症状与梗阻程度、病变发展速度以及是否合并感染等相关。症状多表现为与排尿有关的下尿路症状，时轻时重但进展一般较为缓慢。

1. 储尿期症状　主要表现为尿路刺激症状，如尿频、尿急和夜尿增多。尿频和夜尿增多常是 BPH 患者最早出现的症状。

2. **排尿期症状**　即梗阻症状，主要为排尿困难，随疾病进展而逐渐加重，常被误认为是老年男性的自然现象而被忽略。主要表现为排尿等待、时间延长、射程短、尿流细而无力、尿后滴沥、排尿中断。梗阻加重到一定程度后，可继发慢性尿潴留和充盈性尿失禁。此外，在前列腺增生的任何阶段都可能发生急性尿潴留，多由气候变化、饮酒、劳累等使前列腺充血、水肿所致。

二、诊断标准与诊断流程

（一）诊断标准

50 岁以上男性出现下尿路症状时，均应考虑 BPH 的可能。除了解前列腺的大小外，还应评估 BPH 所致下尿路症状轻重、梗阻严重程度、残余尿量多少、是否有其他合并症等。

1. **下尿路症状**　根据 2017 年欧洲泌尿外科指南，推荐使用 IPSS 评分对 BPH 的下尿路症状进行量化评估。这一问卷包括 7 个不同条目的问题，主要评估了前列腺增生可能引起的不同症状。根据得分评估症状的严重程度。如果评分为 0 分为无症状，1～7 分为轻度症状，8～19 分为中度症状，20～35 分为重度症状。具体评分内容见表 33-1。

表 33-1　IPSS（国际前列腺症状）评分表

最近一个月是否有以下症状	无	在 5 次中					症状评分
		少于一次	少于半数	大约半数	多于半数	几乎每次	
1. 是否经常有尿不尽感？	0	1	2	3	4	5	
2. 两次排尿间隔是否经常小于 2 小时？	0	1	2	3	4	5	
3. 是否曾经有间断性排尿？	0	1	2	3	4	5	
4. 是否有排尿不能等待的现象？	0	1	2	3	4	5	
5. 是否有尿流变细的现象？	0	1	2	3	4	5	
6. 是否需要用力或使劲才能开始排尿？	0	1	2	3	4	5	
7. 从入睡到早期之间需要起来排尿几次？	0	1	2	3	4	5	
症状总评分 =							

生活质量（QOL）评分（表 33-2）亦被称为困扰评分，是了解患者对目前 LUTS 症状的主观感受，反映了 BPH 患者对 LUTS 症状的困扰程度及耐受情况。

表 33-2　生活质量（QOL）评分表

	高兴	满意	大致满意	还可以	不太满意	苦恼	很糟
如果在您今后的生活中始终伴有现在的排尿症状，您认为如何？	0	1	2	3	4	5	6
生活质量评分（QOL）=							

2. **直肠指检**　直肠指检是重要的检查方法，怀疑良性前列腺增生的患者均需接受此项检查。指检时应注意前列腺的形状、质地、对称性、中间沟、表面光滑等情况，还应注意有无结节或压痛，腺体活动性，边界是否清晰，精囊是否可以触及，直肠黏膜活动性，直肠内有无其他肿块等。BPH 时，直肠指检可触及前列腺体积增大，腺体边界清晰、表面光滑、质韧、有弹性，中央沟变浅或消失。若前列腺不对称性增大、质地坚硬或有局限性结节，则应考虑前列腺癌的可能。若腺体有压痛且触及波动感，则提示有脓肿形成的可能。若腺体表面不光滑，有多个结节，质地较硬，应考虑结核的可能性。

3. **影像学检查**　常用于评估前列腺的影像学检查包括超声、CT 和 MRI（图 33-1）。

（1）超声：超声检查可以快速、有效地对 BPH 患者进行初步评估，了解患者前列腺大小、形态、是否突入膀胱以及残余尿量等情况。超声检查包括经腹超声（transabdominal ultrasonography，TAUS）和经直肠超声（transrectal ultrasonography，TRUS）。经腹超声有助于了解上尿路的状况，如有无结石、积水、扩张以及实质性占位等，同时也可观察膀胱壁的改变，发现有无憩室、结石及占位性病变等。经直肠超声可通过测量前列腺的 3 条径线，更为准确地计算出前列腺的体积（计算公式：0.52×前后径×左右径×上下径）。利用超声检查评估残余尿量，简单、精确、无创。若残余尿量＞300ml，通常提示膀胱逼尿肌收缩功能不佳，且手术效果不乐观。

（2）CT 和 MRI：CT 和 MRI 检查均可发现前列腺均匀对称性增大。MRI 检查的 T_2WI 序列对 BPH 具有较高的诊断价值，典型表现为移行带明显增大，周围带受压变薄而信号正常，移行带内信号不均匀，有多个大小不等、边界清楚的增生结节，结节可见包膜样低信号影包绕。

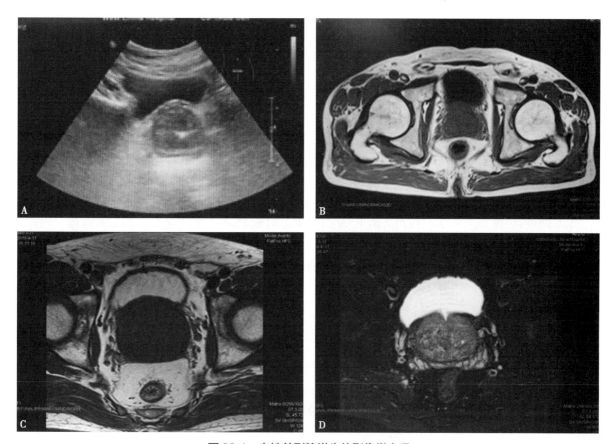

图 33-1 良性前列腺增生的影像学表现
A. 超声声像图，显示前列腺增大，实质回声不均，有斑片状强回声灶；B. 平扫 CT，前列腺对称增大，并向上突入膀胱底；C/D. MRI 检查示前列腺明显对称性增大，T_1WI（C）呈均一低信号；T_2WI（D）上，前列腺中央带和移行带体积增大、信号不均。

4. 尿流率 尿流率包括最大尿流率（Q_{max}）和平均尿流率（Q_{ave}），前者意义更大。但尿流率降低不能区分是由膀胱收缩力减弱还是尿道梗阻所致，因此对诊断良性前列腺增生缺乏特异性，必要时建议行尿动力学检查。

尿流率检查容易受个体差异、尿量及外界环境的影响，因此必须为连续（≥2 次）超过 150ml 以上排尿量，才能保证其可靠性。最大尿流率≥15ml/s 属正常；若＜15ml/s 表明排尿不畅；若＜10ml/s 则表明尿路梗阻较为严重，是手术指征之一。

5. 临床化验及病理检查（见"三、BPH 的检验与病理"）

（二）诊断流程

良性前列腺增生的具体诊断分级流程见图 33-2。

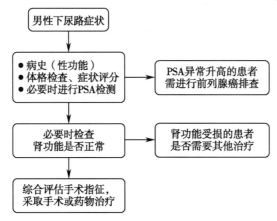

图 33-2　良性前列腺增生诊断流程图

（三）诊断策略

按照指南中诊断 BPH 所需的检查进行初步诊断。BPH 的诊断需包括：确定风险 / 易感 / 危险因素、专科体格检查、相关辅助检查、鉴别诊断、确定并发症、疗效评价、预后判断等内容。具体诊断策略如下：

1. 高危人群、危险因子、诱因的寻找和确定　建立 BPH 筛查问诊和体检的规范流程，依据问诊和体检发现，排除致 BPH 的各种因素。

2. 诊断 BPH　进行体格检查及影像学检查辅助诊断。

3. 排除前列腺癌的可能　检测血清 PSA 的水平。对于 PSA 水平明显升高的患者进行穿刺，排查前列腺癌的可能性。

4. 判断是否需要手术治疗　根据手术指征判断是否需要接受手术治疗。

5. 疗效评估及预后判断　结合临床症状，尤其是排尿情况的改善，判定疗效和预后。

三、BPH 的检验与病理

（一）BPH 的临床检验

前列腺液检查、尿常规、血肌酐和前列腺特异性抗原（PSA）等实验室检查可协助判断是否出现感染、肾功能损害及 BPH 的临床进展监测。

1. 前列腺液　前列腺液标本采集一般采用按摩法，即在患者排尿后，从上向下按摩前列腺左、右叶各 2～3 次，或从前列腺两侧向中线各按压 2～3 次，然后又纵向肛门口按压 2～3 次，再挤压会阴部，即可见前列腺液由尿道口流出。如需进行细菌培养，应预先清洗尿道口，采用无菌容器收集并送检。

正常前列腺液为乳白色半透明浆液性液体，正常分泌量为 0.5～2ml/d。正常前列腺液仅含少数上皮细胞和白细胞，每高倍视野白细胞数 <10 个，磷脂小体含量较多，镜下呈圆形或卵圆形，大小不等，有折光性，均匀分布。BPH 患者前列腺液中上皮细胞数量增加，如前列腺液中出现体积较大、核大、核畸形的异型细胞，需注意排除前列腺癌的可能。当患者合并前列腺炎时，前列腺液中磷脂小体减少，并可出现成堆现象，红细胞、白细胞亦聚集成堆，且白细胞计数 >10/HP。此外，若怀疑感染时，可采用革兰染色及细菌培养对前列腺液中是否存在细菌进行检测。

2. 尿常规　可帮助排查患者有无其他可引起下尿路症状的疾病。尿常规通过检测红细胞、白细胞、尿蛋白等指标，可提示尿路感染性疾病或其他肾脏内科性疾病。此外，尿脱落细胞学等检查对排除尿路上皮肿瘤有一定帮助。

3. PSA　BPH 患者可出现血清 PSA 水平升高。研究显示，高 PSA 的 BPH 患者前列腺体积增长速度更快，更易发生急性尿潴留。血清 PSA≥1.6ng/ml 的 BPH 患者更易发生临床进展，因此，血清 PSA 水平是评估 BPH 临床进展的有效指标之一。

需要注意的是，PSA 升高的患者需排除罹患前列腺癌的可能。目前认为 PSA 水平 >4ng/ml 就应考虑前列腺癌的可能，建议做前列腺穿刺活检。此外，前列腺炎、前列腺增生、肛门指检、急性尿潴留等都可影响血清 PSA 水平。同时，血清 PSA 与患者年龄、种族等也密切相关。一般男性超过 40 岁以后会出现 PSA 升高。因此，PSA 在 BPH 诊断和检测中的应用需综合患者临床体征及其他实验室检查。

4. 血肌酐 血肌酐是反映肾功能的重要指标。BPH 引起的膀胱出口梗阻可导致肾损害、血肌酐升高。因此，怀疑 BPH 患者发生肾功能不全时，应对患者进行血肌酐检测。

（二）BPH 的病理检查

1. 标本处理 参见前列腺癌标本处理（第二十二章）。

2. 良性前列腺增生的形态特征（文末彩图 33-3）

（1）肉眼所见：①前列腺明显增大（多位于移行区），呈结节状、质韧；②切面可见大小不等的结节，部分结节境界清楚，可呈蜂窝状伴囊性扩张，挤压可有灰白黏稠液体流出；③当以纤维及组织增生为主时，结节呈灰白色，表面光滑、质匀，但很少有灰白黏稠液体；④结节表面可有假包膜，使结节容易剥离。

（2）镜下表现：前列腺腺体（包括分泌细胞和基底细胞）及间质细胞（包括成纤维细胞、平滑肌细胞等）均可发生增生。根据增生成分的比例不同可分为：①腺体增生，形成上皮增生性结节；②间质增生，以平滑肌和纤维结缔组织增生为主，可伴有间质小血管增生，需与恶性潜能未定的前列腺间质肿瘤（stromal tumor of uncertain malignant potential，STUMP）相鉴别；③混合型，上皮和间质均出现增生。

增生性腺体的分泌细胞呈高柱状，可见分泌现象，形成乳头并突入腺腔；亦可呈低矮立方状，乳头结构较少。腺腔内可见淀粉样小体。增生腺体间可出现局灶腺腔萎缩，特别是患者年龄较大时。BPH 可同时伴有基底细胞增生、钙化和梗死等。此外，还可伴发一些继发改变，如增生上皮可发生嗜酸性细胞化生、黏液细胞化生或尿路上皮化生等。BPH 间质常伴有慢性炎症细胞浸润，浸润的细胞主要是活化的 T 淋巴细胞和巨噬细胞等，亦可由于腺体破坏，腺腔内容物外溢引起肉芽肿反应。

3. 免疫组化 主要用于鉴别良性前列腺增生和前列腺癌。最常使用的前列腺基底细胞标记是 P63 和 34βE12，P63 定位于细胞核，34βE12 位于胞质。良性前列腺增生时基底细胞存在，P63 和 34βE12 均呈基底细胞阳性。临床上常联合使用 AMACR、P63 和 34βE12 等标记鉴别前列腺癌和良性前列腺增生。

小　结

良性前列腺增生（BPH）是引起中老年男性排尿障碍最常见的良性疾病，主要发生在前列腺移行区或尿道周围。其病理特征是前列腺腺体或间质纤维平滑肌组织过度增生。直肠指检是了解前列腺大小和质地的有效方法。影像学检查可显示前列腺体积增大。尿常规、前列腺特异性抗原（PSA）等实验室检查可协助判断是否出现感染、肾功能损害并评估 BPH 的临床进展。

（陈　铌　王荫槐　李洪春）

第三十四章

睾 丸 扭 转

睾丸扭转（torsion of testis）多发生于青少年，由精索扭转引起，造成睾丸急性缺血甚至坏死，是最重要的外科急症之一，需要迅速诊断处理。

一、疾病概论

睾丸通过系膜与阴囊相连，由睾丸系膜将睾丸固定于阴囊。约有40%的睾丸扭转病例发生于睡眠或刚起床时，可能由于睡眠时迷走神经兴奋、提睾肌收缩频率增加、睡眠中不断改变姿势或挤压睾丸所致。约半数患者是在激烈运动后发病的。某些先天性疾病，如睾丸发育不良、下降不全（特别是腹股沟隐睾）或精索过长等，都可能是发生睾丸扭转的诱因。

根据部位不同，睾丸扭转分为鞘膜内型（睾丸扭转）和鞘膜外型（精索扭转）两类。

1. 鞘膜内型　发生在鞘膜内的睾丸扭转，是常见的类型，好发于青春期。其发生多与解剖异常有关，如：睾丸系膜过长或睾丸引带过长或缺如，导致睾丸活动度明显增加；睾丸鞘膜壁层在精索部位的止点高；鞘膜完全包绕了睾丸，而缺少了正常情况下睾丸附睾后外侧与阴囊壁直接附着的固定作用，这些因素使睾丸在鞘膜囊内呈"钟锤"样改变，活动度大，易扭转。

2. 鞘膜外型　指扭转发生于睾丸鞘膜的上方，位于鞘膜之外，较为少见，常发生于围生期。主要由于鞘膜囊壁层和阴囊壁的附着不完全，如果发生扭转则累及睾丸、附睾和鞘膜囊。表现为阴囊皮肤变成紫蓝色，阴囊内有一个质硬、光滑、不透光的包块，无压痛，可能有反应性鞘膜积水，患儿可能有不安，但很少有疼痛、发热等症状。

二、诊断标准与诊断流程

（一）诊断标准

1. 临床表现

（1）疼痛是本病的主要症状，为突然发生，初期为隐痛，继之加重并变为持续性剧烈疼痛，疼痛有时向同侧腹股沟及下腹部放射，可伴恶心、呕吐。腹内附睾扭转，疼痛发生在下腹部。

（2）阴囊可有红肿、压痛。红肿开始时仅限于患侧，以后波及整个阴囊。

（3）发病早期尚能触到睾丸和附睾的轮廓，附睾可能转到前方或横位。后期则难以区分阴囊内结构。

（4）由于精索扭转、增粗且缩短，睾丸可提向上方或横位。

（5）阴囊抬高试验（Prehn征）阳性，即患者平卧时睾丸上提能加重局部疼痛，可作为诊断的佐证。

2. 影像学检查

（1）多普勒超声检查：睾丸扭转超声变化多样，其表现依赖于扭转部位、时间长短及松解情况。

实时灰阶超声能反映扭转引起的睾丸、附睾和精索肿胀程度，显示睾丸附睾位置异常，有助于预后的判断。而彩色超声检查能实时反映睾丸的血供情况，是睾丸扭转诊断和鉴别诊断最敏感、最准确的方法。在扭转早期，因静脉淤滞而动脉搏动仍存在时，可造成假阴性。注意对比两侧睾丸流速和阻力指数。后期睾丸周围或局部实质血流信号可增多，代表缺血坏死周围的组织炎症反应。部分睾丸扭转可自行复位,此时睾丸血流信号增多,为"贫血后充血"现象。睾丸扭转是一个动态变化的过程,声像图不典型时,在条件许可下应密切观察。

（2）核素扫描：^{99m}锝扫描可见患侧睾丸血流量减少,呈放射性稀疏、减低。

（3）磁共振：主要特征是精索鞘膜水平出现螺旋形扭曲。

3.鉴别诊断

（1）急性附睾炎、睾丸炎：急性附睾炎、睾丸炎多发生在成年人。起病较缓,常伴有发热,血白细胞计数增多。睾丸扭转大多起病急,局部症状较重,全身情况较轻。急性附睾炎、睾丸炎患者阴囊抬高试验（Prehn 征）阴性,抬高患侧阴囊时疼痛缓解。

（2）腹股沟斜疝：阴囊内或腹股沟可触及肿物,有时可见肠型、闻及肠鸣音,在卧位时肿物可回纳（除非发生嵌顿）,咳嗽时内环处有冲击感,透光试验阴性。

（3）阴囊血肿：由外伤或出血性疾病所致的鞘膜积液,液体带血性,或全是血液,B超检查呈液性暗区,透光试验阴性。

（4）鞘膜积液：睾丸鞘膜腔内有较多积液,呈卵圆形或球形,表面光滑,有囊性感,无压痛,睾丸与附睾触摸不清。B超检查呈液性暗区,透光试验阳性。

（5）绞窄性腹内疝：绞窄性腹内疝具有典型的肠梗阻症状和体征。

（6）睾丸附件扭转：睾丸附件扭转起病急,好发于青少年。但其睾丸本身无变化,仅于睾丸的上方或侧方扪及豌豆大的痛性肿块。

（7）睾丸肿瘤：为无痛性包块,质地坚硬、沉重感明显,正常睾丸形态消失,附睾常不易扪及,透光试验阴性。B超及CT有助于诊断,血甲胎蛋白（AFP）或人绒毛膜促性腺激素（hCG）常增高。

（二）诊断流程

睾丸扭转诊断流程见图34-1。

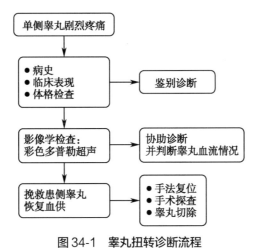

图34-1　睾丸扭转诊断流程

三、临床检验与病理

（一）临床检验

睾丸扭转没有特殊的临床实验室检查。入院后的常规检查主要包括血液学一般检查、尿液常规检查、止凝血检查等。在与急性附睾炎、睾丸炎的鉴别诊断中,睾丸扭转多发于青少年,后者多发生在成年人,常表现为血白细胞总数偏高,中性粒细胞比例增加。

（二）病理变化

早期阶段睾丸肿大,白膜表面有纤维素渗出；后期睾丸实质出血、坏死,间质淤血和水肿。睾丸扭转所致的睾丸缺血坏死不仅与扭转程度有关,还与扭转持续的时间有关。此外,较长时间睾丸缺血会对生精功能产生严重损害,可以引起对侧睾丸细胞凋亡,并诱导产生抗精子抗体,而使精子数量减少,精液质量下降,影响生育能力,且影响程度与睾丸坏死情况,扭转时间呈正相关。

小　结

　　睾丸扭转是阴囊急症的常见原因之一,临床上容易误诊为急性附睾炎或其他疾病,从而导致睾丸坏死或不可逆的睾丸萎缩而被切除。因此早期诊断,及时手术复位固定是抢救成功的关键。结合临床特点、影像技术、检验及病理做好鉴别诊断尤为重要。

（李　静　李洪春）

第三十五章

男 性 不 育

男性生殖环节很复杂，主要包括男性生殖系统的神经内分泌调节、睾丸内精子发生、精子在附睾中成熟、精子排出过程中与精囊及前列腺分泌的精浆混合而成精液、精液从男性生殖道排出体外并输入到女性生殖道内、精子获能与顶体反应、精子在女性输卵管内与卵子受精等环节，在这些环节中受到疾病或某种因素的干扰和影响，都可能发生生育障碍。因此，男性不育症不是一种独立的疾病，而是由一种或很多疾病与因素造成的结果。

一、疾病概论

（一）男性不育的定义

世界卫生组织（WHO）规定，男性不育症（male infertility，MI）是指夫妇同居1年以上，未采用任何避孕措施，由于男方因素造成的女方不孕。

（二）男性不育的分类

根据不育症的发病过程，又可分为原发不育和继发不育，前者指夫妇双方婚后从未受孕者，后者是指男方或女方有过生育史（包括怀孕和流产史），但以后由于疾病或某种因素干扰了生殖的某环节而致连续3年以上未用避孕措施而不孕者。

（三）男性不育的流行病学和病因

据世界卫生组织统计，世界发达国家5%～8%的育龄夫妇可能有不育问题，而发展中国家的某些地区可高达30%。在我国，河南地区原发性不孕与不育患病率达2.3%，大连地区调查原发不育患病率为1.1%，北京市报道为1.633%，与WHO资料统计全球性不育发病率为8%相比，可以认定我国不育症患病率偏低。

大约有15%的夫妇在结婚1年内因不能怀孕而寻求治疗，最终仍有5%的夫妇不能受孕。1/8的夫妇在试图怀上第一个孩子时遇到了问题，而在试图怀上第二个孩子时，有1/6的人遇到了问题。1/3的女性仍然没有孩子，而6%的女性则不能像她们希望的那样有那么多的孩子。不孕对男人和女人都有影响。在自愿无子女的夫妇中，有一半是与男性生育相关的因素，以及不正常的精液参数。在不育夫妇中，50%的不育症夫妇发现男子存在精液参数的异常。妻子的生育力也许能够弥补男性生育力，所以夫妇双方生育力均下降时，不育症会变得更加严重。引起男性生育力下降的原因有：先天性或获得性泌尿生殖道畸形、泌尿生殖系感染、阴囊温度升高（如精索静脉曲张）、内分泌紊乱、遗传疾病、免疫因素。但仍有30%～40%的患者发病原因不明，即特发性男性不育症。特发性男性不育是由几个因素引起的，包括环境污染、活性氧、遗传和表观遗传异常引起的内分泌紊乱。

二、男性不育症的诊断标准与流程

男性不育症不是一种独立疾病，而是一种或多种疾病和/或因素造成的结果。因此，需寻找病因分类诊断。

（一）诊断方法

1. 病史

（1）现病史：结婚（同居）时间及尝试怀孕的时间；性生活频率、质量及能否在阴道内射精；既往精液分析结果；女方年龄、月经是否规律、常规检查情况。

（2）既往史：重点询问与生育相关的疾病和因素，包括炎症、发热史、对生育有影响的不良生活习惯、环境与职业因素等。

（3）家族史、遗传性疾病史：父母有无近亲结婚，有无遗传性疾病史，兄妹健康生育情况等。

2. 体格检查

（1）全身检查：注意体态和外形（躯干肢体比例，第二性征，体毛分布），有无男性乳房发育等。

（2）生殖系统检查：有无外生殖器官畸形，附睾和输精管有无结节、疼痛或缺如，有无精索静脉曲张等。

3. 辅助检查

（1）精液分析：包括分析精子和精浆参数。仅通过一份精液标本的评估无法确定一位男性精液质量的特征，进行 2～3 次精液分析有助于获取基线数据。具体检验参考值详见三、男性不育的检验与病理。

以下鉴别很重要。①少精症（精子总数或浓度低于参考值下限）：精子 $< 15 \times 10^6$/ml；②弱精症（前向运动精子百分率低于参考值下限）：前向运动精子 $< 32\%$；③畸精症（正常形态精子百分率低于参考值下限）：正常形态精子 $< 4\%$；④无精症（精液中无精子）：对于 3 次或 3 次以上精液离心后镜检未发现精子，同时排除不射精和逆行射精等。

精浆来自前列腺、精囊腺、附睾、尿道球腺，精浆生化反映附属性腺功能。

（2）生殖系统超声：考虑有生殖系统结构异常者需行超声检查，包括经阴囊及经直肠超声。如隐睾、精索静脉曲张、肿瘤、鞘膜积液、输精管道梗阻、附睾肿大、输精管缺如等。

（3）尿液和前列腺液检查：尿中白细胞增多提示泌尿系感染，前列腺液镜检白细胞 >10/HP，应做前列腺液细菌培养。根据射精后尿离心检测是否找到精子，可辅助诊断逆行射精或部分逆行射精。

（4）内分泌检测：常用的生殖内分泌激素指标有睾酮（T）、游离睾酮（f-T）、雌二醇（E_2）、催乳素（PRL）、黄体生成素（LH）、卵泡刺激素（FSH）、抑制素 B 等。LH 和 FSH 是判断下丘脑 - 垂体 - 性腺轴功能的常用检查方法。PRL 水平升高多见于男性阳萎患者和闭经女性。抑制素 B 的检测可用于评价睾丸支持细胞功能。针对可疑生精功能受损、性腺功能低下及性功能（性欲）异常的患者，头颅摄片用于排除垂体肿瘤和颅内占位性病变，尤其在无法解释的 PRL 水平持续增高或者促性腺激素不足的病例中更有必要，这些患者还需 GnRH 测定和其他垂体激素功能检查测定（表 35-1）。

表 35-1　各种不育性疾病中内分泌基础水平情况

疾病	FSH	LH	T	PRL
正常	正常	正常	正常	正常
低促性腺素性腺功能减退症	减低	减低	减低	正常
精子发生异常	增高 / 正常	正常	正常	正常
睾丸无功能 / 高促性腺素性腺功能减退	增高	增高	正常 / 减低	正常
PRL 激素分泌型肿瘤	正常 / 减低	正常 / 减低	减低	增高

（5）支原体、衣原体检测：对精液参数异常患者，尤其是精液白细胞增多、合并尿道分泌物的患者应进行支原体和衣原体检测。

（6）抗精子抗体（AsAb）检测：精液中的抗精子抗体几乎仅属于两类免疫球蛋白，即 IgA 和 IgG。

（7）精子存活率检测：反映活精子所占比例，用于核实精子活力的准确性。如果活的但不动的精子占比很高，应怀疑精子鞭毛结构有缺陷。

（8）精子 - 宫颈黏液体内试验：性交后 9～14 小时，宫颈内黏液中存在任何快速前向运动精子，可排除宫颈因素以及男方或女方的精子自身免疫因素导致不育。当观察到非前向运动精子显示颤动现象，提示宫颈黏液中或者精子表面可能存在抗精子抗体。

（9）睾丸活检：对判别不育症的原因意义重大，有穿刺活检和开放活检两种方法。无精子症患者因诊断和治疗需要，可考虑实施活检。睾丸穿刺活检可作为非梗阻性无精症患者的单精子胞质注射的精子取出的一种办法。

1）开放活检：剪切下的睾丸组织，放入 Bouin 固定液中而不能使用甲醛。应同时做涂片细胞学检查以了解精子存在情况。

2）睾丸穿刺活检术：比睾丸开放活检更为简便，但获取的标本量少，可能无法进行病理组织学检查（表 35-2）。

表 35-2　睾丸组织学检查的适应证和结果

适应证	临床表现	临床意义
不育	高促性腺激素性无精症	决定 TESE 或 ICSI 程序
	不可重建的梗阻性无精症	决定 TESE 或 ICSI 程序
	梗阻性无精症	排除睾丸病例情况
睾丸微石症	组织学评估来排除睾丸上皮肿瘤	睾丸肿瘤发生的早期预防
成人隐睾	精子发生的组织学评估及排除睾丸上皮肿瘤	决定 TESE 或 ICSI 程序和睾丸肿瘤发生的早期预防
存在睾丸生殖细胞肿瘤	组织学评估以确定或排除对侧睾丸的预防	对侧睾丸继发性肿瘤发生的早期

注：TESE, testicular sperm extraction, 睾丸取精术；ICSI, intracytoplasmic sperm injection, 单精子卵胞质显微注射。

（10）染色体核型等遗传学检测：有家族史、怀疑有染色体异常者，进行染色体分型。常见染色体异常包括 Klinefelter 综合征（47, XXY；46, XY/47, XXY；48, XXYY），46, XX 男性综合征，47, XYY 综合征，Kallmann 综合征，Y 染色体微缺失，雄激素抵抗综合征。

（11）输精管造影：认为输精管精囊造影的操作本身及造影剂可能会导致输精管道的进一步梗阻，现已不再使用。

（二）分类诊断及标准

《EAU 男性不育症指南（2017 年版）》将男性不育的原因总结了 10 类：原发性精子发生障碍，基因缺陷，梗阻性无精症，精索静脉曲张，性腺功能减退，隐睾，特发性不育，附属性腺感染，睾丸肿瘤及睾丸微石，射精障碍。这 10 类原因与以往常用分法涉及的内容类似，以下分别阐述。

1. 性交和/或射精功能障碍　勃起功能障碍、射精功能障碍引起的不育，包括严重阳萎、早泄、不射精、逆行射精。

诊断：询问病史可初步诊断。精液分析精子各项参数低于正常值或无精液，射精后尿离心检测找到精子可辅助诊断逆行射精。

2. 精子和精浆检测异常与否

（1）单纯性精浆异常：指精液分析的精子检测指标正常，但精浆异常。α- 葡糖苷酶活性降低见于附睾炎；精浆果糖降低见于射精管阻塞、双侧先天性输精管缺乏、部分逆行射精、雄激素缺乏等；酸性磷酸酶、谷氨酰转肽酶活性降低见于前列腺炎，活性增高见于前列腺癌；精浆锌低于正常值下限提示感染，高于正常值上限与死精症或梗阻性无精症有关；柠檬酸含量可间接反映睾丸分泌雄激素的水平。

（2）男性免疫性不育：10%～30% 的不育不孕者血清或精浆中可检到抗精子抗体，行精子 - 宫颈黏液体内试验可观察到非前向运动精子显示颤动现象。

3. 病因明确的男性不育症　这部分患者有正常的勃起和射精能力，但精子指标异常，可以查出明确原因。

（1）医源性因素：因用药、放疗或者手术因素。如某些手术可能导致逆行射精或不射精、损伤输精管造成部分或完全性输精管梗阻等，垂体疾病行手术或放疗后引起垂体功能不全。

（2）全身性原因：消耗性疾病，严重营养不良，维生素 A、E 缺乏症，肥胖症，生殖腺毒素接触等。

（3）先天性异常：由于睾丸下降不全、先天性输精管缺如、染色体核型异常等遗传性疾病。

（4）获得性睾丸损伤：腮腺炎、梅毒、结核引发睾丸炎、睾丸外伤、睾丸肿瘤、精索静脉曲张等。

（5）附属性腺感染性不育：附睾炎、严重的前列腺炎可能与不育有相关性。

在排除尿道炎和膀胱感染后，精液白细胞 $>10^6$/ml 提示炎症过程，在此情况下，建议行病原体培养。附睾炎时 α- 葡糖苷酶活性降低，前列腺炎时酸性磷酸酶、谷氨酰转肽酶、精浆锌活性降低。

（6）内分泌原因：下丘脑 - 垂体 - 性腺轴解剖或功能异常均可导致睾酮水平降低。常见的有原发性和继发性性腺功能减退，引起原发性性腺功能减退的疾病或病因包括：无睾症、睾丸下降不全、Klinefelter 综合征、Y 染色体微小缺失、染色体数目和结构的异常、创伤、睾丸扭转、睾丸炎、医源性因素（手术、药物、射线）、系统性疾病（肝硬化、肾衰竭）、精索静脉曲张、睾丸肿瘤等；而引发继发性性腺功能减退的疾病或病因包括：特发性低促性腺激素型性腺功能减退症、Kallmann 综合征、中脑（颅咽管瘤、脑膜瘤）、下丘脑、垂体、空蝶鞍综合征、肉芽肿性疾病、颅底骨折、下丘脑区缺血、出血、高催乳素血症、放射治疗、靶器官对雄激素的抗性、睾丸女性化综合征、Reifenstein 综合征等。

4. 其他病因

（1）特发性少 - 弱 - 畸形精子症：仅有精液分析异常而无其他异常，临床诊断为特发性少精子症（精子 $<15×10^6$/ml）、特发性弱精子症（前向运动精子 <32%）或特发性畸形精子症（正常形态 <4%）。

（2）特发性无精子症：临床上均表现为非梗阻性无精子症，病因不明。

（三）诊断流程

男性不育的诊断，需根据患者的病史、体格检查以及辅助检查结果综合判断，是一个多方面、综合分析的诊断过程。按照诊断流程，结合以上所述可以得出初步病因及进一步处理方式（2013 年《中华医学会男科疾病诊治系列 - 男性不育症诊疗指南》，详见图 35-1、图 35-2）。

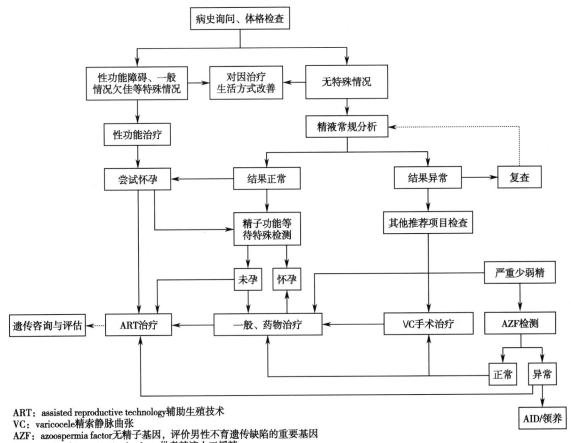

ART：assisted reproductive technology辅助生殖技术
VC：varicocele精索静脉曲张
AZF：azoospermia factor无精子基因，评价男性不育遗传缺陷的重要基因
AID：artificial insemination by donor供者精液人工授精

图 35-1 男性不育诊治流程

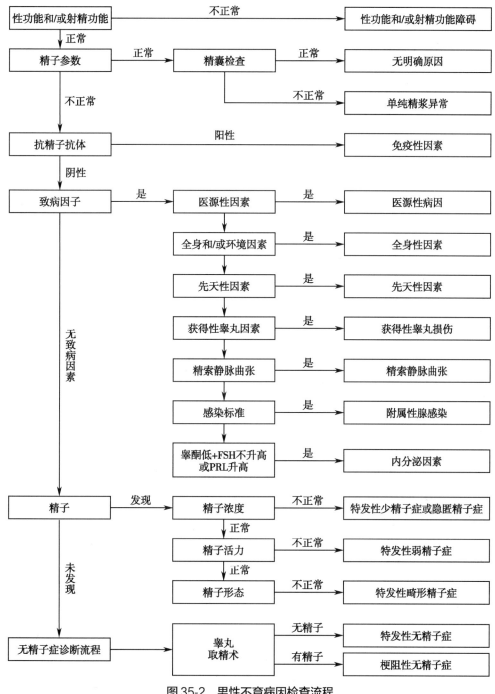

图 35-2　男性不育病因检查流程

三、男性不育的检验与病理

美国泌尿外科学会推荐,对结婚 1 年、有正常性生活未避孕而没有怀孕夫妇中的男性进行初步筛查,若已知不育因素,或男性怀疑自己的生育能力有问题,应当较早进行合理的评估。有生育史不能排除继发性不育的可能性,继发性不育和原发性不育用同样的方式进行评估。在孕育期间,夫妇双方都要进行评估。

（一）临床检验在诊疗中的作用和选择

临床检验在男性不育的筛查、评估、诊断分型及治疗和预后各方面发挥不同作用,具体介绍如下:

1. 男性不育的筛查　世界卫生组织在《人类精液及精子 - 宫颈黏液相互作用实验室检验手册》中

指出，精液检查是评估男性不育的基本检查。如果精液检查异常，则推荐患者接受全面的男科检查。

2. 男性不育的评估　评估的目的是区分引起不育的不同原因并给予不同的治疗措施，使患者获得较为准确的诊断和合理的治疗。男性不育评估的基本部分包括：患者的病史、体格检查、至少两次精液检查和性激素检查。病史可以鉴别对生育有影响的危险因素或生活行为方式。体格检查中，要特别注意患者体型和第二性征发育特点，如精囊、睾丸、前列腺是否有感染、梗阻的征象以及精索静脉是否曲张等。其他的检验检查包括射精后精液分析、性激素及遗传检查，这些是每位男性患者的基本检查。

（1）精液检查：可以了解睾丸的生精功能、精子数量及质量等多种参数以及附属性腺的分泌能力，精液分析是男性生育能力评估的重要依据。根据《WHO 人类精液及精子 - 宫颈黏液相互作用实验室检验手册》第 5 版，精液特性的参考区间见表 35-3，其他共识临界点见表 35-4。

表 35-3　精液特性的参考区间下限（95% 置信区间）

参数	参考值下限
精液体积 /ml	1.5（1.4～1.7）
精子总数 /10^6 每次射精	39（33～46）
精子浓度 /$10^6 \cdot ml^{-1}$	15（12～16）
总活力（PR＋NP,%）	40（38～42）
前向运动（PR,%）	32（31～34）
存活率（活精子,%）	58（55～63）
精子形态学（正常形态,%）	4（3.0～4.0）

表 35-4　其他共识临界点

参数	参考区间
pH	≥7.2
过氧化物酶阳性白细胞 /$10^6 \cdot ml^{-1}$	＜1.0
MAR 试验（与颗粒结合的活动精子,%）	＜50
免疫珠试验（与免疫珠结合的活动精子,%）	＜50
精浆锌 /μmol 每次射精	≥2.4
精浆果糖 /μmol 每次射精	≥13
精浆中性葡糖苷酶 /mU 每次射精	≥20

男性精液采集注意事项：精液采集前应禁欲（包括手淫、性交、遗精）3～5 天为宜，禁欲至少 2 天，最多不超过 7 天。多采用手淫法取精，精液采集一定要完整，特别是前段精液部分不能丢失。精液标本采集后应立即送往实验室检测（60 分钟内）。因精子生成日间变动较大，初诊患者不能仅凭一次检查结果做出诊断。一般应间隔 1～2 周检查一次，连续检查 2～3 次。

（2）精液生化检查：附属性腺分泌很多生化标志物，如可用于估计前列腺功能的柠檬酸、锌、γ- 谷氨酰转氨酶和酸性磷酸酶，评价精囊功能的果糖和前列腺素，反映附睾功能的游离 L- 肉毒碱和 α- 糖苷酶。常见精液生化标志物的参考区间见表 35-5（《WHO 人类精液及精子 - 宫颈黏液相互作用实验室检验手册》第 5 版）。

（3）内分泌检查：睾丸具有内分泌功能，睾丸间质细胞在垂体的调控下可以分泌睾酮为主的各类雄性激素。临床常见睾丸功能减退者往往与体内激素改变密切相关。血浆生殖激素含量和动力学的变化测定对判断丘脑 - 垂体 - 性腺轴的生殖调节功能状态以及对男性生殖系统疾病的诊断、治疗及疗效判定有重要意义。

表 35-5　常见精液生化标志物的参考区间

参数	参考区间
中性糖苷酶	≥20mU 每份精液
酸性磷酸酶	≥200U 每份精液
锌（总量）	≥2.4μmol 每份精液
柠檬酸（总量）	≥52μmol 每份精液
果糖（总量）	≥13μmol 每份精液
肉毒碱（DTNB 法）	0.031 9mmol/L
精子顶体酶（BAEE 法）	5.2～8.9mU/10^6 精子
透明质酸酶	45～89mU/mg 蛋白
前列腺素（放射免疫法）	411.5mg/ml
镁	13～430pg/ml
精氨酸	925μg/ml
甘油磷酸胆碱	0.85mmol/L

　　男性的生殖激素主要包括血浆睾酮（T）、卵泡刺激素（FSH）、黄体生成素（LH）、雌二醇（E_2）和催乳素（PRL）。检查主要包括以上生殖激素以及克罗米芬刺激试验、GnRH 刺激试验以及 hCG 刺激试验。生殖激素在血清中浓度较低，检查方法主要有同位素方法、ELISA 等。检测血清中的生殖激素可对下丘脑、垂体和睾丸功能做出评估（表 35-6、表 35-7），并为睾丸功能衰竭的原因提供可靠的判断依据。

表 35-6　不同疾病状态下男性血清性激素的变化

疾病	FSH	LH	T	E_2
原发性性腺功能减退	↑↑	↑↑	→↓	↓
促性腺功能低下的性腺功能低下症	↓↓	↓↓	↓	↓↓
特发性少精子症（生精阻滞于精母细胞节段）	→	→	↓	↑
精索静脉曲张	→	→	→	→
少精症（睾丸功能障碍）	↑	↑↑	↓	→
唯支持细胞综合征	↑	→	→	→

表 35-7　睾丸功能不足的激素测定

	曲细精管和间质细胞	曲细精管	间质细胞
原发性睾丸功能不足	FSH +++，LH +++，原发性睾丸功能不足	FSH +++，LH 正常，Klinefelter 综合征	FSH 正常，LH +++，男性更年期
继发性睾丸功能不足	FSH±，LH±，促性腺功能低下的性腺功能低下症	FSH±，LH 正常，青春期早熟	FSH 正常，LH±，生殖阉割

　　促性腺功能减退型性腺功能减退患者，除了应查 LH 和 FSH 外，还应测定垂体和其他激素功能，如 ACTH、TSH 和生长激素等。甲状腺功能异常导致不育极为罕见，因此没有必要常规行甲状腺功能筛检。高催乳素血症虽可引起少精症而导致不育，但只有同时出现性欲减退、勃起功能障碍、男性乳房增生症和性腺功能低下症表现时，测定催乳素（PRL）才有诊断意义。

　　（4）尿液和前列腺液检查：尿中白细胞增多提示泌尿系感染，前列腺液镜检白细胞＞10/HP，应做前列腺液细菌培养。根据射精后尿离心检测是否找到精子，可辅助诊断逆行射精或部分逆行射精。

　　（5）免疫学检查：免疫学因素是男性不育症的原因之一。免疫学检查的指征为：不明原因不育；

性交后试验或宫颈黏液分析质量差；自发性精子凝集现象；输精管再通术后；慢性生殖道感染等。检测材料为夫妇双方的血清、精液和排卵期的宫颈黏液，若宫颈黏液量少，可适当给予雌激素以增加宫颈黏液的分泌量。

（6）染色体核型等遗传学检测：有家族史、怀疑有染色体异常（如 Klinefelter 综合征）或精液分析异常（特别是严重少、弱、畸精子症）患者，可进行染色体核型分析等遗传学检测。对严重少弱精子症及无精子症患者，建议同时进行 Y 染色体微缺失检测。

3. 新型技术　随着实验室诊断新技术逐渐应用于临床，如计算机辅助精子生殖技术、脱氧核糖核苷酸末端转移酶介导的缺口末端标记法、抑制素 B 水平的监测等，这些新技术的应用会为男性科学的诊断提供更确切的依据。

（二）临床病理在男性不育中的作用和选择

1. 睾丸活组织检查的适应证　睾丸活组织检查可以清楚地了解精子发生情况，对男性不育的病因诊断有重要参考价值。睾丸活检会带来一定的损伤，因此须明确适应证。对精液分析为无精子症患者，如睾丸容积小于 12ml，能确定为睾丸原发性萎缩，不必行活检。如睾丸容积大于 12ml，为了鉴别梗阻性无精子症或原发性睾丸萎缩，可行活检。对重度少精子症患者，经治疗后精子质量不能提高，亦可行睾丸活检。对大部分患者而言，两侧睾丸性质相似，通常只需做一侧睾丸活检，体检后选择认为质量较好的一侧。若怀疑一侧睾丸生精功能正常，为梗阻性无精，另一侧为睾丸组织病变，则应行双侧活检。

睾丸活检方法：通过手术方法（包括睾丸切开活检、穿刺活检等）取出一小块活体睾丸组织，置入 Bouin 固定液中固定后送病理检查。

2. 精子发生障碍的评估标准　通过对睾丸组织的病理观察，对精子的发生障碍可做出定性判断。Johnson 评分共 10 级，分数越高，精子发生越好。具体如表 35-8 所示。

表 35-8　Johnson 10 级积分法

积分	组织学标准
10 分	完好的精子发生和许多精子，生精细胞层次规则
9 分	有很多精子，但生精细胞排列紊乱，管腔内有脱落生精细胞
8 分	切片中仅发现少数精子 [<（5～10）/HP]
7 分	无精子但有许多精子细胞
6 分	无精子，仅少许精子细胞
5 分	无精子及精子细胞，但有较多精母细胞
4 分	极少量精母细胞，而无精子和精子细胞
3 分	仅有精原细胞
2 分	仅有支持细胞，无生精细胞
1 分	完全透明变性，曲细精管中无细胞可见

3. 睾丸活组织检查的应用

（1）睾丸活检正常而精液检查为无精子症，首先应考虑梗阻性无精子症。此外，尚应考虑是否有逆行射精的存在。

（2）生精功能低下而曲细精管存在各级生精细胞，但数量少，生精上皮变薄，管腔相对增大，精原细胞基本正常，且曲细精管基底膜没有纤维样变和透明样变，此类患者睾丸损伤比较轻微，精液检查往往属于少精子症。

（3）成熟障碍型或生精阻滞型睾丸生精功能阻滞，可分别发生于精原细胞、初级精母细胞和精子细胞阶段，其特点是生精细胞仍然存在，但不能发育成精子。这些患者的精液检查虽无精子，但仍可见到脱落的生精上皮细胞,说明并非梗阻性无精子症,且精原细胞仍正常,故只要祛除引起睾丸损害的因素,常能取得良好的效果。

(4)睾丸病变严重,即使用各种治疗方法仍难以恢复生育力,包括①唯支持细胞综合征:睾丸生精功能停止,曲细精管内只含支持细胞,偶尔出现少数有生殖细胞的曲细精管、间质细胞都有明显增生,这类病变一般是由先天性异常引起。这种病理改变已不可能恢复生精功能,已无治疗指征。② Klinefelter 综合征:睾丸病变表现为曲细精管直径细小,其内无生精细胞而仅有支持细胞,基底膜增厚或呈透明样变。间质细胞过度增生,染色体为 47, XXY。该病即使治疗也不可能恢复生精功能。③严重生精障碍型:各种损害睾丸的因素到后期都会引起睾丸严重萎缩,早期损害表现为多样性变化,例如精索静脉曲张引起不育的患者,睾丸活检显示曲细精管的生殖上皮不完全成熟,睾丸病变呈多样性变化,即在同一睾丸组织可有曲细精管透明样变、界膜纤维增生、生精上皮脱落、生精上皮排列紊乱等。这类患者精液检查仍可有少量精子,行精索静脉高位结扎术后,精液质量可以改善,约 30% 患者可获得生育能力。但精索静脉曲张会造成严重的睾丸病理改变,出现局灶纤维化及透明样变,曲细精管基底膜呈带状增厚,透明变性可向间质蔓延,则属不可逆改变。

小　结

男性不育症是指夫妇同居 1 年以上,未采用任何避孕措施,由于男方因素造成的女方不孕。可分为原发不育和继发不育。诊断时需结合患者病史、体格检查及相应实验室检查。体格检查中,要特别注意患者体型和第二性征发育特点,如精囊、睾丸、前列腺是否有感染、梗阻的征象以及精索静脉是否曲张等。其他的检验检查包括射精后精液分析、性激素及遗传检查等。睾丸活检可以清楚地了解精子发生情况,对男性不育的病因诊断有重要参考价值。

(蒲小勇　李洪春)

第三十六章

尿 石 症

尿石症（urolithiasis）又称尿路结石，是一种发生在尿路系统的病理性矿化，为泌尿外科常见疾病之一，通常分为位于肾盂或输尿管的上尿路结石和位于膀胱或者尿道的下尿路结石。临床表现因结石所在部位不同而异，肾与输尿管结石的典型表现为肾绞痛与血尿，而膀胱结石主要表现是排尿困难和疼痛。影像学技术的发展为尿路结石的诊断提供了便利，同时体外冲击波技术和内镜技术的发展改进了尿路结石的治疗方案。特别是随着腔道技术等微创技术的发展，大多数患者现可不经传统开放手术取石而达到治疗目的。临床检验检查对尿路结石的诊断、治疗及预防方案的完善有着重要作用。

一、疾病概论

（一）流行病学

从地域来讲，我国南方地区的尿石症发病率高于北方地区。从性别上看，男性尿石症患者多于女性，约为 3∶1。尿石症常发生于青壮年，多数患者在 20～50 岁。同一地区不同民族的发病率存在差异，在新疆维吾尔族患者明显多于汉族人，在广西汉族人的发病率显著高于瑶族。随着经济水平的提高，我国上尿路结石明显增多，下尿路结石则迅速减少。含三聚氰胺的牛奶曾造成区域性的婴幼儿患肾结石。

（二）病因

尿石症是多种因素综合作用所致，自然环境和社会环境是尿石症发生的外因，而个体的遗传因素、疾病和生活习惯是内因。

1. 外界环境　在湿热、干旱条件下，结石发病率高，如东南亚诸国、澳大利亚北部、我国南方发病率高。高温天气使人体水分过多蒸发致尿液浓缩，结石盐易沉淀，促使结石产生。

2. 社会环境　经济发展状况对结石的发生有明显的影响。随着生活水平的提高和营养状况的改善，我国近几十年来下尿路结石的发生率急骤下降，上尿路结石发生率则逐渐上升。

3. 尿石症与遗传性因素有关　胱氨酸尿症和原发性高草酸尿症是常染色体隐性遗传疾病。胱氨酸尿症患者因肾小管酶缺乏，致多种氨基酸吸收障碍而大量排于尿中，其中胱氨酸溶解度最低，容易析出形成结石。

4. 疾病因素　甲状旁腺原发肿瘤、增生及继发性甲状旁腺功能亢进，使甲状旁腺激素分泌增加，导致既有溶骨性又有肠吸收性高血钙。高血钙引起肾小球滤过钙过多，尿钙持续增高，促进结石形成。痛风患者血和尿中尿酸增加，易发生尿酸结石。泌尿系感染的细菌中部分细菌能够产生尿素酶，该酶可将尿素分解为氨和二氧化碳。氨与水合成氢氧化铵后增加尿的 pH，同时铵与尿中的镁和磷酸根结合成的磷酸镁铵呈高度过饱和而析出，进而形成结石。此外，细菌和炎症产物也可作为异质核心诱发结石，这类结石大多含钙。尿路梗阻也是尿路结石形成的危险因素。

5. 饮食习惯　部分尿路结石患者可能因饮水量少而致尿浓缩，尿中结石盐常处于过饱和状态而易于析出成石。乳儿过早用粮食喂养，导致乳制品和动物蛋白缺乏是小儿膀胱结石的重要病因。茶是含草酸最高的植物，喝浓茶者则有患尿石症的可能。

6. 药物的影响 溃疡病患者服用碱性药物治疗时,饮用牛奶所致的乳碱综合征可使尿钙增多,尿 pH 升高容易患磷酸钙结石。同时,如氨苯蝶啶、茚地那韦、硅酸镁及磺胺类药物等在尿液中浓度高而溶解度较低,本身就是形成结石的成分。此外,还有一些药物,如乙酰唑胺、维生素 C、维生素 D 和皮质激素等能够诱发结石形成。

（三）发病机制

病因只是形成尿路结石的前提条件,是否生成尿路结石还要一定的发病机制。尿路结石由晶体成分和基质构成,在形成过程中又受尿中抑制物和促进物的影响。尿路结石形成后,各种成分也仍在不断变化,各种成分相互作用而影响结石的发展。

1. 过饱和结晶 尿液浓缩,尿石成分(如尿酸、草酸、钙)含量高,促进结石形成。其原理是尿液过饱和时,尿石盐可自然成晶,且已形成的晶体可以快速增长。尿石形成的化学动力学过程包括:成核、生长、聚集和固相转化。

2. 抑制因素 尿中的尿石盐呈饱和状态但不沉淀出来,认为是由于尿中有多种抑制物存在,阻碍了结晶形成。小分子抑制物有焦磷酸、镁、枸橼酸、磷酸枸橼酸等。大分子物有葡胺聚糖、核糖核酸类似物、黏蛋白、肾钙素、骨桥蛋白等。抑制物的作用方式大致有 3 种:①形成螯合物;②吸附于颗粒上;③空间障碍。当尿中的抑制物不足时,就容易形成结石。

3. 促进因素 磷脂成分,微量元素(氟,硅),异种晶体及 TH 蛋白等能促进成核、生长、聚集而形成结石。

4. 基质的形成 基质主要由蛋白组成,在尿中呈溶胶状态,当尿液浓缩,结石盐过饱和及 pH 改变时容易析出,促进晶体形成并成长。

5. 局部的病损 结石形成过程中常伴随局部细胞的损害,这就为晶体异质成核、巩固聚集、基质形成以及上皮黏附等提供了条件,可促进结石的生成。肾实质乳头部的细胞损害最常见。

（四）尿路结石的成分和结构

尿路结石主要由尿中难溶的无机盐、有机盐和酸的晶体所组成,另外还含有 2%～9% 的蛋白基质。

1. 晶体 尿路结石中晶体成分占绝大部分。临床上常以晶体成分来命名结石,如草酸钙结石、尿酸结石等。尿路结石多以混合形式出现,但往往以一种晶体为主。尿路结石中以含钙结石最常见,其中草酸钙结石占结石的半数以上。其次为磷酸钙,常以羟磷灰石的形式存在。尿酸及尿酸盐结石少于 10%,但在约 30% 的结石中含有此种成分。感染石常为磷酸铵镁、磷酸钙和尿酸铵的混合结石。胱氨酸结石只占尿石的 1% 左右。偶尔可见黄嘌呤结石。

2. 基质 基质即黏蛋白复合物,其在尿石中的含量因结石而异,它以层状及网状将晶体物质牢牢包裹起来。晶体物质呈树枝状或镶嵌于基质之中。

3. 尿石类型 结石有多种类型,但大多数尿路结石的晶体成分为混合性,单一成分者较少。

（1）草酸盐结石:棕褐色,质坚硬,表面粗糙有刺,切面呈环形层状。在碱性尿内形成,可以是单纯的草酸钙结石,但多数为草酸钙和磷酸钙混合性结石,X 线不透光。

（2）磷酸钙类结石:浅灰色,坚硬,可有同心层状结构,X 线不透光。

（3）磷酸铵镁结石:灰白色,表面光滑或有颗粒,质硬或松脆易碎。切面常见有核心,呈同心层状结构,X 线亦不易透光,有时随肾盂形状长成鹿角形结石。它在碱性尿中形成,常与碳酸盐混合。

（4）尿酸盐结石:黄色或褐色,表面光滑,圆形或卵圆形,常形成多数小而质硬的结石,在酸性尿内形成。尿酸盐结石可为单纯性或与草酸钙、磷酸钙等形成混合结石。单纯尿酸盐结石 X 线可透过。

（5）胱氨酸结石:黄白色,光滑,蜡样外观,在酸性尿中形成,X 线能透过。

（五）诊治与预防

1. 诊断 结合病史、症状、影像资料等进行临床诊断。临床检验提供生化方面的信息,利于病因分析,完善诊治方案,指导预防策略。有器官实质性损害时,可进行病理检查以明确病变性质,评估损害程度,调整治疗方案。

2. 治疗

（1）急症治疗：肾绞痛和感染要迅速处理。肾绞痛可应用抗胆碱、黄体酮类、钙通道阻滞药等进行解痉，必要时可注射非甾体抗炎镇痛药或阿片类药物（如哌替啶）镇痛等。感染应及时应用抗生素，必要时可行肾穿刺或留置输尿管支架进行引流。

（2）择期治疗：无症状的结石如肾盏小结石、海绵肾、多囊肾、囊内结石等可暂不处理。尿路结石的择期治疗主要包括溶石、排石和外科手术碎石取石等，治疗的原则是去除结石。溶石治疗主要针对胱氨酸结石、尿酸结石；排石治疗主要针对 <6mm 的尿路结石、部分 6～8mm 的尿路结石；外科手术碎石取石则主要针对无法自行排出或导致明显临床症状或危害的尿路结石。目前，尿路结石的外科手术治疗主要以体外冲击波碎石、经皮肾镜、输尿管软镜、输尿管镜等微创技术为主；腹腔镜或开放切开取石主要用于微创技术无法处理的尿路结石，如结石被肉芽包裹或结石远端输尿管有狭窄或畸形。直径 <4cm 的膀胱结石可经尿道采用腔道技术进行碎石，>4cm 的结石则用开放手术取石。合并有尿路恶性肿瘤的患者应进行根治性手术治疗。

（3）预防：①养成勤饮水的习惯，每日保持尿量在 2 000～3 000ml。②预防小儿膀胱结石，母乳喂养或补充乳制品是最有效的方法。③应根据结石成分及 24 小时尿成分测定选择适当食物。吸收性高钙尿症患者应减少动物蛋白和食糖的摄入。高草酸尿者禁食菠菜、巧克力、浓茶，少吃豆腐、西红柿等。尿酸结石和高尿酸尿者禁食动物内脏，少食动物蛋白和花菜。饮酒可增加尿酸水平及尿液浓缩，故不宜饮酒。

二、诊断标准与诊断流程

（一）诊断标准

1. 临床表现

（1）上尿路结石：指位于肾或输尿管的尿路结石。大多数上尿路结石可能不存在任何临床症状，往往通过体检发现；部分上尿路结石患者可有疼痛（腰痛、腹痛等）和血尿等症状，其严重程度与结石的大小、部位、活动及有无损伤、感染和梗阻等有关。肾盂内较大的结石如鹿角状结石，因活动度小常无明显的临床症状；而较小的结石，常因停留或嵌顿于上尿路的生理狭窄处而引起明显的疼痛和血尿。肾绞痛为一种刀割样剧痛，常伴有恶心、呕吐或腹胀。疼痛放射的部位因结石梗阻部位不同而有所不同。肾绞痛时体检常有肋脊角压痛和肾区叩痛。通常患者都有肉眼或镜下血尿，有时活动后的镜下血尿是上尿路结石的唯一临床表现。上尿路结石可引起梗阻或感染。梗阻引起肾积水，感染时可出现畏寒、发热、疼痛加重。

（2）下尿路结石：指位于膀胱或尿道的尿路结石。膀胱结石典型的症状为排尿突然中断，其疼痛可放射至远端尿道及阴茎头部，常有终末血尿。小儿常用手搓拉阴茎，跑跳或改变排尿姿势以缓解疼痛，而后继续排尿。并发感染时膀胱刺激症状加重，并有脓尿。尿道结石典型症状为排尿困难、点滴状排尿、尿痛，严重者可发生急性尿潴留及会阴部剧痛。

2. 影像学检查 临床怀疑尿路结石的患者均应做影像学检查，这对结石的进一步检查及治疗具有重要的意义。

（1）B 超：超声波检查简便、经济、无创，可发现平片不能显示的小结石和阴性结石，并评价肾积水情况和肾皮质的厚度，可了解腹部及盆腔情况，利于鉴别诊断。B 超是尿路结石的常规检查方法。

（2）X 线检查：能确定结石的部位、形态、大小和数量，包括多种检查手段。①尿路平片：可发现 90% 左右的 X 线阳性结石，并初步提示结石的化学性质，因此可作为尿路结石检查的常规方法。②排泄性尿路造影：可以评价结石所致的肾脏结构和功能的改变，有无尿路解剖异常，可发现尿路平片不能显示的 X 线阴性结石。③逆行尿路造影：往往在其他方法不能确定结石的部位或结石以下尿路病情不明时采用，属于有创检查方法，不作为常规检查手段。④CT 检查：分辨率高，检查时间短，克服了尿路平片成像组织重叠问题，可二维或三维重建，能发现以上检查不能显示的或较小的结石，并提供较多的结石以外的信息，更有助于鉴别诊断。对于肾绞痛患者，可首选 CT 平扫。

（3）磁共振水成像（magnetic resonance urography，MRU）：能够了解上尿路梗阻情况，且不需要造影剂即可得到与排泄性尿路造影相同的效果，不受肾功能改变的影响。对于不适合排泄性尿路造影的患者可考虑采用。而普通磁共振成像对尿路结石的诊断作用非常有限，一般不用作尿路结石的检查手段。

3. 放射性核素检查　放射性核素检查系功能学检查，包括肾图、利尿肾图和 SPECT 肾显像。上述检查虽不能直接显示尿路结石和尿路系统解剖结构，但可评价尿路系统功能情况，能够提供肾小球滤过率及尿路梗阻情况等信息。因此，放射性核素检查对评价治疗前后的肾功能及恢复情况有价值。

4. 内镜检查　内镜检查往往不作为尿路结石检查的常用手段，仅在尿路结石合并有其他疾病（如肿瘤、狭窄等）或其他任何影像学检查无法评价时才会选用。内镜检查包括输尿管镜、肾镜、膀胱镜检查。膀胱结石可选择膀胱镜检查，同时可发现膀胱内其他问题等。另外，尿道镜可直接观察到尿道结石。

5. 实验室检查与病理检查　尿路结石的成因相当复杂，其不是单一原因的疾病，而是由多种因素促成。对患者血液、尿液的常规项目检查可为分析结石成因以及结石的防治提供线索和依据。病理检查可评价结石引起的泌尿系统相关器官的继发损害，明确有无上皮恶变。

（二）诊断流程

尿石症诊断流程见图 36-1。

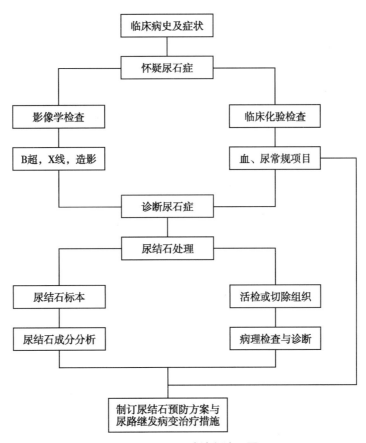

图 36-1　尿石症诊断流程图

三、临床检验与病理检查

（一）临床检验

1. 尿检验指标

（1）尿常规：包括尿液干化学和尿液有形成分分析。与尿路结石相关的主要指标有：pH、比重、红细胞、白细胞、蛋白、糖和结晶等。

1）正常参考区间：常规检查如下。①颜色：透明或琥珀黄色；②密度：1.015～1.025；③酸碱性：pH 5.5～7.4；④尿蛋白：定性阴性，定量 10～150mg/24h 尿；⑤隐血试验：阴性。尿沉渣镜检如下①管型：一般尿中无，少量透明管型可见于剧烈运动后；②小圆上皮细胞：正常尿中无或极少量；③红细胞：0～3/HP；④白细胞：0～5/HP。

2）测定方法：尿液分析仪检测结合显微镜镜检尿沉渣。

3）标本采集和要求：尽量采用新鲜晨尿，最好是留取中段尿，一般留取 10ml，1 小时内送检。

4）临床诊断价值：患者的尿 pH 可以提示结石的类型。尿 pH＞7.0，常见于磷酸钙、碳酸磷灰石、磷酸铵镁结石；尿 pH＜5.5，则结石类型以尿酸、胱氨酸和草酸钙为主。pH＜5.5 还可排除肾小管性酸中毒。健康人尿中常见排泄的各种结晶，一般无临床意义，但如果伴有大量红细胞，又有腰痛或膀胱刺激症状，多为结石指征。

（2）24 小时尿钙定量

1）参考区间：低钙饮食时＜3.75mmol/24h；一般饮食时＜6.25mmol/24h；高钙饮食时可达 10mmol/24h。

2）测定方法：邻甲酚酞络合酮比色法。

3）标本采集和要求：留取 24 小时尿液（冰箱保存）并记录总尿量，取混合尿 10ml 用于检测。

4）临床诊断价值：泌尿系结石大部分为含钙结石，尿钙过高是形成结石的重要因素之一。

（3）24 小时尿磷定量

1）参考区间：12.9～42.0mmol/24h。

2）测定方法：硫酸亚铁铵法。

3）标本采集和要求：留取 24 小时尿液（冰箱保存）并记录总尿量，取混合尿 10ml 用于检测。

4）临床诊断价值：尿中无机磷排泄增加，使得磷酸氢盐易形成结晶，诱发或直接参与结石形成。

（4）24 小时尿草酸定量

1）参考区间：91～456μmol/24h（8～40mg/24h）。

2）测定方法：高锰酸钾化学滴定法。

3）标本采集和要求：留取 24 小时尿液（冰箱保存）并记录总尿量，取混合尿 10ml 用于检测。

4）临床诊断价值：正常人 24 小时尿草酸排泄量＜50mg，超过此值可诊断为高草酸尿症。尿草酸增高是草酸钙结石的最重要原因之一。

（5）24 小时尿尿酸定量

1）参考区间：2.45～4.1mmol/24h（4005～700mg/24h）。

2）测定方法：磷钨酸法。

3）标本采集和要求：留取 24 小时尿液（冰箱保存）并记录总尿量，取混合尿 10ml 用于检测。

4）临床诊断价值：尿中尿酸过高易形成尿酸结晶，是尿酸结石及部分含钙结石的重要原因之一。

（6）24 小时尿镁定量

1）参考区间：3.05～5.0mmol/24h。

2）测定方法：原子吸收分光光度法。

3）标本采集和要求：留取 24 小时尿液（冰箱保存）并记录总尿量，取混合尿 10ml 用于检测。

4）临床诊断价值：镁能抑制结石生成，若低于正常值易导致结石形成。

（7）24 小时尿胱氨酸定量

1）参考区间：83～830μmol/24h（10～100mg/24h）。

2）测定方法：层析法。

3）标本采集和要求：留取24小时尿液（冰箱保存）并记录总尿量，取混合尿10ml用于检测。

4）临床诊断价值：胱氨酸尿时该值高于参考区间，因胱氨酸难溶于水，故易形成胱氨酸结石。胱氨酸尿症是一种遗传代谢缺陷。

（8）24小时尿酸性黏多糖定量

1）参考区间：成人＜50（尿酸性黏多糖/尿肌酐比值，mg/g）。

2）测定方法：氯化十六烷基吡啶（CPC）比浊过筛试验。

3）标本采集和要求：留取9～18小时随意尿或24小时尿液，不加防腐剂，冷冻保存至分析。

4）临床诊断价值：酸性黏多糖是结石中的基质成分，排泄过多有助于结石形成。

（9）氯化铵试验

1）测定方法：给予口服氯化铵0.1g/kg，3小时后，每小时留尿测pH，共5次。

2）临床诊断价值：氯化铵试验用于辅助诊断远端肾小管性酸中毒，若每次尿pH都不降至5以下则有诊断价值。远端肾小管性酸中毒时，肾小管重吸收枸橼酸盐增加而导致低枸橼酸尿，可促使结石形成。

2．血检测指标

（1）血钙

1）参考区间：血清总钙，成人2.11～2.52mmol/L，儿童2.25～2.67mmol/L；血清离子钙，成人1.10～1.34mmol/L。

2）测定方法：血清总钙，邻甲酚酞络合酮比色法；血清离子钙，离子选择电极法。

3）标本采集和要求：血清或肝素抗凝血浆。

4）临床诊断价值：血钙浓度增高常见于多种疾病，如甲状旁腺功能亢进、维生素D增多症、多发性骨髓瘤、皮质醇增多症，代谢性骨病等。血清钙增高常伴有尿钙增高，是含钙尿路结石的重要因素。

（2）血无机磷

1）参考区间：儿童1.45～2.10mmol/L；成人0.85～1.51mmol/L。

2）测定方法：紫外分光光度法。

3）标本采集和要求：血清或肝素抗凝血浆。

4）临床诊断价值：甲状旁腺功能亢进患者肾小管重吸收磷受抑制，尿磷排泄增多，血磷常见减低，血钙增加。高血钙可导致尿钙排泄增加，易形成结石。尿磷亦是含钙结石的危险因素之一。

（3）血尿酸

1）参考区间：儿童180～320μmol/L，成人（男性）208～428μmol/L，成人（女性）155～357μmol/L。

2）测定方法：尿酸氧化酶偶联法。

3）标本采集和要求：血清或血浆。

4）临床诊断价值：高尿酸血症常伴有尿中尿酸排出增加，可形成尿酸结石。尿中尿酸也是含钙结石形成的危险因素之一。

（4）血甲状旁腺素

1）参考区间：12.0～72.0ng/L。

2）测定方法：化学发光免疫测定，放射免疫测定。

3）标本采集和要求：肝素抗凝血浆，要求立即送检。

4）临床诊断价值：约55%的甲状旁腺功能亢进者会发生肾结石。原发性甲状旁腺功能亢进常伴有高钙血症，但有些患者表现为间歇性高钙血症或血钙浓度在正常高限，这时甲状旁腺素测定有重要的意义。

3．结石成分分析　结石成分分析可明确结石的性质，是制订结石预防措施和选择溶石疗法的重要依据。结石标本可经手术、碎石和自排获取。根据不同的分析方法来制备样本送检。结石成分分析方法包括定性分析和定量分析,往往定性分析就可满足临床要求。

（1）结石化学成分粗略定性分析

1）测定方法:化学定性分析。

2）方法学评价:化学定性分析方法具有简单易行、快速、低廉等优点,结果可靠,适合于基层医院推广应用。但存在以下缺点:①不能确定晶体结构;②发现不了新成分;③难以真实确定多种成分的混合结石;④不能定量。

（2）结石的 X 射线衍射分析

1）分析方法:① Laue 法;②旋晶法;③粉末法;④衍射仪法等。可以对泌尿系结石进行定性和定量分析。

2）方法学评价:粉末法和衍射仪法使用最多,其中衍射仪法具有下列优点:①检查方法简便快速;②样品分析可在高温或低温情况下操作;③测量衍射线条强度的灵敏度较高;④适用于测定连续相转变的样品。缺点是:所需仪器较为昂贵,维护保养条件较高。

（3）结石的红外光谱分析

1）分析方法学:①尿结石定性分析;②尿结石定量分析。

2）方法学评价:红外光谱法分析尿结石成分的优点有:①操作简便,分析快速;②鉴定成分准确可靠;③能对结石内的晶体或非晶体物质、有机或无机成分进行分析;④使用样品少,而且样品不被破坏。不足之处是:①测试样品中若含有杂质,则样品光谱和杂质光谱可能会重叠;②设备昂贵。

（4）结石的扫描电子显微镜分析

1）分析方法:扫描电子显微镜分析。

2）方法学评价:扫描电镜进行尿石超微结构观察,与偏光显微镜结合使用,可以对结石成分和结构进行连续观察。

（5）结石的偏光显微镜观察

1）分析方法:偏光显微镜检查技术。

2）方法学评价:用偏光显微镜既能鉴定尿石成分又能观察其结构,使用较为普遍。但因其放大倍数有限,当要观察尿石的细微结构时,尚需配合扫描电镜进一步观察。

（6）结石的光谱半定量分析

1）分析方法:光谱半定量分析。

2）方法学评价:光谱半定量法用于测定结石中的微量元素,具有如下优点:①方法简单迅速;②分析的灵敏度高;③需要的样品较少;④一次摄谱就可以获样品中多种元素的谱线,几乎元素周期表中所有金属元素和部分非金属元素都能展现。

4.临床检验指标的选择

（1）怀疑尿路结石要做血和尿的常规项目检查,复杂性肾结石还需做 24 小时尿液定量分析。

（2）结石成分分析的方法较多,首选红外光谱分析（IRS）或 X 射线衍射分析（XRD）,也可选用偏光显微镜。化学分析法目前已很少使用。

（二）病理检查

1.原发性病理改变　　肾小管的损伤最早出现在肾小管形成晶体前,在近曲小管上皮细胞顶侧就有胞质膜性膨起,形成巨大的泡状结构,随即发生上皮细胞微绒毛脱落,线粒体肿胀、空泡样变以致细胞坏死崩解。高电子密度的颗粒状物质及细胞碎片沉积于梗阻的管腔内,促进早期微结石的形成。进一步发展可在肾乳头部形成钙化斑,成为尿结石形成的固着基础。当钙化斑脱落后即成为尿结石核心。

2.继发性病理改变　　结石的继发性病理改变与结石的形态、大小、活动度和所在部位关系密切,主要表现为局部损害、梗阻和感染。结石形成后可损伤尿路黏膜,有时可见溃疡形成。结石可导致尿路梗阻,梗阻以上的尿路可发生扩张和积水,严重者肾实质可受压缺血、萎缩和纤维化,导致肾功能受损或完全丧失。长期炎症刺激可使移行上皮增生,进而鳞状化生,以致最后形成鳞癌。尿石可使尿液淤滞而继发感染,将进一步加重肾实质的损害。结石伴有梗阻和感染容易引起毒血症,局部形成脓肾,使病情迅速恶化。

3. 病理检查的应用 从常规诊断来讲,一般不会取病理活检,尿结石的诊断主要依赖临床资料和影像学信息,其次是临床检验的有关指标可提供一些诊断信息。一旦怀疑继发肿瘤,就要做病理检查。临床行部分或全切肾脏手术后,需要病理诊断来评估器官的病变情况。

小　　结

本章对尿石症的病因及发病机制作了简要概述,阐述了尿石症的诊断标准及流程,对临床检验和影像学检查等进行了较详细的介绍。尿石症的初步诊断主要依靠临床病史及症状,通过影像学信息进一步确诊,化验检查结果对诊治方案的完善可提供重要的参考,病理检查在诊断中较少应用,除非尿石症继发了恶性肿瘤或切除了病损严重的组织器官。

(覃业军　魏　强　梁红萍)

第三十七章

肾囊性疾病

肾囊性疾病（cystic kidney disease）是遗传性或非遗传性肾皮质或髓质囊性疾病的统称。在非遗传性肾囊性疾病中最常见的是单纯性肾囊肿，其次为获得性肾囊肿。在遗传性肾囊性疾病中，最常见的是常染色体显性遗传性多囊肾病和常染色体隐性遗传性多囊肾病。这是一组肾实质发育异常相关的疾病，表现为各段肾小管和集合管发育异常进而扩张所造成的肾多发性囊肿。与肾肿瘤相关的囊性病变不是本章的主旨内容，仅在鉴别诊断中提及。

一、疾病概论

（一）分类特点

1. 常染色体隐性遗传性多囊肾病（autosomal recessive polycystic kidney die?ase，ARPKD）　ARPKD是一种具有遗传性的畸形综合征，包括肾脏畸形和胆囊畸形。从组织病理学角度来讲，肾脏病理表现为肾集合管呈梭形扩张。多数研究表明，ARPKD为一种单基因疾病，可有多种临床及病理表现。

2. 常染色体显性遗传性多囊肾病（autosomal dominant polycystic kidney disease，ADPKD）　ADPKD是最常见的遗传性肾病，其遗传特征为代代相传、男女患病概率相等。该疾病可累及多系统，如消化系统、心脑血管系统、中枢神经系统、生殖系统等。还有许多患者可能终身无明显临床症状，最终通过尸检确诊。

3. 单纯性肾囊肿（simple renal cysts）　单纯性肾囊肿是肾脏疾病中最常见的疾病，也是成人和儿童中最常见的肾囊性疾病。患者多为成人，男性多于女性。研究表明单纯性肾囊肿可能由肾小管憩室发展而来，不影响肾脏功能。病变可为单侧或双侧，多位于双肾上极，右肾上极多见。可有一个或数个囊肿，多个囊肿罕见。囊肿常位于肾皮质区，因此肾脏外形可发生改变。位于皮质深部或髓质的囊肿少见。囊肿多为单腔，呈球形，一般直径为5～10mm，巨大囊肿可容纳数升液体。

4. 获得性肾囊肿（acquired renal cystic disease，ARCD）　ARCD是指在非肾囊性疾病所致肾衰竭的肾脏上发生的囊肿性疾病。该病发生在终末期肾病阶段，常见于长期透析的患者。每侧肾脏都有1个及以上的囊肿，表现为多发性对称性囊肿。

5. 青少年肾消耗病-髓质囊性病综合征（juvenile nephronophthisis-medullary cystic disease，JN-MCD）　JN-MCD以肾髓质囊肿形成和隐匿性慢性肾功能不全为特征。JN-MCD主要分为2型，即儿童型和成人型。儿童型多数患者为常染色体隐性遗传，致病基因位于2号染色体（2p^{231}）上，并与2号染色体上微卫星标记连锁。成人型多数患者为常染色体显性遗传，致病基因位于1号染色体（1q^{21}）上。在肾衰竭前有两个特征，即肾浓缩功能下降和失钠。多尿是JN-MCD患者肾功能损害最早期的表现，与髓质囊肿和间质纤维化致尿浓缩能力下降有关，外源性加压素治疗无效。失钠是多数患者另一种早期表现，大约2/3患者存在失钠，但其中仅50%患者有相应的临床症状。失钠与髓质囊肿的大小和数量无关。一些患者尿失钠量很大，如不及时补充，可引起循环衰竭。

6. 髓质海绵肾（medullary sponge kidney）　髓质海绵肾是一种常见的肾发育异常性疾病，其特点为肾髓质和肾乳头集合管呈囊性扩张。髓质海绵肾除合并肾结石、血尿或感染外，没有明显临床症状。

7. 伴有其他综合征的囊性肾病　在许多综合征中常有肾囊性病变,此种肾囊性疾病分类极其困难,甚至无法分类。

(1) 结节性硬化综合征(tuberous sclerosis complex,TSC):是一种常染色体显性遗传病,该病的临床表现为多系统受累。TSC 患者的肾脏损害中,肾囊肿的发生率位列第 2。囊肿多位于双侧肾脏,数量不等,少为一个或数个,多为无数个。

(2) VHL(Von Hippel-Lindau,VHL)综合征:是一种常染色体显性遗传病。VHL 综合征累及多系统,肾脏损害包括肾囊肿、血管瘤、肾细胞癌等。VHL 综合征患者肾囊肿无明显症状,囊肿数量少、体积大与多囊肾相似,可引起肾衰竭。囊肿从几毫米至 2cm 大小不等,多数患者的囊肿是双侧多发性囊肿。

8. 肾小球囊性疾病　肾小球囊性疾病不同于常染色体显性遗传性多囊肾病,是一种累及双侧肾皮质的肾脏疾病,由于部分肾小球鲍曼囊均匀扩张导致肾脏多囊性改变。

9. 实质旁肾囊肿　主要是指发生于肾脏实质旁的囊肿性疾病。

(二) 临床表现

肾囊性疾病患者常见的临床表现有:①腰、腹部不适或疼痛,疼痛特征为隐痛、钝痛,疼痛位置固定于一侧或两侧,向下或向腰背部放射。②血尿:患者可有肉眼血尿和 / 或镜下血尿。③腹部包块:多数患者可触及肿大的肾脏,肾脏体积越大,肾功能越差。④蛋白尿:患者存在蛋白尿,但相较于肾病综合征,肾囊性疾病患者 24 小时尿液蛋白定量不超过 2g。⑤高血压:由于囊肿压迫肾脏,造成肾脏缺血,可导致肾素分泌增多,引起高血压。根据患者所患肾囊性疾病不同,严重程度不同,会出现不同的临床表现。

二、诊断标准与诊断流程

(一) 诊断标准

诊断时要结合临床表现、影像学特征、检验数据及病理结果来综合判断,但主要依据影像学检查。常用的影像学检查有肾超声扫描、CT、MRI、排泄性尿路造影、肾动脉造影等。ECT 可用于肾功能的判断。

胎儿超声是常染色体隐性遗传性多囊肾病产前诊断的"金标准"。超声图征为肥大的肾回声图、羊水过少和膀胱无尿。单纯性肾囊肿通常可通过 B 超和 / 或 CT 进行明确诊断。如诊断困难,可在 B 超引导下行囊肿穿刺,吸取囊液进行化验。也可进行肾血管造影,单纯性肾囊肿肾血管造影呈圆形无血管空白区,周围血管受压。获得性肾囊肿患者 40% 以上肾实质被多发性囊肿所覆盖,B 超或 CT 可扫描到 4 个以上囊肿。结节性硬化综合征患者与常染色体显性遗传性多囊肾病患者的囊肿在影像学的表现上无明显差异。二者的区别是结节性硬化综合征患者的肾囊肿可随着时间的进展出现或消失,而常染色体显性遗传性多囊肾病患者的肾囊肿不会随着时间的进展而自行消失。50% 结节性硬化综合征患者伴有肾血管平滑肌脂肪瘤,并且常为多发。

(二) Bosniak 肾囊性病变分级

1986 年由 Bosniak 提出肾囊性病变分级,1997 年修订时添加了 ⅡF 级别。Bosniak 分级最早仅使用 CT 作为分级指标,后来为了更好地描述病变,又加入了 MRI,US,CEUS 等作为分级指标。肾囊性病变 Bosniak 分级见表 37-1。

(三) 肾囊性疾病的诊断流程

对疑似肾囊性疾病患者,根据患者的临床表现选择性地进行血常规、尿常规、尿沉渣镜检、尿钠、尿钾、尿钙、血清肌酐、血清尿素氮、肾小球滤过率、肾功能、肝功能、甲状腺功能、甲状旁腺功能、性腺激素、肾素、醛固酮等检测。再行肾超声扫描、CT、MRI、肾血管造影等影像学检查。对难以诊断的患者可行肾穿刺活检,通过病理检查进行确诊。

表37-1　肾囊性病变 Bosniak 分级

Bosniak 分级-关键发现	建议
Bosniak Ⅰ级（单纯性肾囊肿） ● 常呈圆形或卵圆形 ● 超声无回声,后方增强 ● 轮廓规整、边缘清楚 ● 无隔膜、钙化或强化	● 不需要随访
Bosniak Ⅱ级 ● 有薄隔膜（<1mm） ● 细小钙化（通常为小的、线状的、腔壁的、隔膜的钙化） ● 小的高密度囊腔（<3cm；>20Hu） ● 无明显对比度增强	● 不需要随访
Bosniak ⅡF级 ● 明确的Ⅱ级或Ⅲ级囊肿 ● 多个薄隔膜或轻度增厚,但光滑 ● 钙化—增厚或结节状 ● 无明显对比增强 ● 大的高密度囊肿（≥3cm）	● 建议随访 ● 诊断后6个月和12个月进行影像学复查,若无进展随后5年每年复查一次
Bosniak Ⅲ级 ● 均匀的囊壁增厚和/或结节状 ● 不规则、增厚的和/或钙化的隔膜 ● 隔膜对比度增强	● 建议手术切除 ● 特殊情况下保守治疗并射频消融
Bosniak Ⅳ级 ● 囊壁增厚 ● 粗糙、不规则、结节状、增厚的隔膜 ● 实质成分对比增强,独立的隔膜	● 恶性,除非另有证据 ● 建议手术切除 ● 对实质成分做活检以证实恶性 ● 特殊情况下做射频消融并保守治疗

三、肾囊性疾病的检验与病理

在不同类别的肾囊性疾病中,实验室指标能够为疾病诊断、病情监测、治疗、预后判断、预防并发症提供数据支持。

（一）临床检验在诊疗中的作用和选择

1. 分子生物学检验诊断　常染色体显性遗传性多囊肾病、常染色体隐性遗传性多囊肾病,可采用分子生物学方法,如:基因连锁分析、限制性片段长度多态性分析、单链构象多态性分析、变性剂梯度凝胶电泳、RNAse 酶切保护法、荧光原位杂交、基因芯片等进行产前诊断。

2. 常规检验诊断　其他类型的肾囊性疾病可对患者行血常规、尿常规、尿沉渣、肾小球滤过率、肾素、醛固酮、血清肌酐、血清尿素氮、促红细胞生成素、甲状腺功能、性腺激素检测,必要时可抽取囊液进行化验。

（二）临床病理在肾囊性疾病的作用和选择

病理检查对于临床难以确诊的和术中难以判断良恶性的肾囊性疾病有很大的帮助。

1. 病理活检　肾囊性疾病的诊断主要依靠病史及影像学检查,一般不需要做病理活检。对临床怀疑存在恶性病变的患者,可选择病理活检以确定诊断。10%～20% 获得性肾囊肿患者的肾脏组织存在实质性肿瘤,肿瘤通常为透明细胞肾细胞癌,病理活检很有意义。Bosniak Ⅳ级肾囊肿,其实性病变区域需做病理活检以证实恶性病变。

2. 肾囊肿切除标本 所送标本做全面病理检查,首先除外恶性病变,其次结合临床和影像学检查将囊肿进行分类诊断。

3. 鉴别诊断 主要与肿瘤性病变相鉴别。

(1)低度恶性潜能的多房性囊性肾肿瘤:2016年,WHO将低度恶性潜能的多房性囊性肾肿瘤(曾称多房性囊性肾细胞癌)定义为:边界清楚的多囊性肿块,囊壁被覆单层(偶见多层)透明细胞,囊腔的间隔内可见小灶状透明细胞,但不形成肉眼可见的膨胀性实性结节。其透明细胞异型性小,细胞核为低级别,不见坏死及血管侵犯,没有复发和转移的报道。

(2)肾透明细胞癌囊性病变:随着透明细胞肾细胞癌病变的进展,可出现由出血、坏死导致的肉眼及镜下可见的囊腔,常见坏死组织及实性癌结节。囊腔之间的间隔相对较宽,由透明细胞肿瘤组织分隔,纤维性分隔少见。肿瘤细胞的核异型性较低度恶性潜能的多房性囊性肾肿瘤明显,Fuhrman分级常为Ⅱ~Ⅲ级。

(3)成人囊性肾瘤:成人囊性肾瘤是一种少见肿瘤,女性多见,常发生在围绝经期,平均发病年龄52岁,男性患者常有激素治疗史。肿瘤边界清楚,呈多囊性,无实性和坏死区。囊壁内衬单层扁平、立方或靴钉样细胞。间隔厚薄相对一致,由成熟的纤维组织构成,偶见黏液变,有些区域细胞较致密,类似卵巢间质,无灶状分布的透明细胞。此肿瘤为良性,恶性转化罕见。

小 结

本章首先介绍了不同类型肾囊性疾病的疾病特点、临床表现、诊断策略,随后从临床检验与病理诊断的角度,介绍了检验与病理在肾囊性疾病的诊断及鉴别诊断中的应用和选择。

(吕 虹 曾 浩)

第三十八章

尿 路 畸 形

尿路畸形（urinary tract abnormality，UTA）是人体最常见的器官畸形，多由遗传或环境因素造成的发育缺陷性疾病。尿路畸形种类繁多，表现在数目、大小、形态、结构、位置、旋转和血管畸形等各方面。根据解剖位置关系，分为肾脏畸形、输尿管畸形、膀胱畸形和尿道畸形四大类。

一、疾病概论

（一）肾脏畸形

正常肾的发育须有正常输尿管芽在人胚胎第 5 周至第 7 周时穿入后肾原基。当引起形态或序列变化的因素如缺乏生肾嵴或未形成输尿管芽将阻碍肾的发生。

1. 肾数目异常

（1）单侧无肾：肾缺如多在左侧，患者生活不受影响，可终身不被发现，但单肾常合并泌尿系统的畸形，如肾盂输尿管连接部梗阻、肛门闭锁等。

（2）双侧无肾：胎儿时期生肾组织或输尿管发育障碍所致。由于胎儿无肾，不产尿，故孕母羊水甚少，常为早产儿，出生体重多低于 2 500g，约 40% 为死产，个别存活数日者，最终死于肾衰竭。

（3）额外肾：额外肾是单独存在的第 3 个肾脏，是泌尿系统最罕见的畸形之一。它的输尿管可通至同侧的正常输尿管，或自行开口于膀胱。

2. 肾结构及肾单位数量异常

（1）肾囊性病变（见第三十七章）

（2）肾发育不全（renal hypoplasia）：肾发育不全是指肾脏小于正常体积的 50% 左右，但肾单位的分化与发育是正常的，肾单位的数目减少，肾小盏和肾小球数目减少而形成小肾。肾发育不全可单独存在或与多种畸形并存，单侧肾发育不全并对侧肾代偿性肥大病例中，只在做静脉尿路造影或因高血压而进行检查时被发现。

（3）重复肾盂：重复肾盂畸形指一个肾脏有两个肾盂，多数患者并发重复输尿管畸形，是一种先天发育异常的疾病。依据其走行可分为完全性和不完全性两种：重复肾盂多无临床症状，部分成年患者于体检时发现，女性多于男性。重复肾盂的上位肾多因其重复输尿管发育不良导致引流不畅终致肾积水，或膀胱尿液反流导致反复感染，同时伴有输尿管囊肿，异位开口也比较多见。

3. 肾旋转、位置及形态异常

（1）肾旋转：肾旋转可以是单侧或双侧，并发于正常位置或异位肾。肾围绕长轴旋转，旋转不全时，肾盂朝向前侧与内侧之间，肾盂朝向后侧少见。

（2）异位肾（renal ectopia）：胎儿期肾胚芽在盆腔内，随着胎儿生长，肾逐渐上升到正常位置。上升发生阻碍或误升向对侧，即形成肾异位或肾交叉异位。①盆腔肾：盆腔肾一般较小，呈扁平、球形，输尿管亦较短。②胸内肾：罕见，多无症状，也不需治疗。③交叉异位肾：一侧肾由原位跨过中线移位到对侧。而其输尿管仍位于原侧。可以单侧或双侧，两个肾在同侧可以是融合的，也可以是分开的。

（3）融合肾：有各种类型，如马蹄形肾、盘状肾、"S"形肾等。其中最常见的是马蹄形肾（horseshoe kidney），其他都很少见。马蹄形肾是指两肾下极在腹主动脉和下腔静脉前相互融合，形成马蹄形畸形。95% 的马蹄形肾与下极相连,其峡部一般为肾实质组织,较厚,有低度的血供,少数由纤维组织组成。患肾大多旋转不良,使肾盂面向前方,肾盏向后,肾血管多变异。

4. 肾盂输尿管连接部梗阻 肾盂输尿管连接部梗阻(ureteropelvic junction obstruction,UPJO)可能是先天性缺陷或由于外在因素如迷走血管、纤维束带对肾盂输尿管连接处的压迫造成梗阻,使肾盂蠕动波无法通过,逐渐引起肾盂积水。

5. 肾集合系统异常

(1)肾盏憩室:本症为肾盏有一小管道与其周围的小囊相通。小囊被覆移行上皮,可以多发,位于肾的任何部位,但更多见于上极。

(2)巨肾盏:本症为无梗阻情况下的肾盏扩张、变形。多见于男性,在小儿常表现为尿路感染,在成人病例中 10%~20% 并发巨输尿管。组织学检查肾皮质正常,但髓质发育低下,这与肾乳头畸形及肾小管浓缩能力缺陷有关。其病因可能是胎儿早期肾实质发育过程中一过性梗阻,由于是非梗阻性解剖畸形,故预后良好。

(3)漏斗肾盂间狭窄:由肾盂与漏斗间狭窄导致先天性肾盏积水是罕见的,临床上需与肾脏的恶性病变和可以矫治的肾积水相鉴别。除非合并有显著的肾实质发育不良,病程少有呈进行性加重。

(二)输尿管畸形

输尿管畸形主要包括输尿管狭窄、巨输尿管症、输尿管膨出、输尿管口异位及下腔静脉后输尿管等。

1. 输尿管狭窄 输尿管狭窄部位大多在肾盂输尿管连接处,肾脏体积多明显增大,肾盂、肾盏显著扩张,可见肾盂输尿管连接部的纤细通道,狭窄段管壁略增厚。输尿管腹段、盆腔段狭窄者,狭窄以上的输尿管和肾盂肾盏均扩张。输尿管盆腔段、膀胱壁内段狭窄者,肾积水的程度相对减轻,而狭窄段以上输尿管扩张较为明显。输尿管狭窄导致的完全梗阻者,肾脏多为重度积水,肾实质变薄,输尿管显著扩张,至狭窄处突然中断,呈圆柱状。

2. 巨输尿管症 巨输尿管症(megaloureter)是指输尿管全部或节段性扩张,但膀胱及其出口正常。可为双侧性,病变常在输尿管盆腔段,病因不明。其原因大致为:①远端输尿管壁肌层排列紊乱;②功能性梗阻段肌束与胶原纤维间的比例失调;③末端输尿管壁内纵行肌缺乏。

3. 输尿管膨出 输尿管膨出(ureterocele)是指输尿管末端的囊性扩张,又称输尿管囊肿。按其位置可分为单纯性输尿管膨出,囊肿完全位于膀胱腔内,输尿管口较正常略有偏移。如输尿管膨出部分位于膀胱颈或尿道,则称异位输尿管膨出。单纯性输尿管膨出多并发于单一输尿管,囊肿较小,多位于成人,又称成人型,对上尿路影响较小。异位输尿管膨出多较大,常合并重复肾双输尿管畸形,下肾部的输尿管穿越膀胱肌层,开口于膀胱三角区。带有囊肿的上输尿管经黏膜下层,开口于膀胱颈或后尿道,引起尿路梗阻。

4. 输尿管口异位 输尿管异位开口是指输尿管开口于正常位置以外的部位。约 80% 输尿管口异位合并重复畸形,多见于女性。一般为重复肾盂上位的输尿管异位开口,重复肾盂是在胚胎发育第 4 周,由中肾管生出两个输尿管芽,分别引流上、下肾段的尿液,头侧输尿管芽在迁移中则开口于尾侧输尿管开口与射精管口之间的任何部位。可出现重复肾积水、输尿管扩张。一般发生于上肾段,也有在下肾段,积水的上肾段多呈囊状向下,可显示异常开口输尿管的位置。

5. 下腔静脉后输尿管 下腔静脉后输尿管是由于胚胎期腔静脉发生异常,输尿管不在腔静脉的外侧,而从下腔静脉的后面绕过,再回到正常路线,因腔静脉与输尿管交叉而发生尿路通过障碍。

(三)膀胱畸形

膀胱畸形主要包括重复膀胱、膀胱憩室及膀胱外翻等。

1. 重复膀胱 有完全性与不完全性重复。一般说完全性重复,左右并列,男性 90% 有双阴茎,女性则有双子宫、双阴道。40%~50% 的患者有肠重复,而腰骶椎也可能重复。部分重复可能是矢状面或冠状面分隔,各连一条输尿管,并共连一段尿道。

2. 膀胱憩室 本症由于先天性膀胱壁局限性薄弱,加以下尿路梗阻,膀胱内压上升,使膀胱壁自分离的逼尿肌束之间突出而形成憩室。但也有先天性巨大憩室无并发尿路梗阻者。膀胱憩室多见于男性，多为单发性，以位于输尿管口附近者最常见，憩室增大时，输尿管口就被包裹在憩室内而发生反流。

3. 膀胱外翻　膀胱外翻（bladder exstrophy）表现为下腹壁和膀胱前壁的完全缺损，膀胱黏膜外露而易擦伤出血。膀胱后壁膨出部分可见输尿管开口及间隙喷尿。男性患者常伴有完全性尿道上裂。

（四）尿道畸形

尿道畸形主要包括尿道缺如及先天性尿道闭锁、尿道重复、巨尿道、尿道息肉、尿道上裂及尿道下裂等。

1. 尿道缺如及先天性尿道闭锁　由于这两种疾病使产前胎儿在宫内排出的尿液潴留于膀胱内，致使膀胱扩张，进而压迫脐动脉，引起胎儿循环障碍。

2. 尿道重复　按两个尿道的排列可分为上下位或矢状位尿道重复，及左右并列位尿道重复两种类型。上下位尿道重复可分为很多类型，最主要有4种：①不完全性尿道重复，副尿道位于正常尿道的背侧或腹侧，与膀胱不通，常合并尿道下裂。②不完全性尿道重复，尿道经常在后尿道分叉后于阴茎阴囊部会合。③完全性尿道重复，副尿道位于阴茎背侧，尿道开口可位于阴茎头至阴茎根任何位置。经常合并阴茎上翘，包皮异常分布于阴茎腹侧，类似尿道上裂。④副尿道与前列腺部尿道分叉，开口异位于会阴或肛周，而正常位置的尿道发育差或闭锁。并列位尿道重复少见，一般发生在重复阴茎的病例中，而且常伴发重复膀胱。

女性尿道重复罕见，可表现为2种类型：①主尿道于会阴，副尿道于阴蒂下；②两个尿道均开口于会阴或阴道，前者稍多见。

3. 巨尿道　指先天性梗阻的尿道扩张，发生率低。多位于阴茎体部尿道，合并有尿道海绵体发育异常，也可有阴茎海绵体发育异常。巨尿道可并发不同程度的尿道下裂和上尿路异常。巨尿道分为2种类型：①舟状巨尿道，合并有尿道海绵体异常；②梭形巨尿道，合并有阴茎、尿道海绵体发育异常。

4. 尿道息肉　一般指男性后尿道的息肉，发病率极低。息肉多位于精阜附近，可脱入前列腺部尿道。

5. 尿道上裂　尿道上裂（epispadias）表现为阴茎体短小，向背侧弯曲，包皮悬垂于阴茎腹侧，阴茎头扁平，尿道口位于阴茎背侧，严重尿道上裂可伴有膀胱外翻和腹部缺陷。尿道上裂根据畸形程度和尿道口位置的不同，分为阴茎头型、阴茎体型及完全性尿道上裂3类。

6. 尿道下裂　尿道下裂（hypospadias）是比较多见的先天性畸形。尿道下裂可能与基因突变、内分泌紊乱、环境污染、雄激素受体异常等相关，其发病原因及机制至今尚不明确，一般认为尿道下裂为多基因遗传病，具有家族倾向，约10%的患者有家族史。

以尿道外口异位开口于尿道腹侧任何部位为主要临床表现的男性外生殖器畸形，多伴有阴茎不同程度的向腹侧屈曲畸形。尿道下裂是一种因前尿道发育异常而致尿道开口达不到正常位置的尿道畸形，常并发阴茎下弯。它的畸形有4个特征：①尿道开口异常；②阴茎向腹侧屈曲畸形；③阴茎背侧包皮正常而阴茎腹侧包皮缺乏；④尿道海绵体发育不全，从阴茎系带部延伸到异常尿道开口，形成一条粗的纤维带。

根据尿道开口异常可分为4种类型：①阴茎头型；②阴茎型；③阴囊型；④会阴型。后3种类型可影响到性功能和性行为。尿道下裂常表现为一个孤立状态，但也可同时合并其他畸形，特别是泌尿生殖系统畸形，最常见的畸形是单侧或双侧隐睾症、小阴茎。

二、诊断标准与诊断流程

（一）诊断标准

1. 临床表现　尿路畸形患者可以无症状，有时可因并发尿路梗阻、结石、感染而有症状，或由于压迫血管、神经及周围器官而产生下腹痛、胃肠道症状及膀胱刺激征。如UPJO一般无症状，偶有腰部钝痛或轻微不适或输尿管区有疼痛或压痛,继发感染、结石或肿瘤时,可出现相应症状。UPJO 是儿童腹部肿块或肾积水常见的病因,左侧多见。重复膀胱多合并上尿路或其他器官畸形,而致死产或生后不久死亡。尿道缺如及先天性尿道闭锁多为死产,并常合并其他严重的畸形。尿道息肉可导致排尿困难、尿潴留、血尿、感染等症状。

2. 影像学检查　诊断主要依据影像学检查。临床最常用超声检查、肾盂造影、MRI、CT 等。

(1)超声:可以多方位、多层面地清晰显示尿路畸形的形态、位置及有无合并其他畸形,为临床诊断、治疗提供参考。超声检查是检测肾脏和膀胱最简单的方法,是并发肾积水时的首选检查。如对于输尿管口异位,应用超声检查在膀胱后寻找扩大的输尿管可协助寻找异位输尿管管口。

(2)肾盂造影:分为逆行肾盂造影和静脉肾盂造影。肾盂造影可协助异位肾的诊断,当肾影受骨质或膀胱遮掩不能分辨时,辅助肾扫描可以明确辨认。可直观地显示重复肾及重复输尿管走行的全貌,肾盂造影可得到尿路全程影像。胸内肾常在体检或胸部 X 线检查时发现横膈上肿物,肾盂造影可确诊。下腔静脉后输尿管其上侧发生肾、输尿管积水。当右肾及右上 1/3 段输尿管积水时应考虑静脉后输尿管,静脉肾盂造影可见右上输尿管向正中移位,逆行肾盂造影显示"S"形输尿管。输尿管膨出行静脉肾盂造影所见同于输尿管管口异位,但上肾部更扩张,积水或不显影,膀胱颈部有圆形、光滑的充盈缺损。

(3)MRI:多用于测定肾血流及显示上尿路梗阻,对积水较重的病例能清晰显示梗阻部位和梗阻部位以上输尿管、肾盂及肾盏这些解剖结构的改变,可以明确肾、输尿管畸形类型。

(4)CT:能直观、准确地显示肾盂的形态、大小及范围,对输尿管的数目、走行、汇合部位及异位开口等细节及空间形态显示更加清晰,对于膀胱憩室或瘘管的形态均可直接显示,在膀胱及尿道发育畸形的诊断上具有无可替代的优势。

(二)诊断流程

早期诊断对尿路先天性畸形的治疗具有重要意义。临床诊断主要以影像学诊断为主。因此当临床怀疑尿路畸形时,立即选择影像学检查。B 超诊断重复肾及重复输尿管畸形具有价廉、方便、重复性好且可反复进行等优点,一般用于初步筛查。肾盂造影也是发现和诊断尿路畸形的有效方法,可直观地显示重复肾及重复输尿管走行的全貌,可得到尿路全程影像,其不足之处是因多数重复肾有发育不全或上位肾积水、功能不全而不能显影或显影不佳。MRI 能全面评估泌尿系先天发育性疾病,真实显示解剖结构和病变的相互关系,从而解决其他影像学检查方法的缺陷,对临床诊断提供很大的帮助。CT 因其扫描、成像时间短,空间分辨率高及动态扫描等优势,对一些血管畸形、微小病灶和不合作的患儿具有极大优越性。

对手术切除的标本应做病理检查,报告尿路畸形的病理改变以证实临床诊断,同时要除外有无伴发的恶性病变。

三、临床检验与病理检查

(一)临床检验在尿路畸形中的作用和选择

尿路畸形的诊断主要依据临床表现和影像学检查,临床检验指标的指导意义并不大,因此不做专门阐述。

(二)临床病理在尿路畸形中的作用和选择

部分尿路畸形病变轻微,如单肾表现为肾代偿性肥大,形态基本正常,一般无须临床病理检查。部分患者可能为缓解症状或明确病因而送病检,形态学表现为相应脏器畸形的病理变化,如肾单纯性囊肿镜下显示囊肿被覆立方形或扁平上皮,囊肿之间的组织包含软骨灶,肾小球及肾小管呈初级形态,但也可见正常肾小球及近曲小管。对侧肾可呈代偿性肥大。肾盂输尿管连接部梗阻的基本病理主要是壁层肌肉内螺旋结构的改变。先天性输尿管狭窄的病理改变可由于狭窄段肌层肥厚、发育不良或纤维组织增生等引起。输尿管膨出大小差别很大,直径 1～2cm 到几乎占据全膀胱,其内层为输尿管黏膜，外层为膀胱黏膜，中层为少量平滑肌和纤维组织。膀胱外翻黏膜由于长期慢性炎症和机械性刺激，易发生溃烂、变性，甚至恶变，常伴上尿路感染和肾积水等。

小 结

本章介绍了从肾、输尿管、膀胱到尿道的整个尿路畸形。其特点是范围非常广泛，畸形严重程度不一，从轻度、无症状，如双输尿管等，到严重的危及生命的畸形，如双侧肾缺如。部分患者可以合并多种尿路畸形，从而增加了诊断和治疗的难度。尿路畸形大多是先天性和遗传性的，因此准确的临床检验和影像学检查，正确的病理诊断以及提供相关的遗传学改变，从而采取适当的手术治疗，可以改善患者的预后并提示其他可能受到影响的家庭成员。

（黄文涛　曾　浩）

参 考 文 献

[1] 王行环. 循证临床实践指南的研发与评价 [M]. 北京：中国协和医科大学出版社，2016.

[2] MCCONNELL J D，BARRY M J，BRUSKEWITZ R C，et al. Benign prostatic hyperplasia: diagnosis and treatment. Agency for Health Care Policy and Research[J]. Clin Pract Guidel Quick Ref Guide Clin，1994，(8): 1-17.

[3] 中国研究型医院学会泌尿外科专业委员会，中国医疗保健国际交流促进会泌尿健康促进分会，中国医疗保健国际交流促进会循证医学分会，等. 中国良性前列腺增生症经尿道等离子双极电切术治疗指南（2018 标准版）[J]. 中华医学杂志，2018，98（20）: 1549-1560.

[4] 中国中西医结合学会男科专业委员会. 良性前列腺增生中西医结合诊疗指南（试行版）[J]. 中华男科学杂志，2017，23（3）: 280-285.

[5] 张敏建，宾彬，商学军，等. 慢性前列腺炎中西医结合诊疗专家共识[J]. 中国中西医结合杂志，2015，35（8）: 933-941.

[6] 中华医学会泌尿外科学分会膀胱癌联盟. 膀胱内灌注治疗操作规范（2015 年版）[J]. 中华泌尿外科杂志，2015，36（7）: 481-483.

[7] 中华医学会泌尿外科学分会，中国膀胱癌联盟. 非肌层浸润性膀胱癌二次电切中国专家共识[J]. 中华泌尿外科杂志，2017，38（8）: 561-563.

[8] 中华医学会泌尿外科学分会，中国前列腺癌联盟. 前列腺癌睾酮管理中国专家共识（2017 版）[J]. 中华泌尿外科杂志，2017，38（6）: 401-405.

[9] 中华医学会泌尿外科学分会，中国前列腺癌联盟. 转移性前列腺癌化疗中国专家共识（2017 版）[J]. 中华泌尿外科杂志，2017，38（3）: 161-165.

[10] 曾宪涛，李胜，龚侃，等. 良性前列腺增生症临床诊治实践指南的循证评价[J]. 中华医学杂志，2017，97（22）: 1683-1687.

[11] 李胜，曾宪涛，李晓东，等. 良性前列腺增生临床实践指南的质量评价[J]. 中国循证医学杂志，2018，18（1）: 74-80.

[12] 黄先涛. 临床路径管理的发展与现状 [J]. 中国病案，2014，15（11）: 22-24.

[13] 彭明强. 临床路径的国内外研究进展 [J]. 中国循证医学杂志，2012，12（6）: 626-630.

[14] 刘潇，马谢民. 国内外临床路径应用研究进展 [J]. 中国卫生产业，2015（8）: 3-4，7.

[15] National Kidney Foundation. NKF-DOQI clinical practice guidelines for hemodialysis adequacy. Am J Kidney Dis，1997，30（3 Suppl 2）: S15-66.

[16] National Kidney Foundation. K/DOQI clinical practice guidelines for chronic kidney disease: evaluation, classification, and stratification. Am J Kidney Dis，2002，39（2 Suppl 1）: S1-266.

[17] LEVEY A S，ECKARDT K U，TSUKAMOTO Y，et al. Definition and classification of chronic kidney disease: A position statement from Kidney Disease: Improving Global Outcomes（KDIGO）. Kidney Int，2005，67（6）: 2089-2100.

[18] LEVIN A，STEVENS P E. Summary of KDIGO 2012 CKD Guideline: behind the scenes, need for guidance, and a framework for moving forward. Kidney Int，2014，85（1）: 49-61.

[19] TALER S J，AGARWAL R，BAKRIS G L，et al. KDOQI US commentary on the 2012 KDIGO clinical practice guideline for management of blood pressure in CKD. Am J Kidney Dis，2013，62（2）: 201-213.

[20] 中国高血压防治指南修订委员会. 中国高血压防治指南（2018 年修订版）[M]. 北京：中国医药科技出版社，2018.

[21] KDOQI. KDOQI Clinical Practice Guideline and Clinical Practice Recommendations for anemia in chronic kidney disease: 2007 update of hemoglobin target. Am J Kidney Dis，2007，50（3）: 471-530.

[22] 中国医师协会肾内科医师分会肾性贫血诊断和治疗共识专家组. 肾性贫血诊断与治疗中国专家共识（2018 修订版）[J]. 中华肾脏病杂志，2018，34（11）: 860-865.

[23] GORDON C E，BALK E M，FRANCIS J M. Summary of the 2018 Kidney Disease Improving Global Outcomes（KDIGO）Guideline on hepatitis C in chronic kidney disease. Semin Dial，2019，32（2）: 187-195.

[24] MOE S，DRÜEKE T，CUNNINGHAM J，et al. Definition, evaluation, and classification of renal osteodystrophy: a position statement from Kidney Disease: Improving Global Outcomes（KDIGO）. Kidney Int，2006，69（11）: 1945-1953.

[25] Hemodialysis Adequacy 2006 Work Group. Clinical practice guidelines for hemodialysis adequacy, update 2006. Am J Kidney Dis，2006，48（Suppl 1）: S2-S90.

[26] KHWAJA A. KDIGO clinical practice guidelines for acute kidney injury. Nephron Clin Pract，2012，120（4）: c179-184.

[27] 葛均波，徐永健，王辰. 内科学 [M]. 9 版. 北京：人民卫生出版社，2018.

[28] 胡丽娜，苟欣. 泌尿生殖系统疾病 [M]. 北京：人民卫生出版社，2017.

[29] 中国成人肾病综合征免疫抑制治疗专家组. 中国成人肾病综合征免疫抑制治疗专家共识 [J]. 中华肾脏病杂志，2014，30（6）：467-474.

[30] 王辰，王建安. 内科学 [M]. 3 版. 北京：人民卫生出版社，2013.

[31] Kidney Disease：Improving Global Outcomes（KDIGO）Glomerulonephritis Work Group. KDIGO Clinical Practice Guideline for Glomerulonephritis[J]. Kidney Int，2012，2：139-274.

[32] 中华医学会儿科学分会肾脏学组. 原发性 IgA 肾病诊治循证指南（2016）[J]. 中华儿科杂志，2017，55（9）：643-646.

[33] FLOEGE J，BARBOUR S J，CATTRAN D C，et al. Management and treatment of glomerular diseases（part 1）：conclusions from a Kidney Disease：Improving Global Outcomes（KDIGO）Controversies Conference[J]. Kidney Int，2019，95（2）：268-280.

[34] 王海燕. 肾脏病学 [M]. 3 版. 北京：人民卫生出版社，2008.

[35] SAVIGE J，GREGORY M，GROSS O，et al. Expert guidelines for the management of Alport syndrome and thin basement membrane nephropathy[J]. J Am Soc Nephrol，2013，24（3）：364-375.

[36] 中国法布里病专家协作组. 中国法布里病（Fabry）诊治专家共识 [J]. 中华医学杂志，2013，93（4）：243-247.

[37] Germain DP. Fabry disease[J]. Orphanet J Rare Dis，2010，22（5）：30-49.

[38] 中华医学会糖尿病学分会微血管并发症学组. 糖尿病肾病防治专家共识（2014 年版）[J]. 中华糖尿病杂志，2014，6（11）：792-801.

[39] 中华医学会糖尿病学分会. 中国 2 型糖尿病防治指南（2017 年版）[J]. 中华糖尿病杂志，2018，10（1）：4-67.

[40] MOGENSEN C E. Microalbuminuria，blood pressure and diabetic renal disease：origin and development of ideas[J]. Diabetologia，1999，42（3）：263-285.

[41] TERVAERT T W，MOOYAART A L，AMANN K，et al. Pathologic classification of diabetic nephropathy[J]. J Am Soc Nephrol，2010，21（4）：556-563.

[42] 中华医学会肾脏病学分会. 临床诊疗指南 - 肾脏病学分册 [M]. 北京：人民卫生出版社，2011.

[43] 刘成玉，罗春丽. 临床检验基础 [M]. 5 版. 北京：人民卫生出版社，2014.

[44] 尚红，王毓三，申子瑜. 全国临床检验操作规程 [M]. 4 版. 北京：人民卫生出版社，2015.

[45] 王增武，王文，吴兆苏. 基层高血压诊疗知识汇编 [M]. 北京：中国协和医科大学出版社，2015.

[46] 郭志军，高山林，丁新国. 肾脏内科疾病诊断标准 [M]. 北京：科技文献出版社，2009.

[47] HAHN B H，McMAHON M A，WILKINSON A，et al. American College of Rheumatology guidelines for screening，treatment，and management of lupus nephritis[J]. Arthritis Care Res，2012，64（6）：797-808.

[48] BERTSIAS G K，TEKTONIDOU M，AMOURA Z，et al. Joint European League Against Rheumatism and European Renal Association-European Dialysis and Transplant Association（EULAR/ERA-EDTA）recommendations for the management of adult and paediatric lupus nephritis[J]. Annals of the Rheumatic Diseases，2012，71（11）：1771-1782.

[49] 中国医师协会肾脏内科医师分会. 中国肾脏疾病高尿酸血症诊治的实践指南（2017 版）[J]. 中华医学杂志，2017，97（25）：1927-1936.

[50] 沈子妍，章晓燕，丁小强. 尿酸肾损伤的研究进展 [J]. 上海医学，2017，40（01）：60-64.

[51] Kidney Disease：Improving Global Outcomes（KDIGO）Acute Kidney Injury Work Group. KDIGO Clinical Practice Guideline for Acute Kidney Injury. Kidney International Supplements，2012，2（1）：8-12.

[52] SWERDLOW S H，CAMPO E，PILERI S A，et al. The 2016 revision of the World Health Organization classification of lymphoid neoplasms[J]. Blood，2016，127（20）：2375-2390.

[53] 沈志祥，朱雄增. 恶性淋巴瘤 [M]. 2 版. 北京：人民卫生出版社，2011.

[54] 多发性骨髓瘤肾损伤诊治专家共识协作组. 多发性骨髓瘤肾损伤诊治专家共识 [J]. 中华内科杂志，2017，56（11）：871-875.

[55] DIMOPOULOS M A，SONNEVELD P，LEUNG N，et al. International Myeloma Working Group Recommendations for diagnosis and management of myeloma-related renal impairment[J]. J Clin Oncol，2016，34（13）：1544-1557.

[56] ANDERSON K C，ALSINA M，ATANACKOVIC D，et al. Multiple myeloma，version2.2016，NCCN clinical practice guidelines in oncology[J]. J Natl Compr Canc Netw，2015，13（11）：1398-1435.

[57] 姚源璋，王晓光. 肾脏病诊治 [M]. 上海：上海科学技术出版社，2006.

[58] 王传新，王谦. 检验与临床诊断 - 肾病分册 [M]. 北京：人民卫生出版社，2006.

[59] 林果为，王吉耀，葛均波. 实用内科学 [M]. 15 版. 北京：人民卫生出版社，2017.

[60] 尿路感染诊断与治疗中国专家共识编写组. 尿路感染诊断与治疗中国专家共识（2015 版）[J]. 中华泌尿外科杂志，2015，36（4）：241-248.

[61] 中华人民共和国国家卫生和计划生育委员会. 尿路感染临床微生物实验室诊断: WS/T489—2016[S]. 2016.

[62] 吴阶平. 吴阶平泌尿外科学 [M]. 济南: 山东科学技术出版社, 2004.

[63] 贾辅忠, 李兰娟. 感染病学 [M]. 南京: 江苏科学技术出版社, 2010.

[64] 北京协和医院. 北京协和医院医疗诊疗常规: 泌尿外科诊疗常规 [M]. 2 版. 北京: 人民卫生出版社, 2004.

[65] 张元芳, 孙颖浩, 王忠. 实用泌尿外科和男科学 [M]. 北京: 科学出版社, 2013.

[66] AMIN M B, EDGE S B, GREENE F L, et al. AJCC Cancer Staging Manual[M]. 8th ed.New York: Springer, 2016.

[67] MOTZER RJ, JONASCH E, AGARWAL N, et al. Kidney Cancer, Version 2.2017, NCCN Clinical Practice Guidelines in Oncology [J]. J Natl Compr Canc Netw, 2017, 15(6): 804-834.

[68] SIEGEL R L, MILLER K D, JEMAL A. Cancer Statistics, 2017[J]. CA Cancer J Clin, 2017, 67(1): 7-30.

[69] MOCH H, HUMPHREY P A, ULBRIGHT T M, et al. WHO classification of tumours of the urinary system and male genital organs[M]. Lyon: IARC Press, 2016.

[70] 程亮, 徐嘉雯, 王丽莎, 等. 2016 版 WHO 前列腺肿瘤新分类解读 [J]. 中华病理学杂志, 2016, 45(8): 513-518.

[71] EPSTEIN J I, EGEVAD L, AMIN M B, et al. The 2014 International Society of Urological Pathology(ISUP) Consensus Conference on Gleason Grading of Prostatic Carcinoma: Definition of Grading Patterns and Proposal for a New Grading System[J]. Am J Surg Pathol, 2016, 40(2): 244-252.

[72] EPSTEIN J I, AMIN M B, REUTER V E, et al. Contemporary Gleason Grading of Prostatic Carcinoma: An Update With Discussion on Practical Issues to Implement the 2014 International Society of Urological Pathology(ISUP) Consensus Conference on Gleason Grading of Prostatic Carcinoma[J]. Am J Surg Pathol, 2017, 41(4): e1-e7.

[73] ALAN W, LOUIS K, ALAN P, et al. Campbell-Walsh Urology[M]. 11th ed. Philadelphia: Elsevier, 2015.

[74] ROUPRÊT M, BABJUK M, COMPÉRAT E M, et al. European Association of Urology Guidelines on Upper Urinary Tract Urothelial Carcinoma: 2017 Update[J]. Eur Urol, 2018, 73(1): 111.

[75] BABJUK M, BÖHLE A, BURGER M, et al. EAU Guidelines on Non-Muscle-invasive Urothelial Carcinoma of the Bladder: Update 2016[J]. Eur Urol, 2017, 71(3): 447-461.

[76] 陈孝平, 汪建平. 外科学 [M]. 8 版. 北京: 人民卫生出版社, 2013.

[77] ALFRED W J, LEBRET T, COMPÉRAT E M, et al. Updated 2016 EAU Guidelines on Muscle-invasive and Metastatic Bladder Cancer[J]. Eur Urol, 2017, 71(3): 462-475.

[78] 白人驹, 张雪林. 医学影像诊断学 [M]. 3 版. 北京: 人民卫生出版社, 2010.

[79] HUYGHE E, MATSUDA T, THONNEAU P. Increasing incidence of testicular cancer worldwide: a review[J]. J Urol, 2003, 170(1): 5-11.

[80] SHANMUGALINGAM T, SOULTATI A, CHOWDHURY S, et al. Global incidence and outcome of testicular cancer[J]. Clin Epidemiol, 2013(5): 417-427.

[81] VERHOEVEN R H, GONDOS A, JANSSEN-HEIJNEN M L, et al. Testicular cancer in Europe and the USA: survival still rising among older patients[J]. Ann Oncol, 2013, 24(2): 508-513.

[82] CHIA V M, QURAISHI S M, DEVESA S S, et al. International trends in the incidence of testicular cancer, 1973-2002.[J]. Cancer Epidemiol Biomarkers Prev, 2010. 19(5): 1151-1159.

[83] European Association of Urology. EAU Guidelines on Penile Cancer[Z]. EAU, 2017.

[84] 陈孝平. 外科学 [M]. 2 版. 北京: 人民卫生出版社, 2010.

[85] BAUDIN E. Adrenocortical carcinoma[J]. Endocrinol Metab Clin North Am, 2015, 44(2): 411-434.

[86] NAKAMURA Y, YAMAZAKI Y, FELIZOLA S J, et al. Adrenocortical carcinoma: review of the pathologic features, production of adrenal steroids, and molecular pathogenesis[J]. Endocrinol Metab Clin North Am, 2015, 44(2): 399-410.

[87] GRIFFIN A C, KELZ R, LIVOLSI V A. Aldosterone-secreting adrenal cortical carcinoma. A case report and review of the literature[J]. Endocr Pathol, 2014, 25(3): 344-349.

[88] ERICKSON L A, RIVERA M, ZHANG J. Adrenocortical carcinoma: review and update[J]. Adv Anat Pathol, 2014, 21(3): 151-159.

[89] FULAWKA L, PATRZALEK D, HALON A. Adrenal cortical carcinoma with extension into the inferior vena cava--case report and literature review[J]. Diagn Pathol, 2014(9): 51.

[90] ELSE T, KIM A C, SABOLCH A, et al. Adrenocortical carcinoma[J]. Endocr Rev, 2014, 35(2): 282-326.

[91] FASSNACHT M, KROISS M, ALLOLIO B. Update in adrenocortical carcinoma[J]. J Clin Endocrinol Metab, 2013, 98(12): 4551-4564.

[92] PATHER S, ROWE B, BYL D. Adrenal cortical carcinoma in a child, a rare cause of paediatric endocrinopathy: case report and literature review[J]. Fetal Pediatr Pathol, 2013, 32(4): 259-264.

[93] MAKARNIAEVA G I, SHVETS N A, POALENOV K V. Adrenal cortical carcinoma: an autopsy case[J]. Arkh Patol, 2012, 74(2): 49-50.

[94] DE KRIJGER R R, PAPATHOMAS T G. Adrenocortical neoplasia: evolving concepts in tumorigenesis with an emphasis on adrenal cortical carcinoma variants[J]. Virchows Arch, 2012, 460(1): 9-18.

[95] CARNAILLE B. Adrenocortical carcinoma: which surgical approach?[J]. Langenbecks Arch Surg, 2012, 397(2): 195-199.

[96] FASSNACHT M, LIBE R, KROISS M, et al. Adrenocortical carcinoma: a clinician's update[J]. Nat Rev Endocrinol, 2011, 7(6): 323-335.

[97] FULMER B R. Diagnosis and management of adrenal cortical carcinoma[J]. Curr Urol Rep, 2007, 8(1): 77-82.

[98] MOORE E E, COGBILL T H, MALANGONI M A, et al. Organ injury scaling[J]. Surg Clin North Am, 1995, 75(2): 293-303.

[99] WEIN, KAVOUSSI, NOVICK, 等. 坎贝尔 - 沃尔什泌尿外科学 [M]. 9 版. 郭应禄, 周利群, 主译. 北京: 北京大学医学出版社, 2009.

[100] 那彦群, 叶章群, 孙颖浩. 中国泌尿外科疾病诊断治疗指南 [M]. 北京: 人民卫生出版社, 2013.

[101] CHAPPLE C, BARBAGLI G, JORDAN G, et al. Consensus statement on urethral trauma[J]. BJU international, 2004, 93(9): 1195-1202.

[102] ANDRASSY KM. Comments on 'KDIGO 2012 Clinical Practice Guideline for the Evaluation and Management of Chronic Kidney Disease[J]. Kidney Int, 2013, 84(3): 622-623.

[103] KETTELER M, BLOCK G·A, EVENEPOEL P, et al. Diagnosis, Evaluation, Prevention, and Treatment of Chronic Kidney Disease-Mineral and Bone Disorder: Synopsis of the Kidney Disease: Improving Global Outcomes 2017 Clinical Practice Guideline Update[J]. Ann Intern Med, 2018, 168(6): 422-430.

[104] National Kidney Foundation. KDOQI Clinical practice guideline for hemodialysis adequacy: 2015 update[J]. Am J Kidney Dis, 2015, 66(5): 884-930.

[105] DAVIES S J. Peritoneal dialysis-current status and future challenges[J]. Nat Rev Nephrol, 2013, 9(7): 399-408.

[106] HEEMANN U, ABRAMOWICZ D, SPASOVSKI G, et al. Endorsement of the Kidney Disease Global Outcomes (KDIGO) guidelines on kidney transplantation: a European Renal Best Practice (ERBP) position statement[J]. Nephrol Dial Transplant, 2011, 26(7): 2099-2106.

[107] 许戎. 血肌酐与胱抑素 C 对慢性肾脏病患者诊断及预后评估的临床价值 [J]. 中华检验医学杂志, 2014, 37(6): 415-418.

[108] GRATZKE C, BACHMANN A, DESCAZEAUD A, et al. EAU Guidelines on the Assessment of Non-neurogenic Male Lower Urinary Tract Symptoms including Benign Prostatic Obstruction [J]. Eur Urol, 2015, 67(6): 1099-1109.

[109] MAGI-GALLUZZI C, PRZYBYCIN C G. Genitourinary Pathology[M]. Berlin: Springer, 2015.

[110] 张祥华, 王行环, 王刚, 等. 良性前列腺增生临床诊治指南 [J]. 中华外科杂志, 2007, 45(24): 1704-1707.

[111] European Association of Urology. EAU Guidelines on Male Infertility[Z]. EAU, 2017.

[112] Practice Committee of the American Society for Reproductive Medicine. Diagnostic evaluation of the infertile male: a committee opinion [J]. Fertil Steril, 2015, 103(3): e18-25.

[113] 中华医学会男科学分会. 中华医学会男科疾病诊治指南系列: 男性不育症诊疗指南 [Z]. 中华医学会, 2013.

[114] 世界卫生组织. WHO 人类精液及精子 - 宫颈黏液相互作用实验室检验手册 [M]. 5 版. 北京: 人民卫生出版社, 2010.

[115] 颜卫华, 张奕荣. 泌尿系统疾病的检验诊断 [M]. 2 版. 北京: 人民卫生出版社, 2015.

[116] LÓPEZ M, HOPPE B. History, epidemiology and regional diversities of urolithiasis[J]. Pediatr Nephrol, 2010, 25(1): 49-59.

[117] 王宇, 姜洪池. 外科学 [M]. 3 版. 北京: 北京大学医学出版社, 2013.

[118] 梅长林, 叶朝阳. 肾囊肿性疾病[M]. 上海: 第二军医大学出版社, 2002.

[119] RICHARD P O, VIOLETTE P D, JEWETT M A, et al. CUA guideline on the management of cystic renal lesions[J]. Can Urol Assoc J, 2017, 11(3-4): E66-73.

[120] 姜燕, 臧秀娟, 王顺娟, 等. 肾囊肿患者相关肾功能指标及 CT 征象变化研究 [J]. 中国 CT 和 MRI 杂志, 2016, 14(7): 77-79.

[121] 丁虹彬, 孙国庆, 王勇. 多囊肾囊肿液生化成分分析及其临床意义 [J]. 同济大学学报 (医学版), 2003, 24(6): 537-539.

[122] 吴孟超, 吴在德. 黄家驷外科学 [M]. 7 版. 北京: 人民卫生出版社, 2008.

中英文名词对照索引

Alport 综合征	Alport syndrome，AS	47
CT 尿路造影	computed tomography urography，CTU	8，115
IgA 肾病	IgA nephropathy	41
PIN 样	prostatic intraepithelial-like	112
T 细胞因子 / 淋巴增强因子	T-cell factor/lymphoid enhancer factor，TCF/LEF	132
X 连锁显性遗传	X-linked dominant，XL	47
X 连锁显性遗传 Alport 综合征	X-linked dominant Alport syndrome，XLAS	47
α- 半乳糖苷酶 A	alpha-galactosidase A，α-Gal A/GLA	51
α- 甲酰 -CoA- 消旋酶	alpha-methylacyl-CoA racemase，AMACR	112
β_2- 微球蛋白	β_2-microglobulin，β_2-MG	60

B

伴鳞状分化及腺分化的尿路上皮癌	urothelial carcinoma with squamous or glandular differentiation	121
薄基膜肾病	thin basement membrane nephropathy，TBMN	50
部分缓解	partial remission，PR	39

C

常染色体显性	autosomal dominant，AD	47
常染色体显性遗传 Alport 综合征	autosomal dominant Alport syndrome，ADAS	47
常染色体显性遗传性多囊肾病	autosomal dominant polycystic kidney disease，ADPKD	186
常染色体隐性	autosomal recessive，AR	47
常染色体隐性遗传 Alport 综合征	autosomal recessive Alport syndrome，ARAS	47
常染色体隐性遗传性多囊肾病	autosomal recessive polycystic kidney diease，ARPKD	186
巢状变异型尿路上皮癌	nested urothelial carcinoma	121
磁共振尿路造影	magnetic resonance urography，MRU	8，115
雌激素受体	estrogen receptor，ER	133
促肾上腺皮质激素	adrenocorticotropic hormone，ACTH	132

D

大巢状变异型	large nested variant	121
单纯性肾囊肿	simple renal cysts	186
胆固醇 - 磷脂泡	cholesterol - phospholipid vesicles	53
低度恶性潜能的乳头状尿路上皮肿瘤	papillary urothelial neoplasia of low malignant potential，PUNLMP	120
低级别非浸润性乳头状尿路上皮癌	non-invasive papillary urothelial carcinoma，low grade	120
动态超声组织灌注测量技术	dynamic sonographic tissue perfusion measurement，DTPM	46
多发性骨髓瘤	multiple myeloma，MM	75
多形性巨细胞癌	pleomorphic giant cell variant	111

F

| 非肌层浸润性膀胱癌 | non-muscle invasive bladder cancer，NMIBC | 117 |
| 非浸润性尿路上皮肿瘤 | non-infiltrating urothelial tumors | 120 |

| 复发 | relapse | 39 |
| 富于脂质的尿路上皮癌 | lipid-rich urothelial carcinoma | 121 |

G

感音神经性聋	sensorineural deafness	47
高级别非浸润性乳头状尿路上皮癌	non-invasive papillary urothelial carcinoma, high grade	120
高尿酸血症	hyperuricemia	69
高尿酸血症肾病	hyperuricemic nephropathy	69
睾丸扭转	torsion of testis	166
胱抑素 C	cystatin C, CysC	4
国际泌尿病理协会	International Society of Urological Pathology, ISUP	112
国际肾脏病学会 / 肾脏病理学会	International Society of Nephrology/Renal Pathology Society, ISN/RPS	64

H

| 获得性肾囊肿 | acquired renal cystic disease, ARCD | 186 |

J

肌层浸润性膀胱癌	muscle invasive bladder cancer, MIBC	117
急进性肾小球肾炎	rapidly progressive glomerulonephritis, RPGN	27, 31
急性链球菌感染后急性肾小球肾炎	post-streptococcal acute glomerulonephritis, PSGN	29
急性肾衰竭	acute renal failure, ARF	151
急性肾损伤	acute kidney injury, AKI	76, 151
急性肾小管 - 间质性肾炎	acute tubulo-interstitial nephritis	79
急性肾小管坏死	acute tubular necrosis, ATN	151
急性肾小球肾炎	acute glomerulonephritis, AGN	27, 29
急性细菌性前列腺炎	acute bacterial prostatitis, ABP	92
假增生型腺癌	pseudohyperplastic variant	110
浆细胞样尿路上皮癌	plasmacytiod urothelial carcinoma	121
结节性硬化综合征	tuberous sclerosis complex, TSC	187
近端肾小管性酸中毒	proximal renal tubular acidosis, pRTA	83
浸润性尿路上皮癌	infiltrating urothelial carcinoma	120
经腹超声	transabdominal ultrasonography, TAUS	163
经直肠超声	transrectal ultrasonography, TRUS	163
静脉肾盂造影	intravenous pyelography, IVP	7
局灶节段性肾小球病变	focal segmental glomerular lesions	27
局灶节段性肾小球硬化	focal segmental glomerulosclerosis, FSGS	27, 36
局灶性肾小球肾炎	focal glomerulonephritis	27
巨输尿管症	megaloureter	191

K

| 抗中性粒细胞胞质抗体 | antineutrophil cytoplasmic antibodies, ANCA | 31 |
| 空腹血尿酸 | serum uric acid, sUA | 70 |

L

狼疮肾炎	lupus nephritis, LN	64
类固醇生长因子 -1	steroid growth factor-1, SF-1	132
良性前列腺增大	benign prostatic enlargement, BPE	161

良性前列腺增生	benign prostatic hyperplasia, BPH	161
淋巴上皮瘤样尿路上皮癌	lymphoepithelioma-like urothelial carcinoma	121
卵磷脂-胆固醇酰基转移酶缺乏症	lecithin-cholesterol acyltransferase deficiency	53

M

马蹄形肾	horseshoe kidney	190
慢性非细菌性前列腺炎	chronic nonbacterial prostatitis, CNP	92
慢性前列腺炎/慢性骨盆疼痛综合征	chronic prostatitis/chronic pelvic pain syndromes, CP/CPPS	92
慢性肾衰竭	chronic renal failure, CRF	156
慢性肾小管-间质性肾炎	chronic tubulo-interstitial nephritis	79
慢性肾小球肾炎	chronic glomerulonephritis, CGN	27
慢性细菌性前列腺炎	chronic bacterial prostatitis, CBP	92
毛细血管内增生性肾小球肾炎	endocapillary proliferative glomerulonephritis	27
美国癌症协会	American Joint Committee on Cancer, AJCC	99
美国风湿病学会	American College of Rheumatology, ACR	64
美国国立卫生研究院	National Institutes of Health, NIH	92
弥漫性肾小球肾炎	diffusive glomerulonephritis	27
膜性肾病	membranous nephropathy	27, 36
膜增生性肾小球肾炎	membrano-proliferative glomerulonephritis	28

N

内翻性乳头状瘤	inverted urothelial papilloma	120
内生肌酐清除率	endogenous creatinine clearance rate, Ccr	25
男性不育症	male infertility, MI	169
逆行尿路造影	retrograde urethrography, RGU	7
黏液型/胶样型腺癌	mucinous /colloid variant	111
黏液性纤维增生（胶原小结）	mucinous fibroplasia / collagenous micronodules	110
尿N-乙酰-β-葡萄糖苷酶	N-acetyl-beta-D-glucosaminide, NAG	60
尿白蛋白排泄率	urine albumin excretion rate, UAER	56
尿道上裂	epispadias	192
尿道损伤	urethral injury	147
尿道下裂	hypospadias	192
尿路感染	urinary tract infection, URI	86
尿路畸形	urinary tract abnormality, UTA	190
尿路上皮	urothelium	114
尿路上皮乳头状瘤	urothelial papilloma	120
尿路上皮肿瘤	urothelial tumor of the urinary tract	114
尿尿酸排泄率	urinary uric acid excretion, UEUA	71
尿石症	urolithiasis	178
尿酸排泄分数	fractional excretion of uric acid, FEUA	71

P

排泄性尿路造影	excretory urography, EU	7
膀胱外翻	bladder exstrophy	192
膀胱肿瘤	tumor of bladder	114
泡沫腺样癌	foamy gland variant	111

Q

前列腺癌	prostatic cancer，PCa	105
前列腺按摩后尿液	voided bladder three，VB3	92
前列腺按摩液	expressed prostatic secretion，EPS	92
前列腺导管内癌	intraductal carcinoma of the prostate，IDC-P	111
前列腺导管腺癌	ductal adenocarcinoma，DA	112
前列腺间质肿瘤	stromal tumor of uncertain malignant potential，STUMP	165
前列腺特异性酸性磷酸酶	prostate specific acid phosphatase，PSAP	112
前列腺痛	prostatodynia，PD	92
前列腺腺泡腺癌	acinar adenocarcinoma	110
青少年肾消耗病 - 髓质囊性病综合征	juvenile nephronophthisis-medullary cystic disease，JN-MCD	186
全球改善肾脏病预后组织	Kidney Disease：Improving Global Outcomes，KDIGO	21

R

| 肉瘤样癌 | sarcomatoid variant | 111 |
| 肉瘤样尿路上皮癌 | sarcomatoid urothelial carcinoma | 121 |

S

三己糖酰基鞘脂醇	globotriaosylceramide，GL3	51
上尿路肿瘤	upper tract urinary cancer，UTUC	114
神经侵犯	perineural invasion	110
肾病综合征	nephrotic syndrome，NS	36
肾动脉血管成像	CT angiography，CTA	8
肾发育不全	renal hypoplasia	190
肾囊性疾病	cystic kidney disease	186
肾素 - 血管紧张素 - 醛固酮系统	renin-angiotelisin-aldosterone system，RAAS	62
肾损伤	injury of kidney	135
肾损伤分子 1	kidney injury molecule 1，Kim1	45
肾透明细胞癌	clear cell renal cell carcinoma，ccRCC	102
肾细胞癌	renal cell carcinoma，RCC	99
肾小管间质性肾炎	tubulointerstitial nephritis，TIN	79
肾小管性酸中毒	renal tubular acidosis，RTA	83
肾小球基膜	glomerular basement membrane，GBM	28，47
肾小球滤过率	glomerular filtration rate，GFR	14
肾小球轻微病变	minor glomerular abnormalities	27
肾小球肾炎	glomerulonephritis	27
肾小球微小病变	minimal change glomerulopathy	27
肾小球样结构	glomerulations	110
肾血流量	renal blood flow，RBF	39
肾有效血浆流量	effective renal plasma flow，ERPF	14
肾盂输尿管连接部梗阻	ureteropelvic junction obstruction，UPJO	191
肾脏病预后质量倡议组织	Kidney Disease Outcomes Quality Initiative，KDOQI	21
肾脏替代治疗	renal replacement therapy，RRT	22
生殖细胞原位肿瘤	germ cell neoplasia in situ，GCNIS	123
生殖细胞肿瘤	germ cell tumors，GCTs	123
声触诊组织定量分析	virtual touch quantization，VTQ	46

输尿管膨出	ureterocele	191
数字减影血管造影	digital subtruction angiogriphy，DSA	8
苏木精 - 伊红染色法	hematoxylin-eosin staining，HE	6

T

髓质海绵肾	medullary sponge kidney	186
糖尿病肾病	diabetic nephropathy，DN	56
糖原合成酶激酶 -3β	glycogensynthasekinase-3 beta，GSK-3β	132
透析预后质量倡议	dialysis outcomes quality initiative，DOQI	21

W

完全缓解	complete remission，CR	39
微囊型腺癌	microcystic variant	110
微乳头型尿路上皮癌	micropapillary urothelial carcinoma	121
微小病变型肾病	minimal change nephropathy，MCD	36
萎缩性腺癌	atrophic variant	110
未分类的肾小球肾炎	unclassified glomerulonephritis	28
未缓解	no remission，NR	39
无症状性前列腺炎	asymptomatic inflammatory prostatitis，AIP	92
无症状性血尿和 / 或蛋白尿	asymptomatic hematuria and / or proteinuria	27，34

X

系膜毛细血管性肾小球肾炎	mesangiocapillary glomerulonephritis	28，37
系膜增生性肾小球肾炎	mesangial proliferative glomerulonephritis	27，37
系统性红斑狼疮	systemic lupus erythematosus，SLE	64
下尿路症状	lower urinary tract symptoms，LUTS	161
纤维蛋白降解产物	fibrin degradation product，FDP	103
新月体	crescent	32
新月体性肾小球肾炎	crescentic glomerulonephritis	28
血管紧张素受体拮抗剂	angiotensin receptor antagonism，ARB	45
血管紧张素转化酶抑制剂	angiotensin converting enzyme inhibition，ACEI	45
血肌酐	serum creatinine，Scr	152
血尿素氮	blood urea nitrogen，BUN	152
血清抗磷脂酶 A_2 受体抗体	anti-PLA$_2$R	38
血氧水平依赖磁共振成像	magnetic resonanceimaging-blood oxygen level dependent，BOLD-MRI	46
循环免疫复合物	circulating immune complexes，CIC	28

Y

胰岛素样生长因子 -2	insulin like growth factor-2，IGF-2	131
遗传性非息肉性结直肠癌	hereditary non-polyposis colorectal carcinoma，HNPCC	114
异位肾	renal ectopia	190
印戒样 PCa	signet ring-like variant	111
荧光原位杂交	fluorescence in situ hybridization，FISH	115
硬化性肾小球肾炎	sclerosing glomerulonephritis	28
原位癌	carcinoma *in situ*，CIS	115
远端肾小管性酸中毒	I 型，即 distal renal tubular acidosis，dRTA	83

Z

增生性肾小球肾炎　　　　　　　　　　　proliferative glomerulonephritis　　　　　　　　　　　　　27

正电子发射断层成像　　　　　　　　　　positron emission tomography，PET　　　　　　　　　　26

脂蛋白肾小球病　　　　　　　　　　　　lipoprotein glomerulopathy　　　　　　　　　　　　　　54

直肠指检　　　　　　　　　　　　　　　digital rectal examination，DRE　　　　　　　　　　　25

指甲 - 髌骨综合征　　　　　　　　　　　nail-patella syndrome，NPS　　　　　　　　　　　　　52

致密物沉积性肾小球肾炎　　　　　　　　dense deposit glomerulonephritis　　　　　　　　　　28

中性粒细胞明胶酶相关脂质运载蛋白　　　neutrophil gelatinase-associated lipocalin，NGAL　　　4，44

终末期肾病　　　　　　　　　　　　　　end-stage renal disease，ESRD　　　　　　　　　36，41，47

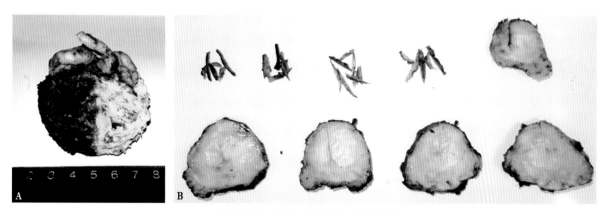

彩图 22-2　PCa 根治标本处理示例
A. 使用黄墨和蓝墨区分左、右叶；B. 前列腺尖部、基底部及各切面取材。

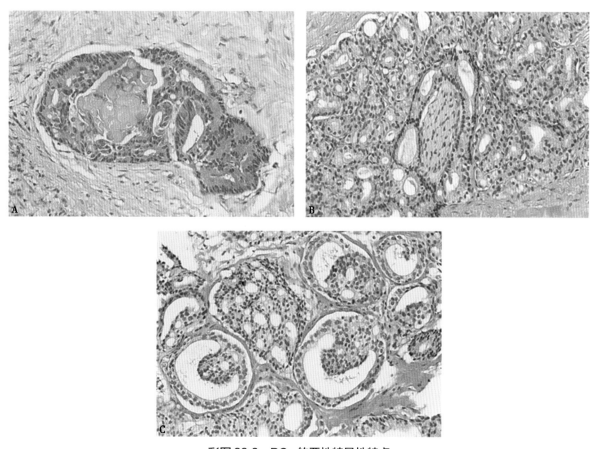

彩图 22-3　PCa 的恶性特异性特点
A. 黏液性纤维增生（胶原小结）；B. 神经侵犯；C. 肾小球样结构。

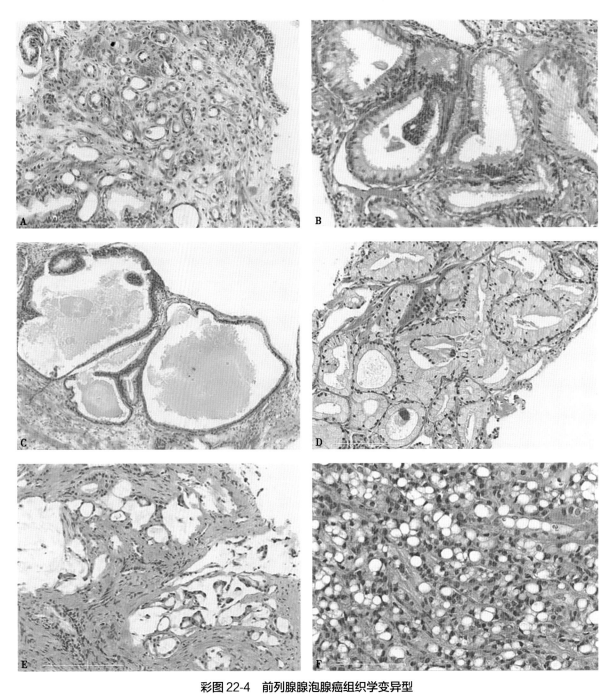

彩图22-4　前列腺腺泡腺癌组织学变异型
A. 萎缩性腺癌；B. 假增生型腺癌；C. 微囊型腺癌；D. 泡沫腺样型；E. 黏液型/胶样型；F. 印戒样亚型。

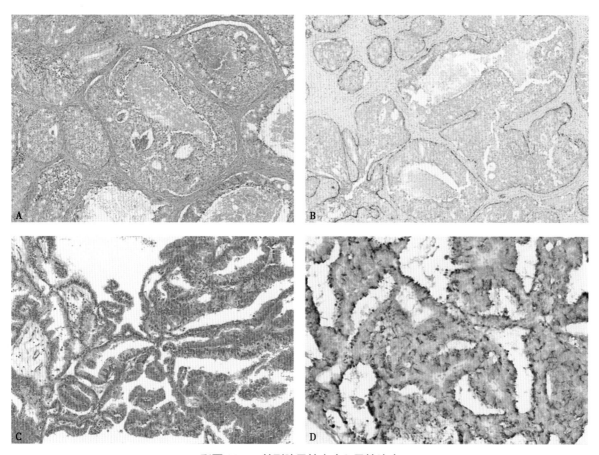

彩图 22-5 前列腺导管内癌和导管腺癌

A 和 B 分别为导管内癌的 HE 及 cocktail IHC（棕色为 AMACR，红色为 P63 和 34βE12，显示基底细胞存在）；C 和 D 分别为导管腺癌的 HE 及 IHC。PCa 细胞表达 AMACR，P63 和 34βE12 染色阴性，提示无基底细胞存在。

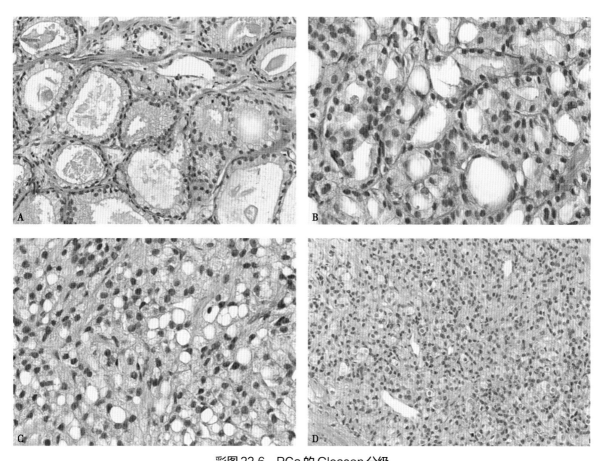

彩图 22-6　PCa 的 Gleason 分级
A. Gleason 3 级；B. Gleason 4 级；C. Gleason 5 级（印戒细胞型）；D. Gleason 5 级（肿瘤细胞呈条索状及实性片状）。

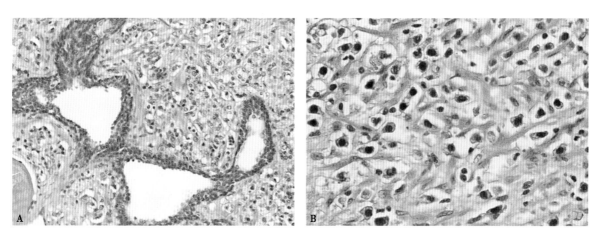

彩图 22-7　PCa 伴治疗反应图
A 示肿瘤细胞蜕变，基底细胞增生；图 B 示肿瘤细胞核固缩、深染、核仁消失。

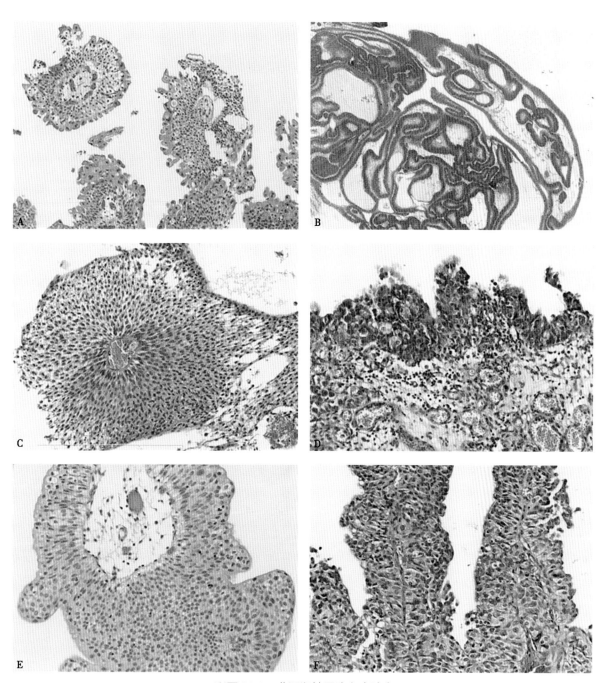

彩图 23-3　非浸润性尿路上皮肿瘤

A. 尿路上皮乳头状瘤；B. 内翻性乳头状瘤；C. 低度恶性潜能的乳头状尿路上皮肿瘤；D. 尿路上皮原位癌；E. 低级别非浸润性乳头状尿路上皮癌；F. 高级别非浸润性乳头状尿路上皮癌。

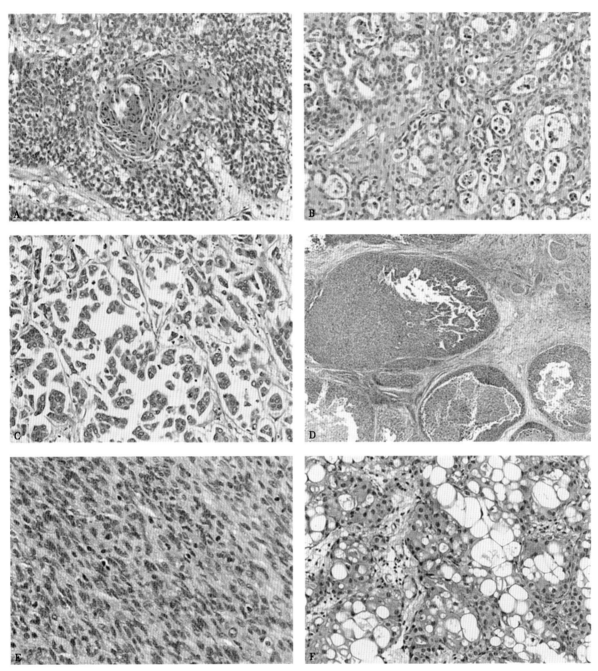

彩图 23-4　浸润性尿路上皮癌

A. 伴鳞状分化；B. 伴腺分化；C. 微乳头型尿路上皮癌；D. 巢状变异型尿路上皮癌；E. 肉瘤样尿路上皮癌；F. 富于脂质的尿路上皮癌。

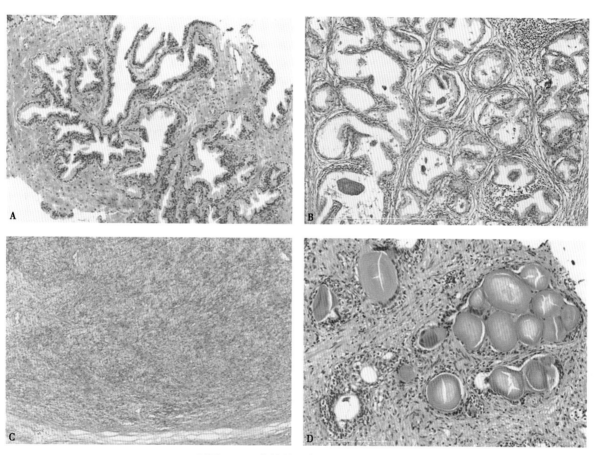

彩图 33-3　良性前列腺增生的形态特征

A. 正常前列腺（10×）；B. 腺体增生（5×）；C. 间质增生（5×）；D. 淀粉样小体（10×）。